Taschenbuch
zur
Untersuchung und Begutachtung
von
Unfallkrankheiten

Bearbeitet von

Privatdozent Dr. **C. Behr**-Kiel, Oberarzt Dr. **W. Cimbal**-Altona,
Professor Dr. **J. Hegener**-Hamburg, Dr. **A. Jakob**-Hamburg,
Oberstabsarzt a. D. Dr. **H. Metz**-Altona, Dr. **H. Neumann**-Hamburg, Sekundärarzt Dr. **L. Süßenguth**-Altona

Herausgegeben von

Dr. W. Cimbal
Nervenarzt und Oberarzt der städtischen Heil- und
Pflegeanstalten zu Altona, staatsärztlich approbiert

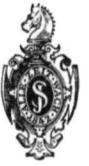

Berlin
Verlag von Julius Springer
1914

**Alle Rechte, insbesondere
das der Übersetzung in fremde Sprachen,
vorbehalten.**

Softcover reprint of the hardcover 1st edition 1914

ISBN:978-3-642-98843-1   e-ISBN:978-3-642-99658-0
DOI: 10.1007/978-3-642-99658-0

Vorwort.

Das vorliegende Taschenbuch ist aus der Praxis entstanden und in Aufgabe, Anlage und Umgrenzung ausschließlich für den praktischen Gebrauch bestimmt.

Die Autoren hatten also die schwierige Aufgabe, ihre Themata so kurz und bestimmt zu fassen, daß jedem auf Grund dieser Ausführungen ein klares und mit dem Stande der Wissenschaft übereinstimmendes Gutachten leicht ermöglicht wurde.

Diese Forderung und das umfangreiche Gebiet der Unfallkrankheiten machten es unerläßlich, jeden Spezialabschnitt selbständig von erfahrenen spezialistisch ausgebildeten Gutachtern bearbeiten zu lassen, mochte immer durch die größere Zahl der Autoren die Einheitlichkeit des äußeren Aufbaus gefährdet werden.

Für wertvolle Mitarbeit ist der Herausgeber dem Geschäftsführer der Nordwestlichen Eisen- und Stahlberufsgenossenschaft, Herrn A. Sass, Hamburg, zu Dank verpflichtet, der dem Taschenbuch seine große praktische Erfahrung über den Gang des Entschädigungs- und Berufungsverfahrens und sein reiches Gutachtenmaterial zur Verfügung gestellt hat.

Weiter wünscht Herr Professor Dr. Hegener seinen herzlichsten Dank Herrn Oberstabsarzt a. D. Privatdozenten Dr. Rhese, Königsberg, auszusprechen für eine besonders wichtige Arbeit, die ihm dieser vor der Drucklegung für seine vorliegenden Zusammenstellungen überlassen hat.

Zum Schluß möchte der Herausgeber auch diesem Taschenbuch die Bitte an die Leser, insbesondere an Referenten und Fachkollegen, mitgeben, seine Weiterentwicklung durch recht freimütige Ausstellungen und Vorschläge zu fördern. Wenn das Taschenbuch etwas zur größeren Einheitlichkeit in der Unfallbegutachtung beitragen könnte, würde es seinen ideellen Wert ausreichend beweisen — während es ja durch die knappe Ausdrucksform wissenschaftlich naturgemäß hinter umfangreicheren und vollständigeren Werken zurücktreten muß.

Altona, im Juni 1914.

Dr. W. Cimbal.

Inhaltsverzeichnis.

Einleitung.
Die Reichsversicherungsordnung. (R.V.O.)

Von Oberarzt Dr. W. Cimbal, Altona gemeinsam mit Oberstabsarzt a. D. Dr. H. Metz, Altona und Adolf Sass, Geschäftsführer der Nordwestlichen Eisen- und Stahl-Berufsgenossenschaft, Sektion IV, Hamburg.

Seite

Betriebe und Personen, die von der R.V.O. umfaßt werden 4
Die Träger der R.V.O., Berufsgenossenschaften [B.G.] und Gemeinden 6
Die Versicherungsbehörden.
   Versicherungsämter (V.A.) 6
   Oberversicherungsämter (O.V.A.) 7
   Reichsversicherungsamt (R.V.A.) 7
Gegenstand der Versicherung und Definition des Begriffs „Unfall" 8
Gang des Entschädigungsverfahrens.
   Einleitung des Verfahrens 9
   Verhandlungen über Ansprüche 9
   Sachverständigenvernehmung 9
Vorläufige und Dauerrenten; Rentenänderung und Abfindung 10
Einspruch, Berufung, Rekurs und Wiederaufnahme des Verfahrens 11
Rentenberechnung nach dem Jahresarbeitsverdienst . . 12

Chirurgische Unfallkrankheiten.

Von Sekundärarzt Dr. L. Süßenguth, staatsärztlich approbiert, Altona.

Einleitung.
Allgemeiner Teil.

Chirurgische Untersuchungstechnik, Behandlung u. Beurteilung.
   Allgemeine Regeln 14

VI Inhaltsverzeichnis.

Seite

Messung von Länge, Umfang, Winkel und Kraft 14
Nachweis von Übertreibung und Simulation . . . 17
Behandlung Unfallverletzter, Gewährung von Heilmitteln 18
Bewertung chirurgischer Unfallfolgen, Gewöhnung . 18
Traumatische Entstehung von Infektionen und Geschwülsten.
    Traumatische Wundinfektion 19
    Trauma und chirurgische Tuberkulose 21
    Trauma und Geschwülste 22
Traumatische Affektionen der Weichteile.
    Haut, Hautkrankheiten, Syphilis 23
    Muskulatur 25
    Sehnen 26
    Schleimbeutel 26
Traumatische Affektionen von Knochen und Gelenken.
    Knochenbrüche 27
    Osteomyelitis 28
    Gelenkveränderungen 29

Spezieller Teil.

Traumatische Veränderungen am Schädel, Weichteile, Gesicht, Schädeldach, Schädelbasis 31
Traumatische Affektionen der Brustwand, Weichteile, Rippen, Brustbein 33
Verletzungen und Erkrankungen der Wirbelsäule . . 35
Verletzungen des Beckens inkl. Erkrankungen der männlichen und weiblichen Geschlechtsorgane . . 37
    Becken 37
    Männliche Harn- und Geschlechtsorgane 38
    Weibliche Geschlechtsorgane 39
Bauchverletzungen und Hernien.
    Bauchverletzungen vom chirurgischen Standpunkt . 41
    Hernien und Trauma 42
Traumatische Veränderungen an den oberen Extremitäten 43
Traumatische Veränderungen an den unteren Extremitäten 51

Innere Unfallkrankheiten.

Von Dr. H. Neumann-Hamburg, ehem. Sekundärarzt der Inneren Abteilung des Stadtkrankenhauses zu Altona.

Krankheiten der Kreislauforgane.
    Verletzungen des Herzens 60

Inhaltsverzeichnis. VII

Seite

Krankheiten des Herzbeutels 60
Herzklappenfehler 63
Nervöse Herzerkrankungen 65
Krankheiten der Arterien 65
Krankheiten der Venen 66

Krankheiten der Lungen und des Rippenfells.
Vorbemerkungen 67
Lungentuberkulose 69
Lungenentzündung 70
Pleuraerkrankungen 72
Lungenemphysem, Gangrän und Embolie 73

Krankheiten der Verdauungsorgane.
Verletzungen der Speiseröhre, des Magens und Darmes 73
Krankheiten der Speiseröhre 74
Krankheiten des Magens 75
Krankheiten des Darmes 76
Krankheiten des Peritoneums 76

Krankheiten und Verletzungen der Leber und der
Gallenwege 79
Cholelithiasis 80
Krankheiten und Verletzungen der Milz 81
Krankheiten und Verletzungen des Pankreas 81

Krankheiten und Verletzungen der Niere.
Nephritis 83
Nierentuberkulose 83
Nierensteine 83

Stoffwechselkrankheiten.
Diabetes melitus 84
Diabetes insipidus 84
Arthritis urica 84

Erkrankungen des Blutes.
Perniziöse Anämie 84
Leukämie 85

Krankheiten der Drüsen mit innerer Sekretion.
Krankheiten der Nebennieren 85
Krankheiten der Schilddrüse 85
Krankheiten der Hypophyse 86

Infektionskrankheiten.
Allgemeines 86
Syphilis 87
Tuberkulose 87
Akuter Gelenkrheumatismus 88
Scharlach 88

Unfallkrankheiten des Auges.

Von Privatdozent Dr. Carl Behr-Kiel.

Allgemeiner Teil.

Einleitung. 88
Objektive Untersuchung.
   Äußere Betrachtung 89
   Seitliche Beleuchtung 90
   Einfache Durchleuchtung. 91
   Untersuchung mit dem Augenspiegel 93
   Prüfung des Augeninnendrucks 93
Funktionsprüfungen des Auges.
   Sehschärfe 93
   Einstellungsvermögen auf die Nähe 96
   Gesichtsfeld 98
   Binokularer Sehakt 99

Spezieller Teil.

Allgemeines über Unfallverletzungen des Auges 99
Hornhaut.
   Oberflächliche Substanzdefekte 100
   Tiefere Substanzdefekte 100
Lederhaut 102
Iris 102
Linse 104
Glaskörper 105
Aderhaut 106
Netzhaut 106
Sehnerv 106
Orbita 107
Lider und Konjunktiva 108
Augenmuskeln 109
Funktionelle Störungen des Auges 109
Bewußte Simulation 109
Endogen entstandene Bulbusinfektion 110
Gutartige und bösartige Geschwülste 110
Rentenfestsetzung.
   Verlust eines Auges 111
   Einseitige Linsenlosigkeit 111
   Einseitige Herabsetzung der zentralen Sehschärfe . . 112
   Doppelseitige Herabsetzung der zentralen Sehschärfe 112
   Störungen im äußeren Gesichtsfelde 112
   Störungen der Augenmuskeln 113
   Völlige Erblindung 114
   Spätere Verschlimmerung des Augenleidens 114

Unfallkrankheiten des Ohres.
Von Professor Dr. J. Hegener-Hamburg.

Einleitung 115
Anamnese und allgemeine Untersuchung . . . 116
  Spezielle Untersuchung 117
Verletzungen der Ohrmuschel 118
Direkte Verletzungen des Hörorgans.
  Verletzungen des äußeren Gehörgangs 118
  Blutungen aus dem äußeren Gehörgang 119
  Abfluß von Liquor cerebrospinalis 120
  Verletzungen des Trommelfells 120
  Verletzung der Gehörknöchelchen und der Pauke 121
  Direkte Verletzungen des inneren Ohres 121
Nachweis indirekter Schädigungen des Hörorgans durch Schädeltraumen.
  Funktionelle Hörprüfungen 123
  Hörschärfe 124
  Hörfeld 124
  Feststellung einseitiger Taubheit 126
  Simulation 126

Vestibularisuntersuchungen.
  Der vestibuläre Nystagmus 127
  Prüfung auf spontanen Nystagmus 127
  Prüfung der spontanen Zeigebewegungen (Bárány). 128
  Prüfung der Veränderung der Gegenrollung 129

Prüfung mit vestibularen Reizen:
  Kalorische Reizung 129
  Drehversuche 130
  Galvanische Reizung 130
  Zeigereaktionen 130
  Fallreaktionen 130
  Scheinbewegungen 131

Symptome und Ausgänge der traumatischen Vestibularläsion.
  Bei völliger Zerstörung 131
  Bei diffuser Labyrinthläsion 132
  Bei zirkumskripter Labyrinthläsion 132
  Schwindelerscheinungen 133
  Änderung der vestibularen Erregbarkeit 134
  Allgemeine Begleitsymptome 135
  Beurteilung der Erwerbsfähigkeit 136

X Inhaltsverzeichnis.

Unfallnervenkrankheiten.
Von Oberarzt Dr. W. Cimbal, Altona.

Allgemeiner Teil.
Subjektive Störungen und ihre erwerbsbeschränkende Bedeutung.
Schmerzen 138
Schwindel 140
Schlaflosigkeit 141
Hemmungs- und Erschöpfungsgefühl 141
Krankhafte Ermüdbarkeit 141
Verstimmungen 141
Objektive Befunde.
Schädelverletzungen 141
Muskelleistung 143
Zittern 144
Andere Überreizungszeichen der Muskeln 145
Empfindungsvermögen 145
Reflexe 146
Körperhaltung und Gleichgewicht 147
Schlafstörungen 148
Puls- und Blutdruckstörungen 148
Nachweis psychischer Störungen 149

Spezieller Teil.
Verletzungen und Erkrankungen des Gehirns und seiner Häute.
Die Gehirnerschütterung 150
Allgemeines über die Gehirnerschütterung und ihre Folgezustände 150
Unmittelbare Folgeerscheinungen 150
Körperliche Dauerfolgen 151
Seelische Dauerfolgen 151
Hirnquetschung 152
Akute Hirnhautentzündung 153
Meningitis serosa 153
Meningitis fibrosa 153
Hirnabszeß und Hirnzysten 154
Verkalkung der Hirnarterien 154
Verletzungen und Erkrankungen des Rückenmarks und seiner Häute 155
Rückenmarkserschütterung 155
Rückenmarksblutungen 156
Entzündung der Rückenmarkshäute 156

Inhaltsverzeichnis. XI

Seite
Rückenmarksdarre 157
Multiple Sklerose 158
Syringomyelie 158
Caissonkrankheit 158
Pseudospastische Parese mit Tremor 158

Verletzungen und Erkrankungen der peripheren Nerven.
Entzündliche Neuritis 159
Periphere traumatische Trophoneurose der Extremität (Sudeck) 159
Gelenktrophoneurose (Boettiger) 160
„Hysterische" Gelenkneurose (Binswanger) . . . 160
Quetschung und Durchtrennung peripherer Nerven 160
Neuralgie 161

Psychoneurosen.
Allgemeines über Psychoneurosen 162
Echte Neurasthenie 164
Endogene Nervosität 164
Psychogene und Komplexneurosen „Hysterie" . . . 165

Geisteskrankheiten.
Gehirnerweichung 166
Senile Seelenstörungen 166
Trinkerdelirien 166
Dementia praecox, manisch-depressives Irresein, Paranoia 167
Traumatische Depressionszustände 167
Traumatische Verworrenheitszustände 167
Epileptisches Irresein 168
Psychogenes Irresein 168

Bemerkungen zur pathologischen Anatomie der posttraumatischen Schädigungen des Zentralnervensystems.
Von Dr. A. Jakob, Hamburg-Friedrichsberg.

Rententabellen.
Schädelverletzungen 172
Augenstörungen (Tabelle nach Maschke) 173
Hörstörungen 174
Äußere Entstellungen des Gesichts 174
Zähne 174
Verletzungen des Rumpfes und der Wirbelsäule . . 174

XII Inhaltsverzeichnis.

	Seite
Rückenmarkskrankheiten	175
Lähmungen einzelner Muskeln und Nerven	176
Männliche Geschlechtsorgane	176
Weibliche Geschlechtsorgane	177
Bauch	177
Obere Gliedmaßen	177
Untere Gliedmaßen	178
Neurosen und Psychoneurosen	179
Subjektive Symptome	179
Objektive Symptome	179
Geisteskrankheiten	180
Tabellen über den Einfluß der Gewöhnung an einzelne Unfallsfolgen	181
Anhang	198
Literatur	200
Sachregister	210

Einleitung.

Die Reichsversicherungsordnung (R.V.O.) hat mit ihrem Inkrafttreten am 1. Januar 1914 die älteren deutschen Unfallgesetze in sich aufgenommen und mit der Kranken- und Invalidenversicherung zu einem einheitlichen staatlichen Fürsorgewerk verschmolzen.

Sich mit dem Gesetz und seiner Anwendung sorgfältigst vertraut zu machen, liegt nicht nur im eigenen Interesse jedes Arztes, sondern kann auch als ernste Berufspflicht gefordert werden.

Zunächst beschränkt die R.V.O. im Unfallentschädigungsverfahren den ärztlichen Einfluß nicht auf die Vertrauensärzte der Berufsgenossenschaften und Versicherungsbehörden, sondern verlangt die Zuziehung auch des behandelnden Arztes mindestens in allen Fällen, in denen auf Grund eines vertrauensärztlichen Gutachtens die Bewilligung einer Rente abgelehnt oder nur eine Teilrente gewährt werden soll (§ 1582).

Ferner ist der Arzt nunmehr gesetzlich verpflichtet, seine Beobachtungen im Dienste des Feststellungsverfahrens zur Verfügung zu stellen. Es liegen sowohl Entscheidungen des Obersten Ehrengerichtshofes über die Strafbarkeit der Nichtabgabe von Berufsgenossenschaften erforderter Gutachten als zivilrechtlich bindende Sprüche über die Verpflichtung, dem Ersuchen der Versicherungsbehörden um Erstattung von Gutachten nachzukommen, vor (R.V.A., E. v. 4. März 1898, § 17 der kaiserlichen Verordnungen vom 2. November 1885 und 1. Dezember 1890, §§ 372 und 376 der Zivilprozeßordnung).

Die R.V.O. berechtigt weiter den Versicherten zu der Forderung, daß ein von ihm zu wählender Arzt auch in den Berufungsinstanzen gutachtlich gehört werden muß. Die Nichtbeachtung dieser Vorschriften nötigt das Rekursgericht, den behandelnden Arzt selbst zu hören oder die Sache an die früheren Instanzen zurückzuverweisen (Rekurs-Entsch. d. erweiterten Senats 2001/1902).

Nicht nur die Behörden haben also ein berechtigtes Interesse an der Mitwirkung des Arztes bei der Festsetzung von Unfallfolgen, sondern noch mehr die Verletzten selbst, denen er durch seine sachlichen Kenntnisse und den großen Einfluß seiner Beobachtungen auf das Festsetzungsverfahren der berufenste Berater und Sachwalter ist.

Cimbal, Unfallkrankheiten.

Es ist zweifellos ein bedenklicher Abweg und die eigentliche Ursache der vielfach beklagten Schäden unserer sonst so segensreichen Fürsorgegesetze, daß das Vertrauen der Versicherten sich mehr und mehr berufsmäßigen, einerseits unverantwortlichen, andererseits politisch nicht uninteressierten Beratungsstellen zuwendet, die es zurzeit wenigstens verstanden haben, zwischen Versicherten, Versicherungsbehörden und Gutachtern ein verhängnisvolles, gegenseitiges Mißtrauen zu säen. Die jetzt durch ganz unsinnige Ansprüche und eigensinniges Festhalten an der Arbeitsverweigerung hervorgerufene Einbuße an Arbeitskraft, die doch letzten Endes den Versicherten selbst am meisten schädigt, kann kaum besser bekämpft werden, als durch rechtzeitige und sachliche ärztliche Beratung.

Zu all diesen Aufgaben aber ist erforderlich

einmal die genaue Kenntnis der einschlägigen Bestimmungen,

weiter eine möglichst genaue Übersicht der zurzeit geltenden wissenschaftlichen Anschauungen über den ursächlichen Zusammenhang der vorliegenden Krankheit mit dem fraglichen Unfall und

drittens eine ungefähre Kenntnis der Erwerbsbeschränkungen, die dem Verletzten infolge seiner Störungen und Beschwerden erwachsen.

Diesen Bedürfnissen soll das vorliegende Taschenbuch wenn auch in gedrängtester Form, so doch auf Grund breitester gutachtlicher Erfahrung und unter Berücksichtigung möglichst aller wissenschaftlichen und rechtlichen Grundlagen genügen. Für die letzte und schwierigste Aufgabe enthält das Taschenbuch eine größere Anzahl von Entscheidungen, die zum Vergleich bei ähnlichen Fällen herangezogen werden können. Wer als Berufsgutachter es vorwiegend mit einer bestimmten Arbeiterkategorie zu tun hat, wird sich am besten durch eigenen Augenschein über die Bedingungen der verschiedenen in Frage kommenden Tätigkeiten unterrichten.

Für den allgemeinen Arbeitsmarkt unterscheidet man

ungelernte Arbeiter, die ihren Erwerb vorwiegend in der Verwendung roher Körperkraft finden;

Handarbeiter, bei denen neben der körperlichen Geschicklichkeit noch eine einigermaßen ungestörte geistige Leistungsfähigkeit erforderlich ist

und intellektuelle Arbeiter, z. B. Maschinisten, Ingenieure, Betriebsbeamte, Kunsthandwerker, zu deren Tätigkeit der Besitz der geistigen Spannkraft und eines ungetrübten Leistungsvermögens unerläßlich ist, bei denen geringe körperliche Störungen jedoch weniger ins Gewicht fallen.

Die gutachtliche Tätigkeit im Unfallentschädigungsverfahren erfordert aber vom Arzt nicht nur die Kenntnis des einschlägigen Tatsachenmaterials, sondern in hohem Grade auch schärfste Selbstkritik im Urteil und zuverlässigste Sachlichkeit in der Darstellung.

Um diese zu unterstützen ist in der Gutachtenpraxis eine scharfe Trennung
1. der subjektiven Angaben des Untersuchten von den
2. objektiven Beobachtungen des Untersuchers und schließlich von den
3. auf die beiden ersten gestützten gutachtlichen Ausführungen allgemein üblich geworden.

Für den Unfallgutachter empfiehlt sich also etwa folgende **Grundform des Gutachtens über Unfallkranke:**
1. Angabe der ersuchenden Behörde, des Aktenzeichens, des Wortlauts der Anfrage, des Untersuchungstages.
2. Stand, Name, Alter und Geburtsort des Verletzten.
3. Eigene Angaben des Verletzten
   a) über frühere Krankheiten;
   b) über den Vorgang des Unfalls;
   c) über den bisherigen Verlauf der Unfallfolgen.
4. Gegenwärtige Beschwerden des Untersuchten, eingehende Schilderung der Störungen, welche durch diese Beschwerden in der Arbeitsleistung hervorgerufen werden. Vergleich der jetzigen und früher geleisteten Erwerbsarbeit und der bisher etwa schon bewilligten Entschädigungen, genau wörtlich nach Angaben des Verletzten.
5. Vergleichender Aktenauszug über die Angaben der Punkte 3 und 4.
6. Eingehender objektiver Befund am Untersuchungstage.
7. Gutachtliche, zusammenfassende Kritik der Befunde und Angaben mit scharfer Unterscheidung der vom Unfall abhängigen entschädigungspflichtigen Störungen und der selbständigen vom Unfall unabhängigen Krankheiten.
8. Kurz gefaßtes Urteil über die entschädigungspflichtige Erwerbsbeschränkung mit Vorschlägen über die Art und Höhe der zu bewilligenden Rente, über die Zeit der Nachuntersuchung und die Wege einer zu empfehlenden Heilbehandlung.

Die Reichsversicherungsordnung vom 19. Juli 1911.

Von Oberarzt Dr. W. Cimbal-Altona gemeinsam mit Oberstabsarzt a. D. Dr. H. Metz und Adolf Saß, Geschäftsführer der Nordwestlichen Eisen- und Stahl-Berufsgenossenschaft, Sektion IV, Hamburg.

Umfang der Reichsversicherungsordnung (R.V.O.).

Die R.V.O. umfaßt
1. Die Krankenversicherung (§§ 165—536).
2. Die Unfallversicherung (U.V. §§ 537—1225), u. zwar
   a) die gewerbliche Unfallversicherung (§§ 537—914),
   b) die landwirtschaftliche Unfallversicherung (§§ 915 bis 1045),
   c) die See-Unfallversicherung (§§ 1046—1225).
3. Die Invaliden- und Hinterbliebenenversicherung (§§ 1226—1500).

In der Unfallversicherung sind nachstehende Betriebe zu versichern (§ 537):
1. Bergwerke, Salinen, Aufbereitungsanstalten, Steinbrüche, Gräbereien (Gruben);
2. Fabriken, Werften, Hüttenwerke, Apotheken, gewerbliche Brauereien und Gerbereibetriebe;
3. Bauhöfe, Gewerbebetriebe, in denen Bau-, Dekorateur-, Steinhauer-, Schlosser-, Schmiede- und Brunnenarbeiten ausgeführt werden; ferner Steinzerkleinerungsbetriebe sowie Bauarbeiten außerhalb eines gewerbsmäßigen Baubetriebs;
4. das Schornsteinfeger-, Fensterputzer-, Fleischergewerbe und der Betrieb von Badeanstalten;
5. der gesamte Betrieb der Eisenbahnen und der Post- und Telegraphenverwaltungen sowie die Betriebe der Marine- und Heeresverwaltungen;
6. der Binnenschiffahrts-, der Flößerei-, der Prahm- und der Fährbetrieb, das Schiffziehen (Treidelei),

Die Reichsversicherungsordnung. 5

die Binnenschifferei, die Fischzucht, die Teichwirtschaft und die Eisgewinnung, wenn sie gewerbsmäßig betrieben oder vom Reiche, einem Bundesstaate, einer Gemeinde, einem Gemeindeverband oder einer anderen öffentlichen Körperschaft verwaltet werden, der Baggereibetrieb sowie das Halten von Fahrzeugen auf Binnengewässern;

7. der Fuhrwerksbetrieb, der Speditions- und der Fahrbetrieb, der Reittier- und der Stallhaltungsbetrieb, wenn sie gewerbsmäßig betrieben werden, das Halten von anderen Fahrzeugen als Wasserfahrzeugen, wenn sie durch elementare oder tierische Kraft bewegt werden, sowie das Halten von Reittieren;
8. der Speicherei-, der Lagerei- und der Kellereibetrieb, wenn sie gewerbsmäßig betrieben werden;
9. der Gewerbebetrieb der Güterpacker, Güterlader, Schaffer, Bracker, Wäger, Messer, Schauer, Stauer;
10. Betriebe zur Beförderung von Personen oder Gütern und Holzfällungsbetriebe, wenn sie mit einem kaufmännischen Unternehmen verbunden sind, das über den Umfang des Kleinbetriebes hinausgeht;
11. unter der gleichen Voraussetzung wie unter 10 Betriebe zur Behandlung und Handhabung der Ware.

Ferner unterliegen der U.V. die landwirtschaftlichen Betriebe, welche vom Reichsversicherungsamt als solche bestimmt werden.

In der **Unfallversicherung** sind folgende Personen zu versichern:

§ 544 und § 923:
1. Arbeiter, Gehilfen, Gesellen, Lehrlinge.
2. Betriebsbeamte, deren Jahresarbeitsverdienst 5000 M. an Entgelt nicht übersteigt, wenn sie in den Betrieben oder Tätigkeiten beschäftigt sind; verbotswidriges Handeln schließt die Annahme eines Betriebs-Unfalles nicht aus.

§ 1046.
3. Ferner die Personen, die auf deutschen Seefahrzeugen als Schiffer, Schiffsleute oder Maschinisten, Aufwärter oder in anderer Eigenschaft zur Schiffsbesatzung gehören (Seeleute); Schiffer jedoch nur, wenn sie gegen Entgelt beschäftigt werden;
4. die Personen, welche auf deutschen Seefahrzeugen in inländischen Häfen oder auf inländischen Kanälen

oder Flüssen beschäftigt werden, ohne zur Schiffsbesatzung zu gehören, wenn sie nicht anderweit auf Grund der R.V.O. gegen Unfall versichert sind;

5. die Personen, die in inländischen Betrieben schwimmender Docks oder ähnlicher Einrichtungen, sowie in inländischen Betrieben für den Lotsendienst, für Retten oder Bergen von Menschen oder Sachen bei Schiffbrüchen, für Bewachen, Beleuchten oder Instandhalten von Gewässern beschäftigt sind, die dem Seeverkehr dienen.

§ 548. Die Versicherungspflicht kann erstreckt werden auf
1. Betriebsunternehmer mit einem Jahresarbeitsverdienst nicht über 3000 Mark, wenn sie regelmäßig höchstens zwei Versicherungspflichtige beschäftigen.
2. Auf Hausgewerbetreibende eines im § 537 bezeichneten Betriebes.
3. Auf Betriebsbeamte, deren Jahresarbeitsverdienst 5000 Mark an Entgelt übersteigt.

§ 550. Unternehmer sowie Binnenlotsen können zur Selbstversicherung zugelassen werden, auch wenn ihr Jahresarbeitsverdienst 3000 Mark übersteigt, sobald sie regelmäßig wenigstens drei Versicherungspflichtige beschäftigen.

Träger der Versicherung (§ 623—629) (Berufsgenossenschaften und Gemeinden).

Träger der Versicherung sind
1. die Berufsgenossenschaften; sie umfassen die Unternehmer der versicherten Betriebe;
2. das Reich oder der einzelne Bundesstaat, wenn der Betrieb für deren Rechnung geht;
3. eine Gemeinde oder ein Gemeindeverband oder eine andere öffentliche Körperschaft für Bauarbeiten oder Tätigkeiten, die das gewerbsmäßige Halten von Reittieren oder Fahrzeugen — ausgenommen Eisenbahnbetriebe — ausschließen.

Die Versicherungsbehörden (§ 35 ff.).

Die Behörden der Reichsversicherungsordnung sind:
1. Die Versicherungsämter (V.A.); sie sind den unteren Verwaltungsbehörden (Landratsamt, Magistrat etc.) angegliedert. Der Leiter der unteren Verwaltungsbehörden (Landrat, Oberbürgermeister) ist der Vorsitzende des V.A., er hat einen oder mehrere ständige Stellvertreter. Dem V.A. gehören außerdem Beisitzer aus der Zahl der Arbeitgeber

und der Versicherten, und zwar je zur Hälfte, an. Jedes Versicherungsamt bildet einen oder mehrere „Spruchausschüsse" sowie einen „Beschlußausschuß".
2. Die Oberversicherungsämter (O.V.A.). Ein O.V.A. wird in der Regel für den Bezirk einer höheren Verwaltungsbehörde (z. B. Regierungsbezirk) errichtet. Es kann als selbständige Staatsbehörde errichtet werden (§ 64).

Das O.V.A. besteht außer dem Vorsitzenden, dem als ständiger Vertreter ein Direktor des Oberversicherungsamtes bestellt wird, aus Mitgliedern und Beisitzern; für jedes Mitglied wird ein Stellvertreter bestimmt, die Beisitzer werden je zur Hälfte aus der Zahl der Arbeitgeber und der Versicherten gewählt.

Jedes O.V.A. bildet eine oder mehrere „Spruchkammern" und eine oder mehrere „Beschlußkammern" (Auswahl der Sachverständigen, Entscheidung über Verwaltungssachen).
3. Das Reichsversicherungsamt (R.V.A.) ist die oberste Spruch-, Beschluß- und Aufsichtsbehörde in Sachen der R.V.O.

Es besteht aus ständigen und nichtständigen Mitgliedern. Dem R.V.A. steht ein Präsident vor; aus den ständigen Mitgliedern werden die Direktoren und Senatspräsidenten vom Kaiser ernannt.

Das Reichsversicherungsamt bildet:
1. Spruchsenate, deren richterliche Beamte der Reichskanzler beruft (Entscheidungen in Rekursklagen gegen die Sprüche des O.V.A.).
2. Beschlußsenate (Beschwerden und verwaltungstechnische Entscheidungen), (Vorsitzender, Präsident, Direktor oder Senatspräsident, ferner ein ständiges, ein nichtständiges Mitglied, ein Arbeitgeber, ein Versicherter).

Außerdem bildet das R.V.A. den
3. Großen Senat (Entscheidungen von grundsätzlicher Bedeutung). Der große Senat besteht aus dem Präsidenten oder seinem Vertreter, zwei vom Bundesrat gewählten Mitgliedern, zwei ständigen Mitgliedern, zwei richterlichen Beamten, zwei Arbeitgebern und zwei Versicherten.

An Stelle des R.V.A. kann für das Gebiet eines Bundesstaates ein Landesversicherungsamt (L.V.A.) errichtet werden, wenn zu dem Bereich

desselben mindestens vier O.V.Ä. gehören. Solche
L.V.Ä. gibt es zurzeit je eines in Bayern, Sachsen,
Baden.

Gegenstand der Versicherung und Definition des Begriffs „Unfall".

§ 555: Gegenstand der Versicherung ist der in den folgenden Vorschriften bestimmte Ersatz des Schadens, der durch Körperverletzung oder Tötung entsteht.

§ 556: Dem Verletzten und seinen Hinterbliebenen steht kein Anspruch zu, wenn sie den Unfall vorsätzlich herbeigeführt haben.

§ 557: Hat der Verletzte sich den Unfall beim Begehen einer strafbaren Handlung zugezogen, so kann der Schadenersatz ganz oder teilweise versagt werden.

§ 558: Bei Verletzung sind mit Beginn der 14. Woche, bis zu der die Krankenversicherung sich erstreckt, zu gewähren:
 1. Krankenbehandlung, welche die ärztliche Behandlung, sowie die Versorgung mit Arznei und anderen den Erfolg des Heilverfahrens sichernden Mitteln besteht.
 2. Eine Rente für die Dauer der Erwerbsunfähigkeit.

§ 547: Durch Beschluß des Bundesrates kann die Unfallversicherung auf bestimmte gewerbliche Berufskrankheiten ausgedehnt werden.

Was ist hiernach Unfall?

Die R.V.O. enthält keine Definition des Begriffes „Unfall". Nach Engel[1]) fordert die ständige Rechtsprechung für die Annahme eines Betriebsunfalles, daß der Verletzte eine Schädigung seiner körperlichen oder geistigen Gesundheit erleidet, die auf ein vom Willen des davon Betroffenen unabhängiges, plötzlich, d. h. zeitlich bestimmbares, in einen verhältnismäßig kurzen Zeitraum eingeschlossenes Ereignis zurückzuführen ist. Aus dieser Forderung ergeben sich für die in die Unfallversicherung einzubeziehenden Berufskrankheiten Schwierigkeiten, die schon aus der geforderten Plötzlichkeit resultieren können.

Nach Thiem[2]) sind als Berufskrankheiten, die ebenso wie die Unfälle aus der Arbeit resultieren, außer den Ver-

---

[1]) Engel, Die Beurteilung von Unfallfolgen, 1913, S. 4.
[2]) Thiem, Unfallmedizin, Jahreskurse f. ärztl. Fortbildung, Septemberheft.

Die Reichsversicherungsordnung.

giftungen noch anzusehen z. B. das Augenzittern sowie die Wurmkrankheit der Bergarbeiter.

Gang des Entschädigungsverfahrens.

1. Einleitung des Verfahrens.

Das Verfahren auf dem Gebiete der U.V. zur Festsetzung der Leistungen aus der R.V.O. wird von Amts wegen betrieben. Wird die Unfallentschädigung nicht von Amts wegen festgestellt, so ist der Anspruch auf Rente spätestens zwei Jahre nach dem Unfall beim Versicherungsträger anzumelden.

Aber auch nach Ablauf dieser Frist kann der Unfall noch geltend gemacht werden, wenn

    a) eine neue Unfallsfolge erst später bemerkbar geworden ist oder wenn eine schon vorhandene wesentlich verschlimmert ist;

    b) wenn der Versicherte an der Anmeldung durch Verhältnisse verhindert war, die außerhalb seines Willens lagen.

2. Gang der Verhandlungen über Ansprüche aus einem Unfall.

Der Betriebsunternehmer hat jeden Unfall binnen drei Tagen nach erlangter Kenntnisnahme anzuzeigen, wenn voraussichtlich die Dauer der Erwerbsbeeinträchtigung drei Tage überschreitet oder der Tod des Verletzten zu erwarten oder eingetreten ist.

Zunächst hat die Ortspolizeibehörde die Begleitumstände des Unfalls zu untersuchen und festzustellen. Sie soll — am besten wörtlich — die Angaben des Verletzten über die erlittenen Beschädigungen, seine krankhaften Beschwerden, vor allem aber den Hergang und die Ursachen des Unfalls in erschöpfender Weise klarstellen.

Das abgeschlossene Untersuchungsprotokoll wird dann dem Versicherungsträger übersandt. Dieser stellt die eventuellen Leistungen, Rentenansprüche usw., die sich aus dem Unfallversicherungsgesetze ergeben, fest oder stellt weitere Ermittelungen an, wenn er die Sache noch nicht für genügend geklärt hält.

Sachverständigenvernehmung.

Zur eidlichen Vernehmung von Zeugen und Sachverständigen wird das Versicherungsamt (früher das Amtsgericht) ersucht.

Soll auf Grund eines ärztlichen Gutachtens die Entschädigung abgelehnt oder nur eine Teilrente gewährt werden, so ist vorher der behandelnde Arzt zu hören, wenn er nicht schon ein ausreichendes Gutachten erstattet hat. Steht der behandelnde Arzt zu dem Versicherungsträger in einem nicht nur vorübergehendem Vertragsverhältnisse, so ist auf Antrag ein anderer Arzt zu hören

Vorläufige und Dauerrenten, Rentenänderung und Abfindung.

Im Falle der Anerkennung einer entschädigungspflichtigen Erwerbsbeschränkung kann der Versicherungsträger dem Geschädigten eine vorläufige oder aber eine sogenannte Dauerrente zuerkennen.

Der Unterschied der vorläufigen von der Dauerrente besteht darin, daß die erste innerhalb zweier Jahre jederzeit und aus den verschiedensten Ursachen wegen Änderung der Verhältnisse geändert werden kann (§ 608/609).

Innerhalb zweier Jahre nach dem Unfall **muß die Dauerrente** vom Versicherungsträger festgesetzt werden, die nunmehr erst in jährlichen Pausen und wegen wesentlicher Besserung oder Gewöhnung geändert werden kann. Für die Festsetzung der Dauerrente sind die Feststellungen des vorläufigen Rentenverfahrens in keiner Weise bindend, es können also Störungen und Krankheiten, die im vorläufigen Verfahren als entschädigungspflichtig schon anerkannt waren, aufs neue bestritten oder anders gewertet werden. Beträgt die Rente eines Verletzten ein Fünftel der Vollrente oder weniger, so kann er mit seiner Zustimmung und nach Anhörung des Versicherungsamtes mit einem einmaligen Kapital abgefunden werden.

Bei dieser Abfindung muß ihm mitgeteilt werden, daß er im Falle späterer Verschlimmerung aller weiteren Ansprüche verlustig geht. Ausländer können bei jedem Rentengrade abgefunden werden, wenn sie ihren Aufenthalt in Deutschland aufgeben, und zwar mit ihrer Zustimmung mit dem dreifachen Betrage ihrer Jahresrente und ohne ihre Zustimmung nach unten stehender, vom Reichskanzler (Verfügung vom 21. 12. 1912) erlassener Rentenabfindungsskala, welche auch für das übrige Abfindungsverfahren maßgebend ist.

Wenn die Abfindung im Laufe eines Jahres vom Unfalltag an gerechnet erfolgt, so ist das Vierfache der Jahresrente zu zahlen.

Erfolgt die Abfindung später, so richtet sich das Abfindungskapital nach dem inzwischen erreichten Alter des Verletzten und der seit dem Unfalltage verflossenen Zeit.

Es beträgt für die Jahresrente 1

bei einem Alter des Verletzten zur Zeit der Abfindung	das Abfindungskapital, wenn seit dem Tage des Unfalles verflossen sind mehr als			
	1 Jahr	2 Jahre	3 Jahre	4 Jahre
bis zu 25 Jahren	6,20	7,50	7,90	8,20
von 25 bis zu 30 Jahren	6,10	7,40	7,80	8,10
„ 30 „ „ 35 „	6,00	7,20	7,70	8,00
„ 35 „ „ 40 „	6,00	7,00	7,60	7,90
„ 40 „ „ 45 „	5,90	6,80	7,50	7,80
„ 45 „ „ 50 „	5,90	6,70	7,20	7,60
„ 50 „ „ 55 „	5,80	6,60	7,00	7,20
über 55 Jahre	5,70	6,20	6,40	6,50

3. Einspruch, Berufung, Rekurs und Wiederaufnahme des Verfahrens.

Die vorläufige Rentenfestsetzung und die Änderung derselben kann angefochten werden vor dem Versicherungsamt, das heißt im sogenannten „Einspruchsverfahren" und vor dem Oberversicherungsamt, das heißt im „Berufungsverfahren". Die Festsetzung der Dauerrente ist außerdem auch noch vor dem Reichsversicherungsamt, das heißt im „Rekursverfahren" anfechtbar.

Im einfachen Einspruchsverfahren (bei Festsetzung und Änderung der vorläufigen Rente) ist der Verletzte vor dem Versicherungsamt zu vernehmen, das seine Angaben niederschreibt und an den Versicherungsträger abgibt, es kann sich außerdem auch noch zur Sache äußern. Das qualifizierte Einspruchverfahren, das bei Änderung der sogenannten Dauerrente wegen Besserung oder Gewöhnung eintritt, besteht in der Erörterung des Streitfalles in mündlicher Verhandlung vor dem Versicherungsamt, unter Hinzuziehung je eines Beisitzers aus den Kreisen der Arbeitgeber und Arbeitnehmer und Abgabe eines Gutachtens des Versicherungsamtes. Der Versicherungsträger hat dann den sogenannten Endbescheid zu erteilen, gegen welchen dem Versicherten Berufung an das Oberversicherungsamt zusteht.

Mit der Berufung an das Oberversicherungsamt ist auch die Änderung der Dauerrente und die Kapitalabfindung rechtskräftig. Der Rekurs an das Reichsversicherungsamt

ist in diesen beiden Fällen ausgeschlossen, außerdem auch noch in den folgenden Fällen:
1. Krankenbehandlung oder Hauspflege,
2. Renten für eine Erwerbsunfähigkeit, die zur Zeit der Entscheidung des Rekursgerichtes unstreitig oder nach rechtskräftiger Feststellung vorübergegangen ist,
3. Rententeile, die bei dauernder Erwerbsunfähigkeit für begrenzte und bereits abgelaufene Zeiträume zu gewähren sind,
4. Heilanstaltspflege,
5. Angehörigenrente,
6. Sterbegeld,
7. Kosten des Verfahrens.

§ 1723. Wiederaufnahme des Verfahrens ist u. a. zulässig:
1. wenn eine Urkunde, also auch ärztliches Attest, auf die sich die Entscheidung stützt, fälschlich angefertigt oder verfälscht war,
2. wenn durch Beeidung eines Zeugnisses oder eines Gutachtens, auf die sich die Entscheidung stützt, der Zeuge oder Sachverständige vorsätzlich oder fahrlässig seine Eidespflicht verletzt hat,
3. wenn eine Partei nachträglich eine Urkunde, die eine ihr günstigere Entscheidung herbeigeführt haben würde, auffindet oder zu benutzen instand gesetzt wird.

§ 1728. Der Antrag ist binnen einem Monat zu stellen; nach Ablauf von 5 Jahren, vom Tage der Rechtskraft an, ist der Antrag unstatthaft.

§ 1729. Die Wiederaufnahme kann auch von Amts wegen eingeleitet werden.

Die Rentenberechnung nach dem Arbeitsverdienst.

Die Rente beträgt bei völliger Erwerbsunfähigkeit als Unfallfolge zwei Drittel des Jahresarbeitsverdienstes: „Vollrente", bei teilweiser Erwerbsunfähigkeit (zwischen 10—90% der Vollrente) dem entsprechenden Grade der Vollrente: „Teilrente" (§ 559).

Bedarf der Verletzte wegen Hilflosigkeit fremder Wartung und Pflege, so kann die Rente auf den vollen Betrag des Jahresarbeitsverdienstes erhöht werden (§ 560): Hilflosenrente.

Als Jahresarbeitsverdienst gilt das 300fache des durchschnittlichen Verdienstes für den vollen Arbeitstag (§ 564).

Hat der Verletzte nicht ein volles Jahr vor dem Eintritt des Unfalls im Betriebe gearbeitet, so wird der Jahresarbeitsverdienst aus dem durchschnittlichen Tagesverdienste multipliziert mit der Zahl der Beschäftigungstage berechnet; hierzu kommt dann für die fehlenden betriebsüblichen Arbeitstage (300 im Jahre) der durchschnittliche Tagesverdienst eines Versicherten gleicher Beschäftigung und gleicher Erwerbsfähigkeit (§ 565).

Erreicht der Jahresarbeitsverdienst nicht das 300fache des Ortslohnes für Erwachsene über 21 Jahre, so gilt dieser volle Ortslohn eines Jahres als Jahresarbeitsverdienst.

Der Arbeitsverdienst, der 1800 Mark im Jahre übersteigt, wird dem der Rente zugrunde legenden Jahresarbeitsverdienst nur mit $1/3$ der die 1800 Mark übersteigenden Summe hinzugerechnet.

Ist der Jahresarbeitsverdienst infolge eines früheren Unfalles geringer als der vorher bezogene Verdienst, so ist dem Jahresarbeitsverdienst die für den früheren Unfall bezogene Rente hinzuzuziehen; hierbei darf jedoch der Betrag des früheren Jahresarbeitsverdienstes nicht überschritten werden (§ 587).

Chirurgische Unfallkrankheiten.

Von Sekundärarzt Dr. L. Süßenguth-Altona, staatsärztlich approbiert.

Einleitung.

Zum Kapitel der chirurgischen Unfallbegutachtung rechnen alle die Fälle, die nach Art, Behandlung und Beurteilung zum Arbeitsgebiet des Fachchirurgen gehören; selbstverständlich ist eine scharfe Trennung von den übrigen Disziplinen nicht möglich, mit denen es genug Berührungspunkte gibt. Bei den Grenzfällen greift zweckmäßig eine gemeinsame Begutachtung Platz. Liegen auch in der Regel gerade beim chirurgischen Unfall, dem Unfall katexochen, für das Gros der Fälle die Verhältnisse hinsichtlich der Fragestellung nach Ursachen und Folgen am klarsten, so gibt es doch im einzelnen eher Schwierigkeiten genug. An den behandelnden Arzt treten bei der Begutachtung eine Reihe von Fragen und Aufgaben heran, deren Beantwortung und Lösung nicht immer einfach ist.

Chirurgische Untersuchungstechnik.

Allgemeine Regeln.

Die sorgfältige und eingehende Untersuchung soll sich nicht nur auf die verletzte Körpergegend beschränken, sondern sich auf den ganzen Körper, innere Organe und Nervensystem erstrecken. Sie ist vorzunehmen im allgemeinen bei völliger Entkleidung bzw. bis aufs Hemd, bei Verletzungen an den oberen Gliedmaßen genügt oft nur Entblößung des Oberkörpers. Ihr geht voran bzw. folgt eine unauffällige Beobachtung des Verletzten beim An- und Auskleiden, beim Betreten und Verlassen des Untersuchungszimmers, beim Aufenthalt auf der Straße.

Der Arzt hat sich hierzu aller ihm zu Gebote stehenden diagnostischen Hilfsmittel zu bedienen und insbesondere das Röntgenverfahren, das heute ebenso unentbehrlich geworden ist wie Zentimetermaß und Hörrohr, nicht zu vernachlässigen, es soll lieber einmal zu viel als zu wenig angewandt werden (Knochenverletzungen, Fremdkörper, innere Organe). Die Aufnahmen sind unter den nötigen Kautelen und gegebenenfalls in verschiedenen Durchleuchtungsrichtungen zu veranlassen, es sind nur gut gelungene Bilder bzw. deren Kopien zu berücksichtigen. Bei der Deutung eventuell Vergleich mit normalen Bildern unter Beachtung der zahlreichen anatomischen Varietäten und Anomalien am Skelettsystem (Epiphysenlinien, abnorme Knochen, Sesambeine, Knochenerkrankungen).

Stets dient die unverletzte Seite als Vergleichsobjekt. Linkshändigkeit wird festgestellt durch verschiedene Hantierungen beider Hände, z. B. Schreiben, Schneiden mit Messer und Schere. Prüfung auf die Echtheit von Schmerzen geschieht in wiederholten Untersuchungen durch Vergleich der Resultate, eventuell auf der Haut markiert durch Dermographen, bei konzentrierter und bei völlig abgelenkter Aufmerksamkeit.

Messungen von Länge, Umfang, Winkel und Kraft.

Instrumente: Bandmaß für Länge und Umfang. Tasterzirkel für Länge und Dicke (Durchmesser), Winkelmaß für Gelenkbewegungen. Stets Angabe der absoluten Maße und der Differenz gegenüber der unverletzten Seite. Werte unter 0,5 cm fallen in den Bereich der Fehlerquellen.

1. Längenmessungen. Angabe der Meßpunkte.

Chirurgische Unfallkrankheiten. 15

Bein vom vorderen äußeren Hüftbeinstachel zur äußeren Knöchelspitze.
Oberschenkel vom vorderen oberen Hüftbeinstachel bzw. vom oberen Rande des großen Rollhügels zum äußeren Kniegelenkspalt.
Unterschenkel vom äußeren Kniegelenkspalt zur äußeren Knöchelspitze.
Oberarm von der Schulterhöhe bzw. vom großen Oberarmhöcker zum äußeren Oberarmknorren.
Unterarm vom Hakenfortsatz der Elle zum Griffelfortsatz.

2. Umfangsmessungen. Angabe der beiderseits angenommenen Gliedstellung und Haltung. Anlegen des Zentimetermaßes nicht zu locker und nicht zu straff. Umfang des rechten Arms durchschnittlich 1—2 cm stärker als links, am Bein keine physiologische Differenz zwischen rechts und links. Beachtung von Kallus und Schwellungen an den Messungsstellen.
Schulter, bei hängendem Arm durch die Achselhöhle und über die Schulterhöhe.
Oberarm, bei hängendem Arm oder rechtwinklig gebeugtem Ellenbogen an der Ansatzstelle des Deltamuskels oder in der Mitte des zweiköpfigen Muskels.
Unterarm, bei wagrecht erhobenem Arm oder bei rechtwinklig gebeugtem Ellenbogen an der stärksten Stelle bzw. 5—10 cm unterhalb des äußeren Oberarmknorrens.
Mittelhand ohne Daumen in Höhe der Mittelhandknochenköpfchen bzw. im halbschrägen Durchmesser.
Oberschenkel bei erschlaffter Streckmuskulatur und Rückenlage in Höhe der Gesäßfalte bzw. 10—15—20 cm oberhalb des oberen Kniescheibenrandes.
Kniegelenk im Liegen Mitte der Kniescheibe oder oberer Gelenkfortsatz.
Unterschenkel im Liegen an der stärksten Stelle.
Fußgelenk um die Knöchel und um die Hacke.
Fuß in Höhe des Kahn- und Würfelbeins.

3. Winkelmessungen. Taxieren nach dem Augenmaß ist unzuverlässig. Instrumente: Zollstock und Transporteur, Gelenkwinkelmesser nach Haertel, Riedinger, Meßplatte von Miller

für Fingergelenke, Bandmaß von Preisinger und
Schütz, Gelenkperimeter von de Quervain,
Meßapparat von Braatz. Beweglichkeitsprüfung
eventuell unter Zuhilfenahme des faradischen
Stroms. Angabe der Bewegungsbehinderung
gegenüber der Normalstellung nach Graden
oder nach Teilzahlen der Exkursionsfähigkeit des
korrespondierenden Gelenks der anderen Seite,
an der Hand der Distanz von Fingerspitze zum
Handteller beim Faustschluß.

Durchschnittliche Exkursionsbreiten
(nach Thiem).

Kopf von der Mittelstellung aus nach jeder Seite
= 60^0, nach hinten = 30^0, nach vorn Kinn bis
auf die Brust.

Wirbelsäule Vorwärtsbeugung über 90^0, Seitwärts-,
Rückwärtsbeugen und Drehen = 45^0.

Schultergelenk, Armhebung nach vorn oben
= 160—165^0, (fast nie 180^0), rein seitlich = 125^0,
nach hinten = 75^0. Drehung bei gebeugtem
Ellenbogen nach außen = 90^0, nach innen etwas
weiter.

Ellenbogengelenk, Bewegungsbreite von 135^0
bis 140^0 (nach Fick).

Vorderarm, Drehungen ein- und auswärts bei gebeugtem
Ellenbogen = je 180^0.

Handgelenk von der Mittelstellung aus Aufwärtsbeugen
= 60^0, Abwärtsbeugen = 65^0, Seitwärtsdrehung
je = 45^0.

Finger II.—V. Grundgelenk: Beugung = 90^0,
geringe Überstreckung, Mittelgelenk: Beugung
= 125^0, Streckung gerade. Nagelgelenk: Beugung
= 20^0. Opponieren der Daumenspitze mit denen
aller übrigen Finger, Einschlagen bis zur Wurzel
des Kleinfingers. Daumen und Zeigefinger bilden
bei extremer Spreizung einen rechten Winkel
miteinander, Abstand der Spitzen = 15—17 cm.

Hüftgelenk. Beugung = 45^0 über den rechten
Winkel,. Außendrehung = 60^0, Innendrehung =
80^0, Abspreizung = 45^0, Anspreizung = 30^0.

Kniegelenk, Beugung = 50^0 über den rechten
Winkel.

Fuß: Aufwärtsbeugen über den rechten Winkel
= 20^0, Abwärtsbeugen = 30^0, Supination = 40^0,
Pronation = 30^0.

Chirurgische Unfallkrankheiten. 17

4. **Kraftmessungen.** Sämtliche Kraftmessungen sind ungenau, da sie vom guten Willen des Verletzten abhängen. Prüfung der Händekraft — zu festem Faustschluß ist Dorsalflexion der Hand nötig — durch Dynamometer mit Kilogrammeinteilung (Druck- und Zugkraft) oder durch gekreuzten Händedruck, wobei die Hände des Verletzten kreuzweise die gleichnamigen Hände des Arztes zu drücken haben. Druckkraft der rechten Hand normal (nach Kaufmann) = 30—50 kg, der linken = 25—40 kg: rechts = links + 5 bzw. 10 kg, links = rechts —5 bzw. 10 kg. Zugkraft rechts = 30—40 kg, links 5 kg weniger. Auch die Resultate zur Prüfung der Kraftleistungen gewisser Muskelgruppen bei Widerstandsbewegungen sind wenig verwertbar.

Nachweis von Übertreibungen und Simulation.

Zum Nachweis von Übertreibungen und zur Entlarvung von Simulation, besonders bei Bewegungsstörungen von Gelenken werden, abgesehen von den sicheren Anhaltspunkten, die sich aus der Beschaffenheit der in Betracht kommenden Muskulatur ergeben, mit gutem Erfolg allerhand Kunstgriffe angewandt, die hauptsächlich in zielbewußten Desorientierungs- und Ablenkungsmanövern bestehen. Beliebt ist die Vornahme der Untersuchung in ungewöhnten Körperpositionen oder bei schnell und wiederholt aufeinanderfolgendem Wechsel der Stellung; z. B. für Beweglichkeitsstörungen.

1. An der Wirbelsäule — Rumpfbeugen erst im Stehen, dann in Kniebeuge;
2. an der Schulter — Elevation erst im Stehen, dann plötzlich Hinsetzen, oder bei Rumpfbeugung plötzliches Aufrichten, oder Aufforderung an den tief Vorgebeugten die Hand zum Pulsfühlen zu reichen (Engel);
3. am Ellenbogen — Beugen und Strecken bei hängendem, horizontal und vertikal erhobenem Arm;
4. an der Hüfte — wiederholte Untersuchungen bald in Rücken-, bald in Bauchlage, bald kniend, bald ausgestreckt auf dem Tisch;
5. am Knie — Beugen in Rücken- und Bauchlage oder erst im Stehen und plötzliches Hinsetzen auf eine niedrige Bank (Bum);
6. am Fuß — Bewegen im Liegen, im Gehen, bei Leiter- und Treppensteigen.

Chirurgische Behandlung Unfallverletzter, Gewährung von Heilmitteln.

Die therapeutischen Maßnahmen sollen von vornherein darauf gerichtet sein, den Anforderungen der Unfallchirurgie, die auf eine baldige Erzielung guter funktioneller Resultate hinstrebt, gerecht zu werden. Falls die Behandlung bei Ausstellung des Gutachtens noch nicht abgeschlossen ist, hat der Arzt die Aufgabe, therapeutische Vorschläge zu machen im Rahmen der für die Berufsgenossenschaft bestehenden Verpflichtungen. Mit der Empfehlung operativer Eingriffe zur Erhöhung der Arbeitsfähigkeit sei man vorsichtig, da, abgesehen von dem Recht des Verletzten, jede Operation und Narkose abzulehnen, der Erfolg sehr häufig den gehegten Erwartungen nicht zu entsprechen pflegt. Etwaige ungünstige Ergebnisse einer mit Zustimmung beider Parteien vorgenommenen Operation sind als Unfallfolgen zu entschädigen. Zur Duldung und pünktlichen Befolgung sonstiger Heilbestrebungen ist der Unfallverletzte jedoch verpflichtet, hierzu gehört in erster Linie zur Kräftigung und Mobilisation geschädigter Glieder und Gelenke die medico-mechanische Behandlung, die möglichst frühzeitig begonnen und so lange durchgeführt werden soll, bis entweder völlige anatomische oder funktionelle Heilung erzielt oder keine wesentliche Besserung von der Fortsetzung des Heilverfahrens zu erwarten ist. Oft ist jedoch die beste Therapie einzig und allein die Arbeit.

Unter den Begriff der Heilmittel, für deren Instandhaltung und Erneuerung die Berufsgenossenschaft zu sorgen hat, fallen Bandagen aller Art, Bruchbänder, Bauchbinden, Kniekappen, Gummistrümpfe, weiter künstliches Gebiß, Perücken, Stützkorsetts, Plattfußeinlagen, orthopädische Stiefel, Stütz- und Gehapparate, Stöcke, Krücken und künstliche Gliedmaßen. Für die unteren Extremitäten ist der Stelzfuß nach allgemeiner Erfahrung zweckmäßiger als die komplizierten künstlichen Beine; für die oberen Extremitäten hat ein künstliches Glied meist nur kosmetischen Wert, doch ist bei jugendlichen Personen die Anschaffung einer Arbeitsprothese (Klaue, Haken) ratsam. Außerdem kommt noch für die Wundbehandlung etc. Verbandmaterial, Salben, Pflaster und Medikamente in Betracht.

Bewertung chirurgischer Unfallfolgen, Gewöhnung.

Die Beeinträchtigung der Erwerbsfähigkeit durch chirurgische Unfallfolgen wird im allgemeinen taxiert an der Hand bestimmter Normalsätze, die sich im Laufe der

Jahre für gewisse Verletzungstypen als praktisch herausgestellt haben (s. Rententabelle). Insbesondere gibt bei Extremitätenverletzungen ein Vergleich der bestehenden Verhältnisse mit dem glatten Verlust des betreffenden Gliedes gute Anhaltspunkte für die vorzuschlagende Entschädigung; selbstverständlich darf dabei nicht schematisiert werden, vielmehr ist individuelle Berücksichtigung aller in Betracht kommenden Nebenumstände, wie Allgemeinzustand, Alter, Berufsart etc. dringend geboten. So ist z. B. bei Gliedverlusten die Bemessung der Rente abhängig von der Art, Länge, Gestalt, Widerstands- bzw. Tragfähigkeit des Knochenstumpfes und der Beschaffenheit der Weichteilbedeckung, Verschieblichkeit, Zirkulationsstörungen, Narben, Druckstellen, Geschwüre, Amputationsneurom und sonstige Unbequemlichkeiten. Die Rente wird gewährt als vorläufige und als Dauerrente nicht unter 10%. Die Rente kann nach erfolgter Besserung herabgesetzt bzw. eingestellt und infolge eingetretener Verschlimmerung erhöht werden Rentenkürzungen unter 10% sind in der Regel nicht zulässig.

Zur Annahme der Besserung ist der begründete Nachweis entweder einer wesentlichen Änderung im objektiven Befunde oder einer Angewöhnung und Anpassung an den veränderten Zustand erforderlich. Der Begriff der Gewöhnung stützt sich auf die alltägliche Erfahrung, daß ungünstige Folgezustände z. B. durch bleibende Defekte an der Hand bei gutem Willen, durch die Arbeit und im Laufe der Zeit so ausgeglichen werden können, daß ihnen ein nennenswerter Einfluß auf die Erwerbsverhältnisse nicht mehr zuzusprechen ist. Außer an kleine Unbequemlichkeiten wie Narben, Fingerversteifungen und Verluste kann auch an künstliche Gliedmaßen und Bandagen Gewöhnung erfolgen. Bei der Prognosenstellung sei man daher besonders mit der Erklärung von Dauerzuständen vorsichtig, da sehr oft noch nach langen Jahren durch Gewöhnung erhebliche Besserungen in den Erwerbsverhältnissen eintreten können.

Traumatische Entstehung von Infektionen und Geschwülsten.

Traumatische Wundinfektion.

Das Schicksal einer jeden Wunde beherrscht in hohem Maße das Interesse der Unfallchirurgie, jede Störung im normalen Wundverlauf durch Infektion ist daher von hoher Bedeutung. Es kommen in erster Linie in Betracht bakterielle Infektionen durch die gewöhnlichen Erreger der Wundeiterung, der Wundrose, Rotz, Milzbrand, Tollwut etc.; toxische Infektionen durch Schlangengift sind selten, Leichengift-Infektionen beruhen wohl meistens auf einer Invasion hochvirulenter Bakterien. Das Trauma schafft entweder durch Kontinuitätstrennungen der Haut und Schleimhaut, die oft nur geringfügiger Natur und für das bloße Auge unerkennbar sind, eine direkte Eintrittspforte für die Infektionskeime oder verursacht durch subkutane Gewebsschädigungen einen Locus minoris resistentiae für die Ansiedlung im Blute kreisender Bakterien. Die Infektion bleibt entweder an Ort und Stelle lokalisiert oder breitet sich auf dem Blut- und Lymphwege aus und veranlaßt metastatische Erkrankungen bzw. Allgemein-Infektionen oder hat den Ausbruch einer der bekannten Wundkrankheiten zur Folge. Entstehung der Wunde und Infektion fallen in der Norm zusammen, beide Ereignisse können jedoch voneinander getrennt sein und jeder Vorgang für sich allein traumatisch entstehen. Es ist daher die traumatische Infektion einer bereits vorhandenen eventuell vernachlässigten Wunde ebensogut als Betriebsunfall anzusehen wie die sekundäre Infektion einer traumatisch entstandenen Wunde, und in gleicher Weise gilt als entschädigungspflichtig die Verschlimmerung einer bestehenden Wundinfektion durch ein Trauma, wobei natürlich zwischen Berufserkrankung und Betriebsunfall streng zu unterscheiden ist. Das Auftreten der Infektion wird sich in der Regel immer innerhalb der durch die normale Inkubationszeit für die einzelnen Erkrankungen gegebenen Grenzen bewegen, die gewöhnliche Wundeiterung bedarf zu ihrer Entwickelung nur weniger Tage, doch sind auch Spätinfektionen bis zu 3—4 Wochen, in seltenen Fällen darüber hinaus, möglich. Bekannt sind das späte Auftreten von Lymphdrüseneiterungen zu einer Zeit, wo die primäre Wunde bereits längst verschorft, reizlos oder schon vernarbt ist, Späteiterungen alter Weichteil- oder Gelenkergüsse und Wiederaufflackern alter Entzündungsherde.

Die Inkubationszeit bei der Wundrose verhält sich wie bei jeder Eiterinfektion, beim Tetanus schwankt sie zwischen 24 Stunden bis 60 Tagen, gewöhnlich 8—14 Tage, beim äußeren Milzbrand beträgt sie 2—5 Tage, selten wenige Stunden bis zu 14 Tagen, beim Rotz 2 Tage bis 3 Wochen, bei der Lyssa $1/2$ bis 6 Monate. Aktinomykose kann sich in seltenen Fällen im Anschluß an Verletzungen an der äußeren Haut lokalisieren, Inkubationszeit schwankt zwischen 8 Tagen und 2 Jahren, gewöhnlich 4 Wochen.

Trauma und chirurgische Tuberkulose.

Abgesehen von der Impftuberkulose (Lupus, Tbc. verrucosa cutis, Leichentuberkel), die innerhalb von 2 Wochen bis zu mehreren Monaten nach der Verletzung aufzutreten pflegt, ist die traumatische Tuberkuloseinfektion selten; gewöhnlich werden davon Menschen befallen, die bereits anderweitig tuberkulös sind. 20% aller Lokaltuberkulosen haben traumatische Genese. Die traumatische Tuberkulose kann zum Ausdruck gelangen:

1. durch Wiederaufflackern eines bisher latenten, an Ort und Stelle schlummernden Herdes (Sprengung abgekapselter Bazillenherde);
2. durch sekundäre Infektion bisher intakter Gebiete von einem anderweitigen Primärherde aus (die Gewebsläsion schafft einen geeigneten Nährboden für die Ansiedelung freigewordener Tuberkelbazillen);
3. als Verschlimmerung einer am Ort der Verletzung bereits offenkundigen Tuberkulose.

Die chirurgisch am meisten interessierenden Tuberkulosen sind die der Knochen und Gelenke, Schleimbeutel, Sehnenscheiden, Bauchfell und Hoden. Relativ häufig bilden nur Verletzungen leichterer Art die Veranlassung dazu, wie Quetschungen, Verstauchungen, Überanstrengungen, Verheben etc., selten sind es schwere Läsionen wie Frakturen und Luxationen; die spätere Beurteilung stößt daher, da die Verletzung wegen ihrer Geringfügigkeit anfangs nicht genügend beachtet wird, oft auf unüberwindliche Schwierigkeiten.

Die traumatische Entstehung einer Tuberkulose ist dann mit mehr oder minder hoher Wahrscheinlichkeit anzunehmen

1. wenn ein einwandfreies Trauma von beachtenswerter Intensität vorliegt;
2. wenn Ort des traumatischen Insults und Lokalisation der Erkrankung miteinander identisch sind und
3. wenn ein gewisser Zeitraum zwischen dem Unfall und dem Ausbruch der Erkrankung gelegen ist (mindestens 4—6 Wochen und höchstens 1 Jahr) oder wenn vom Augenblick der Verletzung an sogenannte Brückenerscheinungen den Übergang vom Unfall zur Manifestation der Krankheit vermitteln.

Die Annahme der traumatischen Verschlimmerung einer Tuberkulose besteht dann zu Recht, wenn sich unmittelbar nach einem Trauma der bisherige Charakter der lokalen tuberkulösen Erkrankung wesentlich verändert, wenn bisher relativ gutartige Formen plötzlich eine auffällige Progredienz des tuberkulösen Prozesses darbieten. Der verschlimmernde Einfluß des Traumas kann sich dabei außer an Ort und Stelle auch an anderweitigen Herden des Körpers bemerkbar machen, oder sich in einer ungünstigen Beeinflussung des Allgemeinzustandes zu erkennen geben. Oft stellt das Trauma aber nur eine wesentlich mitwirkende Ursache der Verschlimmerung dar, es ist dann der Nachweis nötig, daß die Tuberkulose ohne das Trauma einen anderen Verlauf genommen hätte. Der Verlauf der traumatischen Tuberkulose unterscheidet sich sonst in nichts von der gewöhnlichen Tuberkulose.

Trauma und Geschwülste.

Gutartige Geschwülste, deren Entstehung nach Traumen in einer Reihe von Fällen beobachtet ist, spielen immer eine nebensächliche Rolle, da sie die Erwerbsfähigkeit im allgemeinen nur unerheblich beeinträchtigen.

Anders verhält es sich mit den malignen Tumoren, an denen die Unfallpraxis sehr interessiert ist. Gegenüber dem bekannten Einfluß, den chronische Reize auf die Bildung von Geschwülsten ausüben können (Paraffin-, Lupuskarzinom), tritt die ätiologische Bedeutung einmaliger Traumen bei der Entstehung von Tumoren in den Hintergrund. Sie kann darin bestehen, daß eine kongenitale Keimanlage (Cohnheimsche Theorie) durch ein Trauma zur Proliferation angeregt wird oder daß eine direkt oder indirekt traumatische veranlaßte Gewebsversprengung (Ribbertsche Theorie) die Entwickelung eines Neoplasma verschuldet. Neben dieser wissenschaftlich noch sehr strittigen Entstehungsweise können zweifellos in der Entwickelung begriffene Geschwülste durch unmittelbar einwirkende Traumen wesentlich verschlimmert und in ihrem Verlauf beschleunigt werden (stärkeres Wachstum, schnellerer Zerfall, Metastasenbildung), eine bislang gutartige Geschwulst kann dadurch plötzlich, d. h. innerhalb des nächsten Vierteljahres maligne werden. Nach Thiem sind etwa in $2^0/_0$ aller Karzinome und $5^0/_0$ aller Sarkome Verletzungen vorausgegangen, das traumatische Sarkom ist also um mehr als doppelt so häufig wie das Karzinom. Traumatische Karzinome und Sarkome gebrauchen zu ihrer Entwickelung im allgemeinen mindestens 4 Wochen und höchstens 2 Jahre. Karzinome, die sich auf dem Boden alter Unfallveränderungen entwickeln, bei

Fisteln, chronischen Wundflächen und Röntgenverbrennungen sind ohne weiteres entschädigungspflichtig. Knochensarkome sind viel häufiger die Ursache als die Folge von Frakturen. Auf die Lokalisation von Metastasen haben die Traumen kaum einen nennenswerten Einfluß. Der Kausalnexus zwischen Unfall und Neubildung wird daher wahrscheinlich
1. wenn sicher vorher kein Tumor existiert hat,
2. wenn ein direktes oder indirektes Trauma von ausreichender Intensität vorliegt (ganz leichte und übermäßig schwere Traumen sprechen dagegen),
3. wenn eine örtliche Koinzidenz zwischen Verletzung und Neoplasma besteht,
4. wenn die Geschwulstentwickelung innerhalb von 2 Jahren und seine Verschlimmerung innerhalb eines Vierteljahres erfolgt ist und
5. wenn Brückenerscheinungen kontinuierlich vom Unfall bis zum Auftreten des Tumors zu eruieren sind.

Myome und Chondrome sind in ihren Beziehungen zu Traumen den Sarkomen und Karzinomen anzureihen, Gliome nehmen nach Thiem infolge ihres langsamen Wachstums, ihres oft lange Zeit symptomlosen Verlaufs und der fehlenden Metastasenbildung insofern eine Sonderstellung ein, als die Frist zu ihrer Entwickelung meist auf länger als 2 Jahre bemessen werden muß.

Traumatische Affektionen der Weichteile.

Haut, Hautkrankheiten, Syphilis.

Haut. Die häufigsten traumatischen Veränderungen an der Haut sind die Narben, die durch mechanische, chemische, thermische und elektrische Einwirkungen oder im Anschluß an sekundäre entzündliche Prozesse spontan bzw. operativ entstehen können. Ihre Beurteilung richtet sich nach ihrer allgemeinen Beschaffenheit (zart, dünn, weich, fest, nachgiebig, verwachsen, gespannt, geschrumpft, verdickt, gewulstet, blaß, gerötet oder verfärbt, reizlos, entzündet, berührungsempfindlich, widerstandsfähig, vulnerabel, abschilfernd, rissig, spröde, ekzematös, borkenbedeckt und ulzeriert), nach ihrer Lage zu den umgebenden Weichteilen (Nerven), Knochen und Gelenken, zu bestimmten, bei einzelnen Körperverrichtungen wichtigen Körpergegenden (Hohlhand, Fingergreiffläche und -kuppe, Kniescheibe, Fußsohle), zu Amputationsstümpfen und gelegentlich nach kosmetischen Gründen (Entstellung durch Gesichts-

oder Kopfnarben, Skalpierungen). Störungen der Blut- und Lymphzirkulation, die zu Glättung und Spannung der Haut, zu ödematösen Schwellungen und blauroter Hautverfärbung führen, entstehen gern nach langdauernder Ruhigstellung verletzter Gliedmaßen, nach ausgedehnten aseptischen und infizierten Weichteilläsionen, nach thrombotischen Prozessen und durch Druck von Kallusmassen und von dislozierten Fragmenten, bei älteren und dekrepiden Leuten schon nach einfachen Verletzungen der unteren Gliedmaßen, auch auf der unbeteiligten Seite (Ausschluß von Herz- und Nierenkrankheiten). Auf dieselbe Weise können elephantiastische Verdickungen und Ernährungsstörungen der Haut mit oft äußerst hartnäckigen Geschwürsbildungen zustande kommen. Unter dem Bilde des harten traumatischen Ödems tritt nach leichten unkomplizierten Quetschungen gelegentlich meist am Hand- und selten am Fußrücken eine intensive und langwierige Weichteilschwellung auf, gewöhnlich kombiniert mit akuter Knochenatrophie (auf artefizielle Schädigungen fahnden!).

Zur Beurteilung der Gebrauchsfähigkeit verletzter Gliedmaßen ist von außerordentlichem Wert der Nachweis von Schwielen (Fußsohle, Hohlhand) oder sonstiger Arbeitsspuren an der Hand (Hautrisse, Schrunden, Verfärbungen).

Auch Hautkrankheiten können nach Betriebsunfällen auftreten, meist handelt es sich jedoch um exquisite Gewerbekrankheiten. In seltenen Fällen können akut traumatisch entstandene Ekzeme in ein chronisches Stadium übergehen, sie sind dann ebenso entschädigungspflichtig wie Ekzeme, die während der Behandlung von Unfallerkrankungen durch Verbände, nach Fisteln und durch Verbrennungen nach Röntgendurchleuchtungen und -Bestrahlungen aufgetreten sind. Im allgemeinen ist weniger die Frage der traumatischen Entstehung als der traumatischen Verschlimmerung zu entscheiden. Ein einmaliges Trauma, die plötzliche Einwirkung einer äußeren Schädlichkeit, kann die weitere Verbreitung eines bereits vorhandenen Hautleidens begünstigen oder die Eruption eines Rezidivs bei bestehender Krankheitsdisposition auslösen (z. B. Psoriasis, Lichen ruber, Lupus erythematodes). Von den tuberkulösen Affektionen der Haut sind außer dem äußerst seltenen traumatischen Lupus vulgaris die Tuberculosa verrucosa cutis (bei Schlachtern, Abdeckern) und der Leichentuberkel (bei Anatomiedienern) als ausgesprochene Unfallfolgen aufzufassen, sie bedingen bei rechtzeitiger Behandlung meist keine Erwerbsstörungen und veranlassen kaum tuberkulöse Allgemeinerscheinungen.

Traumatische Entstehung von primärer und sekundärer Syphilis wird verhältnismäßig selten beobachtet (Glasbläser- und Berufsinfektionen bei Ärzten, Hebammen, Pflegepersonal). Die Lues im Spätstadium kann dagegen durch die verschiedenartigsten Verletzungen ungünstig beeinflußt werden, indem das Trauma den Ausbruch spezifischer Veränderungen an Ort und Stelle gewöhnlich innerhalb 4 bis 6 Wochen provoziert oder die Verschlimmerung bereits manifester Krankheitserscheinungen veranlaßt. Für den Kausalnexus ist stets der Nachweis räumlichen und zeitlichen Zusammentreffens von Trauma und Lueseruptionen zu fordern.

Muskulatur.

Einfache Muskelzerrungen, eine außerordentlich beliebte Verlegenheitsdiagnose, hinterlassen niemals dauernde Störungen, bei anhaltenden Beschwerden besteht fast stets der durch das Röntgenbild bestätigte Verdacht gleichzeitiger Knochen- oder Gelenkläsionen zu Recht. Kontusionen mit intra- und extramuskulärem Hämatom können durch Narben- und Schwielenbildungen (Lues!) Kontrakturen und sekundäre Muskelatrophien zur Folge haben. Ausgedehnte Muskelzerreißungen, meist durch direkte Gewalteinwirkung verheilen gewöhnlich unter Hinterlassung von schweren Bewegungsstörungen. Eine subkutane Muskelruptur findet sich bei chronischer Arthritis des Schultergelenks oft am äußeren Kopf des Biceps brachii nach leichten Traumen, sie wird häufig erst spät nach der Verletzung an dem Funktionsausfall bemerkt. Partielle wie totale Einrisse der Muskulatur durch indirekte Gewalt werden im übrigen nur selten beobachtet, ohne oder bei erfolgloser operativer Behandlung restieren bleibende Schädigungen. Atrophie der Muskulatur ist stets ein guter Indikator bei der Beurteilung von Gebrauchsstörungen an den Gliedmaßen nach den verschiedenartigsten Verletzungen. Nicht zu selten treten nach einmaligen Traumen in den davon betroffenen Muskeln Verknöcherungen auf, die von den durch chronische Reize entstandenen Muskelknochen (Exerzier-, Reitknochen) zu trennen sind. Fast stets sind es schwere Verletzungen mit starkem Bluterguß und kleinen Knochen- oder Periostläsionen, die Prädilektionsstelle ist der Brachialis internus bei Ellenbogenverrenkungen. Die Knochenspangen, die Gelenke überbrücken und Exostosenbildungen hervorrufen können, führen gewöhnlich zu schweren Bewegungsschädigungen, zuweilen bilden sie sich spontan zurück, ihre operative Beseitigung ist wegen Rezidivgefahr nicht ratsam.

Sehnen.

Subkutane traumatische Zerreißungen von Sehnen, vorzugsweise der Fingerstrecker, sind seltene Ereignisse; sie geben ebenso wie die offenen Sehnendurchtrennungen, auch wenn sie sofort chirurgisch behandelt und aseptisch verheilt sind, nicht immer befriedigende Resultate, häufig bleibt eine geringe, funktionell allerdings kaum bedeutsame Beugestellung zurück. Unversorgt gebliebene Sehnenverletzungen haben den Verlust der aktiven Beweglichkeit zur Folge, während sich die passive gewöhnlich erhält. Infizierte Sehnenwunden verhalten sich wie die eitrigen Sehnenscheidenentzündungen, die durch penetrierende, oft nur schwer oder gar nicht nachzuweisende Läsionen (Fischgräten, Nähnadeln) oder sekundär von infektiösen Prozessen der Umgebung aus entstehen können. Infolge Nekrotisierung und Abstoßung der Sehne stellen sich in der Regel hochgradige Bewegungsstörungen und Kontrakturstellungen ein, die eine rechtzeitige Amputation des betroffenen Gliedes indizieren können, zumal die Übertragung moderner chirurgischer Bestrebungen wie der Sehnentransplantation auf die Unfallheilkunde im allgemeinen aus bekannten Gründen wenig empfehlenswert sein dürfte. Die Tendovaginitis crepitans als Unfallfolge nach Quetschungen und Überanstrengungen gibt selten zur Entstehung dauernder Beschwerden Veranlassung, es sei denn, daß sich eine chronisch-seröse Entzündung mit Ausgang in Sehnenscheidentuberkulose daran anschließt. Die in einer Verlagerung der Sehnen bestehenden Sehnenverrenkungen kommen an den Fingerstreckern durch Abrutschen von den Mittelhandköpfchen und an den Peroneussehnen durch Ausgleiten aus der Knöchelrinne zustande, die Folgezustände lassen sich meist operativ leicht beseitigen. Für die Dupuytrensche Fingerkontraktur infolge Schrumpfung der Palmaraponeurose sind kaum einmalige Traumen verantwortlich zu machen. Das gleiche gilt für die von den Sehnenscheiden oder Gelenkkapseln ausgehenden Ganglien oder Überbeine.

Schleimbeutel.

Hygrome der Schleimbeutel entstehen gewöhnlich durch chronische Insulte, aber auch durch einmalige Traumen nach Blutergüssen; sie können allein durch ihre Größe, durch Kommunikation mit Gelenken und nach sekundären Infektionen Bewegungsstörungen hervorrufen, sie werden am besten operativ radikal entfernt. Zur traumatischen Hygrombildung neigen die Bursa prae- und infrapatellaris, olecrani, acromialis und trochanterica; die Bursitis subachillea beruht meistens auf Gonorrhöe; in der Bursa iliaca lokalisieren sich gern tuberkulöse Prozesse. Durch Entzündung der Bursa subdeltoidea nach einfachen Schulterkontusionen kann es zu den Erscheinungen der Periarthritis humero-scapularis mit dauernder und erheblicher Beeinträchtigung der Schultergelenksfunktionen kommen. Die Bursitis acromialis calcarea, die durch Schultertraumen eine Verschlimmerung erleiden kann, gibt oft auf den Röntgenbildern zu Verwechselungen mit Knochenabsprengungen Veranlassung.

Traumatische Affektionen von Knochen und Gelenken.

Knochenbrüche.

Periostale Verdickungen und Auflagerungen nach einfachen Kontusionen, die oft ernstere Schädigungen vortäuschen können, haben im allgemeinen keine nennenswerte Bedeutung. Die häufigsten und für die Unfallpraxis wichtigsten Verletzungen sind die Knochenbrüche, die subkutan oder kompliziert durch direkte und indirekte Gewalteinwirkung entstehen und sich nach dem Ergebnis der Röntgenuntersuchung als Fissur, Infraktion, Absprengung, Quer-, Schräg-, Längs-, Spiral-, Splitter-, Stück-, Epiphysen- und Gelenkbrüche dokumentieren können. Ihre Folgen sind mit Rücksicht auf die Wiederherstellung der früheren anatomischen und funktionellen Verhältnisse zu beurteilen, ausschlaggebend ist jedoch für die Unfallversicherung in erster Linie das funktionelle Resultat. Die durchschnittliche Heilungsdauer bis zur festen knöchernen Vereinigung ist an den einzelnen Knochen verschieden und hängt abgesehen von dem Charakter des Bruches und der Behandlungsart nicht zuletzt von dem Alter des Patienten und gewissen Konstitutionsanomalien ab (Tuberkulose, Tabes etc.), mit einer völligen Restitutio ad intruegm ist bei normalen Verhältnissen gewöhnlich erst nach Ablauf von 1 bis 2 Jahren zu rechnen. Die Heilung erfolgt unter Bildung von Kallus, der zunächst noch weich und nachgiebig — daher bei vorzeitiger Belastung nachträgliche Deformierungen wie Plattfußbildung bei Fersenbein-, sekundäre Verkürzungen bei Oberschenkel- und Buckelbildungen bei Wirbelkörperbrüchen — erst später fester wird; Verzögerungen oder Ausbleiben der Kallusproduktion z. B. durch interponierte Weichteile können zu Pseudarthrosebildungen mit ihren unangenehmen Folgen führen. Die Hauptstörungen, die nach erfolgter Bruchheilung auftreten, sind neben subjektiven Beschwerden, oft jahrelang bei Witterungswechsel wiederkehrenden Schmerzen, die objektiven Veränderungen, die bestehen

1. in **Weichteilsschwellungen** infolge ungenügender Blut- und Lymphzirkulation (besonders bei alten Leuten und schweren Dislokationen);
2. in **Bewegungsstörungen** und anderweitigen Schädigungen der benachbarten Gelenke;
3. in **Abmagerung** und Erschlaffung der zuständigen **Muskulatur**;
4. in **Dislokationen** und **Verkürzungen**.

Die nachhaltigsten Störungen pflegen nach schweren komplizierten Brüchen zurückzubleiben, die mit Fistelbildungen ausheilen können; subkutane Brüche können gelegentlich von irgend einem Infektionsherde des Körpers aus vereitern.

Eine große Rolle in der Unfallbegutachtung spielen die **Spontanfrakturen**, die abgesehen von der seltenen idiopathischen abnormen Knochenbrüchigkeit bei Allgemeinerkrankungen (Senium, Osteomalazie, Syphilis, Tabes und Syringomyelie) und bei lokalen Knochenprozessen (Geschwülsten und entzündlichen Veränderungen) beobachtet werden. Sie werden häufig verkannt oder in Streitfällen bei Prüfung der traumatischen Ätiologie nicht gebührend gewürdigt; bei der Tabes darf die Ataxie als Ursache für die Verletzung nicht vergessen werden. Die Knochenheilung erfordert in diesen Fällen meist ungewöhnlich lange Zeit und bleibt zuweilen ganz aus; bei der Tabes kann es in der Umgebung der Bruchstelle, die selbst nicht konsolidiert, zu ausgedehnten Ossifikationen kommen.

Die auf trophoneurotischen Störungen beruhende **seltene akute traumatische Knochenatrophie Sudeks** an den kleinen Extremitätenknochen (Hand) entwickelt sich gewöhnlich 6 bis 10 Wochen nach einem Trauma, Diagnose nur durch das Röntgenbild möglich.

Osteomyelitis.

Von den traumatischen Knochenerkrankungen interessiert besonders die **akute Osteomyelitis**, etwa $1/4$ aller überhaupt vorkommender Fälle sind traumatischen Ursprungs. Die traumatische Gewebsschädigung setzt an Ort und Stelle gewöhnlich durch einen Bluterguß die normale Widerstandsfähigkeit des Knochenmarks herab und begünstigt dadurch die Ansiedelung und Weiterentwickelung von Eitererregern (hauptsächlich Staphylokokken, selten Strepto-

und Pneumokokken und Typhusbazillen), die von außen her (Haut und Schleimhäute) in den Körper eingedrungen und durch den Blutstrom weiter transportiert sind. Außer einem direkten Trauma (Stoß, Schlag, Quetschung, Fall, Erschütterung) kann nach Thiem eine körperliche Überanstrengung (Überheben) und eine lokale Abkühlung dieselbe deletäre Wirkung am Knochenmark entfalten. Der Zeitraum zwischen Trauma und Ausbruch der klinischen Symptome muß mindestens 6—8 Stunden und darf höchstens 2 bis 3 Wochen betragen, die Entwickelungsmöglichkeit liegt also innerhalb der natürlichen Grenzen zwischen Entstehung und Verheilung der traumatischen Läsion. Für den Kausalnexus einer Osteomyelitis mit einem Unfall ist daher der Beweis zu erbringen, daß 1. ein Trauma im Sinne Thiems vorliegt; 2. daß Ort der Gewalteinwirkung und Herd der Erkrankung miteinander korrespondieren und 3. daß zwischen Unfall und Auftreten der ersten Erscheinungen ein angemessener Zeitraum nicht überschritten ist. Der Verlauf der Erkrankung ist nicht immer typisch, neben der akuten gibt es auch schleichende Formen von chronischem Charakter (Osteomyelitis albuminosa), die die Beurteilung sehr erschweren können (Kontinuität der Beschwerden nach dem Trauma). Die Folgen bestehen außer Metastasierungen in andere Körperteile in Narbenbildungen, Wachstumsschädigungen, Deformierungen und Funktionsstörungen, häufig restieren Fisteln, die von Zeit zu Zeit ärztliche Behandlung erfordern, zuweilen kann ein über Jahre hinaus scheinbar ausgeheilter Prozeß rezidivieren und so erneut wieder entschädigungspflichtig werden. Ein metastatischer osteomyelitischer Knochenherd kann sich im Anschluß an jede traumatische Wundinfektion entwickeln. Knochentuberkulose s. unter Trauma und chirurgische Tuberkulose.

Gelenkveränderungen.

Nächst den Affektionen der Knochen spielen die der Gelenke eine hervorragende Rolle in der Unfallchirurgie, einfache Verletzungen können besonders bei älteren Leuten zu den folgenschwersten Veränderungen führen. Die einzelnen Verletzungsformen, deren Behandlung konservativ oder operativ die Wiederherstellung der normalen Gelenkfunktion erstreben soll, sind 1. Kontusionen mit und ohne Gelenkerguß; 2. Distorsionen und Schädigungen des Bandapparates; 3. Luxationen und Subluxationen mit Kapsel- und Bänderzerreißungen; 4. Knorpel- und Knochenabsprengungen, Abreißungen von Muskel- und Bandansätzen; 5. Gelenkbrüche. Je nach Art und Schwere der Verletzung resultieren Störungen der einzelnen Gelenkkomponenten, Gelenkschwellungen, Ergußbildungen, Kapselverdickungen, Lockerungen des Bandapparates, Deformierungen, Funktionsausfall, Kontrakturen, Versteifungen und weiterhin Veränderungen der anstoßenden Weichteile und Knochen, Muskelatrophien und sekundäre Schädigungen anderer Gelenke. Außerdem kann jede Gelenkverletzung — oft genügen geringfügige Traumen — eine chronische Entzündung vom Charakter der Arthritis deformans hervorrufen, bevorzugt sind Knie-, Schulter-, Hüft-, Ellenbogen- und Handgelenk. Veranlassung dafür bildet häufig rheumatische Disposition und höheres Alter, begünstigend wirkt langdauernde Fixation durch Verbände, ergriffen werden gelegentlich auch vom eigentlichen Trauma unberührte Gelenke. Das Leiden entwickelt sich meist langsam in 1—2 Jahren, es beginnt mit geringen funktionellen Beschränkungen besonders bei den extremen Bewegungen, mit Schmerzen, krepitierenden Geräuschen und mäßiger Muskelabmagerung; selten bleibt der destruierende Gelenkprozeß stationär oder klingt bei jugendlichen Individuen vollständig ab, bei älteren Personen und bei veränderter Statik des verletzten Körperteils neigt er zur langsamen Progredienz und führt schließlich schwere Ausfallserscheinungen, intensive Schmerzen bei jedem Bewegungsversuch und hochgradige Behinderungen der aktiven und passiven Bewegungen herbei. Die Bedeutung der einzelnen Gelenkgeräusche, die man oft genug auch in vollständig funktionsfähigen Gelenken findet, darf nicht überschätzt werden. Viel häufiger als die Entstehung einer Arthritis deformans an einem früher gesunden Gelenk veranlaßt ein Trauma die Verschlimmerung eines bereits vorhandenen, initialen, bisher latent gebliebenen Gelenkprozesses oder die offenkundige Ausbreitung einer bereits manifesten Erkrankung. Bei der Mannigfaltigkeit der sonstigen Gelegenheitsursachen für derartige Gelenkveränderungen hat sich die Entscheidung über den traumatischen Zusammenhang in erster Linie auf den Nachweis einer zeitlichen und räumlichen Übereinstimmung von Trauma und Krankheitserscheinungen zu erstrecken, eine exakte Beurteilung ist wegen der häufig verspäteten Unfallmeldung unter Umständen außerordentlich schwierig. Gelenkmäuse entstehen traumatisch durch Knochen -und Knorpelabsprengungen von der Gelenkfläche gesunder Gelenke oder durch Ablösungen arthritischer Produkte in chronisch veränderten Gelenken, in denen sie auch, und das ist die Regel, spontan vorkommen können. Bleiben sie anfangs noch fixiert, so kann die völlige Lostrennung erst nach langer Zeit, erfolgen und dann sehr spät nach dem Trauma entschädigungspflichtige Beschwerden hervorrufen. Die Rolle der Osteochondritis dissecans ist zweifelhaft. Für den traumatischen Kausalnexus genügt nach Ausschluß der spontanen Entstehung das Auftreten von Erscheinungen innerhalb eines Zeitraumes von 1 bis 2 Jahren nach einer sicheren Gelenkverletzung. Akute eitrige Gelenkentzündungen traumatischen Ursprungs· kommen durch penetrierende Gelenkverletzungen oder durch sekundäre hämatogene Infektion eines traumatischen Gelenkergusses zustande, das Resultat ist gewöhnlich völlige Ankylose. Akute gonorrhoische Gelenkprozesse können sich ebenfalls direkt nach einem Gelenktrauma auf metastatischem Wege von einer akuten oder chronischen Urethritis aus entwickeln. Die neuropathischen Gelenkerkrankungen bei Tabes und Syringomyelie werden ebenso wie die entsprechenden Knochenaffektionen häufig im Anfang verkannt und Unfällen zur Last gelegt; sie werden nur äußerst selten durch Traumen in bisher völlig intakten Gelenken ausgelöst, gewöhnlich bestehen bereits vorher, und zwar vom Verletzten unbemerkt mehr oder minder ausgeprägte Veränderungen, so daß kaum noch von einer traumatischen Verschlimmerung gesprochen werden kann. Gelenktuberkulose s. Trauma und Tuberkulose. Die traumatische Ätiologie von syphilitischen Gelenk- und Knochenerkrankungen ist ähnlich wie bei der Tuberkulose zu beurteilen.

Spezieller Teil.

Traumatische Veränderungen am Schädel: Weichteile, Gesicht, Schädeldach, Schädelbasis.

Die meisten Weichteilverletzungen, subkutane wie offene, am Gesicht und Schädel heilen in der Regel folgenlos, Komplikationen durch Wundinfektion, gewöhnlich Erysipel sind nicht selten. Nach ausgedehnten Läsionen (Pulverexplosionen, Brand- und Ätzwunden, Skalpierungen) und infolge traumatischer Erkrankungen (Ekzeme, Lupus erythematodes, Lues) Entstehung kosmetisch ungünstiger und besonders bei Frauen entschädigungspflichtiger Folgezustände (Narbenentstellung, Abscheu erregendes Aussehen). Die außerordentlich häufigen gutartigen Gesichtstumoren, Atherome, Dermoidzysten etc. entstehen unbeeinflußt von Traumen.

Von den Frakturen der Gesichtsknochen interessieren rein chirurgisch nur die des Jochbeins, sie haben gelegentlich hartnäckige Trigeminusneuralgien zur Folge, anderweitige Störungen kommen kaum vor. Die Brüche des knöchernen Nasengerüsts gehören wegen ihrer Folgen zum Kapitel der Rhinologie. Die Kieferbrüche beschäftigen häufig Chirurgen und Zahnarzt gemeinsam. Brüche des Oberkiefers am Alveolarfortsatz wie am Körper haben bis auf Nervenläsionen eine gute Prognose. Die Resultate der stets komplizierten Unterkieferbrüche, auch bei rechtzeitiger blutiger Reposition und Prothesenbehandlung sind nicht immer befriedigend, Verheilungen mit Dislokationen der Fragmente, Pseudarthrosen und langwierigen Fistelbildungen in der Mundhöhle und an der äußeren Haut. Die Luxationen des Unterkiefers sind praktisch so gut wie bedeutungslos. Brüche an den Gelenkfortsätzen können Bewegungsbeschränkungen im Kiefergelenk veranlassen. Die Folgezustände von Kieferbrüchen bestehen neben meist belanglosen Narbenbildungen in Gesichtsdeformierungen, Defekten im Kiefer, Lockerungen und Verlust von Zähnen, Verschiebung der Kauflächen, Kiefersperre, Erschwerung des Kauakts, Störungen in der Nahrungsaufnahme (Vermeidung fester Speisen) und in entzündlichen Veränderungen am Zahnfleisch. Nur der Verlust wichtiger Zähne erfordert künstlichen Ersatz, das Tragen eines Gebisses kann höchstens bis zu der stets bald erfolgenden Angewöhnung die Erwerbsfähigkeit beeinflussen. Posttraumatische osteomyelitische, tuberkulöse und syphilitische Prozesse an Gesichts- und Schädelknochen sind selten.

Für die Verletzungen der Schädelknochen ist nach Abschluß der chirurgischen Behandlung wegen der fast regelmäßigen Mitbeteiligung des Gehirns und seiner Adnexe im allgemeinen die Neurologie allein zuständig. Die Brüche des Schädeldachs, komplizierte und unkomplizierte, bestehen in einfachen Fissuren, Stück- oder Splitter- und Lochbrüchen mit und ohne Dislokationen, Interpositionen von Weichteilen und Fremdkörpern. Beachtung verdienen außer entzündlichen zerebro-meningealen Prozessen Impressionen, die anfangs oft mit subaponeurotischen Hämatomen verwechselt werden können, und die stärkere Brüchigkeit der Tabula interna (isolierte Absprengungen), sie verlangen rechtzeitige chirurgische Therapie. Röntgenaufnahmen sind für die Spätdiagnose von Schädelbrüchen zum Nachweis von Fissuren, Exostosen, Impressionen, versprengten Knochensplittern unerläßlich. Die Konsolidation ist gewöhnlich in 2—4 Monaten beendet, mit minimaler Kallusbildung. Außer Veränderungen am Nervensystem können die Schädeldachbrüche durch dislozierte bzw. imprimierte Fragmente, Lücken am Schädel mit Hirnprolaps und Meningozelenbildung, Knochenfisteln mehr oder minder schwere und meist langdauernde Schädigungen zurücklassen, nur in wenigen Fällen folgenlose Ausheilung.

Schädelbasisbrüche bestehen gewöhnlich in Fissuren, die hauptsächlich die mittlere Schädelgrube bevorzugen. Ihre Diagnose ergibt sich in der ersten Zeit nach der Verletzung

1. aus Sugillationen am Auge, am Warzenfortsatz, im Rachen und am Nacken, gelegentlich mit Luftansammlung unter der Haut;
2. aus Blutungen aus Nase, Mund und Ohr mit gleichzeitigem Austritt von Liquor, bzw. Hirnsubstanz;
3. neben Allgemeinerscheinungen (Kopfschmerzen, Benommenheit, Erbrechen, Pulsverlangsamung) aus Hirnnervenstörungen.

Über die Folgezustände, die neben dem Neurologen auch den Otologen interessieren, s. die entsprechenden Abschnitte.

Traumatische Affektionen der Brustwand: Weichteile, Rippen, Brustbein.

Die Brustquetschung nach schweren stumpfen Traumen begegnet uns als Contusio thoracis mit erkennbaren anatomischen Veränderungen an Wand und Inhalt und als Commotio thoracis ohne nachweisbare Organläsionen mit schweren Kollapserscheinungen, ja sogar Exitus im Shok. Die Folgen sind meist Gegenstand interner oder neurologischer Begutachtung, ebenso wie bei den nach Thoraxkompression auftretenden Stauungsblutungen an Kopf und Hals; dasselbe gilt für die nach operativen Eingriffen ausgeheilten Verletzungen der einzelnen Thoraxorgane.

Die Weichteilverletzungen der Brustwand können durch Narbenschrumpfungen und -Verwachsungen und Muskeldefekte die Entwickelung von Beweglichkeitsstörungen der Schulter und Wirbelsäulenverbiegungen hervorrufen, meist verheilen sie folgenlos. Interesse beanspruchen die penetrierenden Brustverletzungen, wenn es zur Infektion der Brusthöhle, (Pleuraempyem) des Perikards und des Mediastinums, der gewöhnlich tödlich verlaufenden Mediastinitis gekommen ist; ihre Folgen bestehen außer operativen Veränderungen an der Brustwand in Störungen der inneren Organe durch Schrumpfungsprozesse, Schwarten- und Fistelbildungen.

Rippen. Periostläsionen ohne gleichzeitige Fraktur sind selten. Die Rippenbrüche sind häufige Unfallereignisse, Entstehung meist direkt, auch indirekt bei seitlicher Thoraxkompression und Muskelzerrung. Sitz gewöhnlich in den Seitenteilen oder vorn nahe der Knorpel-Knochengrenze und hinten am Rippenwinkel. Häufig sind Nebenverletzungen der Thoraxorgane mit Hämo-, Pneumo- und Chylothorax, Hautemphysem, Hämoptoe. Diagnose durch Palpation allein ist oft unmöglich, auch auf Röntgenaufnahmen (seitlich und schräg) schwierig wegen Verwechselungen mit normalen Rauhigkeiten und Unebenheiten. Isolierte Frakturen des Rippenknorpels liegen gern am Rippenbogen. Luxationen der Rippen im Kostovertebralgelenk sind äußerst selten. Die Beschwerden bei Rippenbrüchen stehen ähnlich wie bei Wirbelverletzungen oft in krassem Gegensatz zum objektiven Befund. Die Prognose bei einfachen Brüchen ohne erhebliche Dislokationen ist in der Regel gut, der normale Bruchkallus veranlaßt außer bei älteren Leuten im allgemeinen nur vorübergehend Beschwerden. Dauernde Störungen entstehen nur nach starken Verschiebungen, ausgedehnten Kallus- und Synostosenbildungen, mit Einengung der Interkostalräume (Interkostalneuralgie) und durch die Folgezustände an Pleura und Thoraxorganen. Operative Wanddefekte haben nur durch die übrigen Folgen Bedeutung. Lungenhernien durch Einrisse der Interkostalmuskulatur nach Rippenfrakturen sind äußerst selten. Osteomyelitische und tuberkulöse Rippenprozesse sind nach allgemeinen Gesichtspunkten zu beurteilen. Untersuchung bei chirurgischen Thoraxverletzungen: Brustumfang, Atmungsexkursionen, Symmetrie des Brustkorbs, Verhalten der Wirbelsäule, physikalischer Befund, Sputum, Nachweis von Knochenverdickungen und -Verbiegungen (hinter der Skapula bei übereinander gekreuzten Armen) von konstantem Druck- und Kompressionsschmerz.

Brustbein. Isolierte Brüche des Brustbeins sind nicht häufig, gleichzeitige Wirbelfrakturen werden gern übersehen. Entstehung durch schwere direkte und indirekte Gewalt. Meist Querbrüche zwischen Manubrium und Korpus (Verwechslung mit normaler Wulstbildung am Angulus Ludovici), in der Mitte des Körpers und Abriß des Proc. ensiformis mit nach innen gerichteter Abknickung. Komplikationen durch primäre oder sekundäre Mitbeteiligung von Mediastinum, Pleura, Perikard. Dauernde Störungen nur bei starken Verschiebungen der Bruchstücke durch Vornübersinken des Oberkörpers und Einwirkung auf die Brustorgane.

Verletzungen und Erkrankungen der Wirbelsäule.

Verletzungen der Wirbelsäule spielen eine bedeutsame Rolle in der Unfallpraxis, einmal wegen der schwerwiegenden Folgen sowohl nach einfachen wie nach schweren Traumen und dann wegen der bekannten Schwierigkeiten bei der Begutachtung, dem unbefriedigenden Kontrast zwischen subjektiven Angaben und objektivem Befunde. Die beliebte Aushilfsdiagnose Kontusion der Wirbelsäule nach schweren Traumen ist nur, wenn durch das Röntgenbild anatomische Veränderungen sicher auszuschließen sind, aufrecht zu halten, in diesen Fällen ist die Prognose günstig. Anhaltende Klagen müssen stets den Verdacht auf ernstere Läsionen erwecken, Frakturen, Knochenabsprengungen, Kontusionen der Intervertebralscheiben etc. Distorsionen gewöhnlich am Hals- oder Lendenteil können durch Zerreißungen der kleinen Gelenke und Bänderläsionen, meist aber durch gleichzeitige Knochenverletzungen, Abrisse an den Gelenkfortsätzen (V. Lendenwirbel), hartnäckige Beschwerden und beträchtliche Störungen in der Haltung der Wirbelsäule bei oft fast negativem Befunde veranlassen. Luxationen der Wirbelsäule sind seltene Verletzungen nach schweren Gewalteinwirkungen, isoliert nur an der Halswirbelsäule als Drehungs- oder Bewegungsverrenkung, an Brust- und Lendenwirbelsäule kombiniert mit Frakturen (Luxationsfrakturen). Prognose bei rechtzeitiger erfolgreicher Reposition und fehlender Rückenmarksschädigung im allgemeinen günstig, sonst Erscheinungen wie bei Frakturen.

Frakturen: Brüche der Bögen, gewöhnlich nur nach direkten Traumen, fast ausnahmslos mit Rückenmarksverletzungen sind selten, ebenso die isolierten Abrißfrakturen von Quer- und Dornfortsätzen, die häufig durch Muskelzug entstehen und mit meist bedeutungsloser Pseudarthrosenbildung verheilen. Im Vordergrunde stehen die Brüche der Wirbelkörper, deren Haupttyp neben Schrägbrüchen die Kompressionsfraktur ist, sie findet sich gewöhnlich an der Grenze von Hals- und Brust- oder noch häufiger von Brust- und Lendenteil, die Veranlassung bildet fast stets indirekte Gewalt. Befund entweder sofort auf dem Röntgenbilde charakteristisch (nach vorn oder seitlich gerichtete Keilform) oder anfangs nur Zeichen einer Infraktion oder Fissur und langsam sich entwickelnde sekundäre Formveränderung, klinisches Verhalten entsprechend. Beschwerden meist unmittelbar nach der Verletzung, oft aber erst nach einigen Tagen Verschlimmerung bei der Arbeit durch Lösung von Einkeilungen und Drucksteigerung der Kompressionen. Am V. Lendenwirbel ist ein Kompressionsbruch nach Heben schwerer Lasten mehrfach beobachtet (Verhebungsbruch). Komplikationen bestehen in etwa 75 $^0/_0$ aller Fälle durch gleichzeitige Verletzung von Rückenmark oder Nervenwurzeln. Die Prognose richtet sich im allgemeinen nach den Nebenverletzungen, sie ist bei schweren Frakturen hinsichtlich einer Restitutio ad integrum sehr schlecht, aber auch bei leichten Fällen resultiert nur selten wieder völlige Arbeitsfähigkeit. Die Verheilung erfolgt durch Konsolidation in 2—3 Monaten, stets mit mehr oder minder ausgeprägten Deformierungen der Wirbelsäule, traumatischem Gibbus, Kyphoskoliose und Skoliose, gewöhnlich unter mäßiger Kallusproduktion (Druck auf Nerven) mit Ossifikationen in der Umgebung, Spangenbildungen, Synostosen, gelegentlich auch osteoarthritischen Prozessen. Das Röntgenbild zeigt dann Verbiegungen der Vertebra, Formveränderungen, Strukturverdichtungen des Wirbelkörpers und Knochenwucherungen, Aufhebung bzw. Verschmälerung der benachbarten Intervertebralräume. Der klinische Befund besteht infolge der veränderten Statik in abnormer Haltung des Oberkörpers bzw. Kopfes, Zusammensinken des Rumpfes mit Vortreibung des Leibes, Bewegungsstörungen und Steifhaltung der Wirbelsäule, Beeinträchtigung des Ganges, Abmagerung der Rücken- bzw. Nackenmuskulatur. Die Beschwerden betreffen außer nervösen Störungen und Schmerzen, Ermüdbarkeit, Haltlosigkeit und Schwächegefühl im Kreuz und Rücken. Die Behandlung erstreckt sich unter Vermeidung frühzeitiger Belastung auf das Tragen gutsitzender Stützapparete (Korsets) für längere Zeit. Untersuchung auf Folgen von Wirbelbrüchen: Röntgenaufnahmen ventrodorsal, seitlich und schräg. Betrachtung, Auskultation und Betastung der Wirbelsäule, am Hals vom Rachen aus. Feststellungen von Abweichungen, Buckelbildungen, Differentialdiagnose gegenüber kongenitalen und anderweitig erworbenen Deformitäten, Altersrundungen, Beachtung der Körper- bzw. Kopfhaltung. Konfiguration und Lage der Dornfortsätze zueinander. Nachweis konstanten Druck- und Klopfschmerzes, Stauchungsschmerz bei Druck auf Kopf und Schulter des stehenden und sitzenden Patienten. Prüfung der Beweglichkeit aktiv und passiv nach allen Richtungen, Verhalten beim Bücken, Aufrichten, Aufsetzen, Kniebeugen. Beschaffenheit der Muskulatur des Rückens bzw. Nackens und der unteren bzw. oberen Extremitäten, Verhalten des Ganges, ob steif, schleppend, unsicher. Prüfung von Rückenmarks- und Nervenstörungen.

Nach zumeist minder schweren Wirbeltraumen mit anfänglichen Schmerzen, dann monate-, ja jahrelangem beschwerdefreien Intervall und normaler Arbeitsfähigkeit kann es unter stürmischen Erscheinungen plötzlich und rasch zur Entwickelung eines Gibbus kommen: Kümmellsche Kyphose bzw. sekundäre traumatische Wirbelsäulenverkrümmung; Verwechselung mit tuberkulösem Gibbus ist durch klinischen Verlauf und Röntgenbild auszuschließen.

Eine Spondylitis tuberculosa kann posttraumatisch nach leichten Wirbelschädigungen, gewöhnlich zum Ausbruch kommen, Unterschied gegenüber dem traumatischen Gibbus oft schwer (tuberkulöser Gibbus mehr spitzwinklig, traumatischer Gibbus mehr rund).

Die Spondylitis ankylopoetica Bechterews kann durch schwere Traumen ungünstig beeinflußt bzw. ausgelöst werden, etwa ein Drittel aller Fälle sollen traumatischen Ursprungs sein.

Osteomyelitische, syphilitische und osteomalazische Prozesse nach Wirbeltraumen sind exquisit selten.

Verletzungen des Beckens inklusive Erkrankungen der männlichen und weiblichen Geschlechtsorgane.

Becken.

Hinter Beckenquetschungen, die innerhalb der Karenzzeit nicht zum Abschluß gekommen sind, verbergen sich häufig nicht erkannte Frakturen. Die Beckenbrüche kommen isoliert an der Darmbeinschaufel, Sitzbeinhöcker, Gelenkpfanne, Kreuz- und Steißbein oder als halb- bzw. doppelseitige Beckenringbrüche vor, die vorn die Umgebung des Foramen obturatorium und hinten die Gegend der Synchondrosis sacroiliaca (Fraktur oder Luxation) bevorzugen. Entstehung gewöhnlich durch schwere direkte komprimierende Gewalt. Brüche der Darmbeinschaufel hinterlassen die geringsten, Pfannenbrüche die schwersten Störungen; Steißbeinbrüche rufen gelegentlich durch Verlagerung der Steißbeinspitze die Erscheinungen einer Coccygodynie hervor; Kreuzbeinbrüche mit ihren langdauernden Beschwerden sind oft auch durch das Röntgenbild schwer zu diagnostizieren. Beckenringbrüche veranlassen bei Verheilung ohne Verschiebung und ohne Blasenbeteiligung nur vorübergehende Beschränkungen, sonst können sie die Stabilität des Beckens erheblich beeinträchtigen. Die Folgezustände bestehen, abgesehen von Nebenverletzungen (Blase, Mastdarm, Nerven s. entsprechendes Kapitel) in Verdickungen und Auftreibungen der einzelnen Knochen (Palpation vom Damm, Mastdarm und Vagina aus), in Verbreiterungen und Lockerungen der Fugen (Beachtung der Gegend der Synchondrosis sacroiliaca), in Verschiebungen, Hochstand bzw. Senkung einer Beckenhälfte mit sekundärer Skoliose (positives Trendelenburgsches Zeichen), in Störungen des Ganges (wankend, watschelnd) und in Atrophie der Gesäß- und Beinmuskulatur. Beschwerden dementsprechend: Schmerzen in Kreuz und Rücken, beim Gehen, Sitzen und Stehen. Die Luxationen der Beckenknochen, Zerreißungen der Kreuzbein-, Darmbein- und Schambeinfuge, sind meist mit Frakturen vergesellschaftet. Ausheilung mit Diastasenbildung und dauernder Lockerung der Fugen.

Männliche Harn- und Geschlechtsorgane.

Blase. Subkutane und perkutane Verletzungen der Harnblase finden sich als intra- oder extraperitoneale Zerreißungen nach schweren direkten oder indirekten Traumen zuweilen kombiniert mit Läsionen des Beckens und anderer Körperteile. Verlauf entweder tödlich durch Peritonitis bzw. Harninfiltration oder Ausgang in Heilung nach operativen Eingriffen, ein chronischer Blasenkatarrh bleibt dann häufig zurück. Es gibt Blasensteine traumatischen Ursprungs durch Inkrustation um Blutgerinnsel und Knochensplitter oder Fremdkörper, die durch die Verletzung in die Blase eingedrungen sind. Harnröhrenzerreißungen durch stumpfe Gewalt häufig infolge von Beckenfrakturen liegen gewöhnlich im hinteren Teil der Urethra am Perineum, selten in der Pars pendulans, sie führen zu Blutungen am Penis und Damm, zu Urininfiltrationen, zu Abszedierungen und Hautgangrän und veranlassen chirurgische Eingriffe, Damminzisionen, Resektion und Naht der Stümpfe. Verheilung auch nach Operationen gewöhnlich unter Bildung von Strikturen, die langdauernde und intermittierende Bougierkuren nötig machen. Unterschied gegenüber der gonorrhoischen dadurch, daß sich bei der traumatischen Striktur stets nur eine, und zwar meist sehr enge und harte Stenose findet. Bougieren soll niemals dem Verletzten selbst überlassen werden. Bei impermeabler Urethra kommt es zuweilen zur Entwickelung von Damm- oder suprapubischen Blasenfisteln mit den bekannten unangenehmen Begleiterscheinungen eines chronischen Blasenkatarrhs. Harnträufeln erfordert das Tragen eines Urinals, Harnverhaltung die Entleerung durch Katheterismus. Die traumatische Entstehung einer echten Urethralgonorrhöe ist selbstverständlich stets abzulehnen. Unspezifische Harnröhrenentzündungen, z. B. durch Verweilkatheter, können alle Folgen der gonorrhöischen Urethritis zeitigen. Verletzungen des Penis durch stumpfe Quetschungen, Ab- und Zerreißungen bzw. Frakturen im erigierten Zustande können ebenso wie Schnitt- und Bißwunden primär oder sekundär durch entzündliche Prozesse seinen Verlust zur Folge haben. Prostata. Direkte Mitbeteiligung bei Beckenverletzungen durch halbseitige Schwellung und spätere Entzündungen ist nicht selten, häufiger sind sekundäre metastatische Erkrankungen bei den verschiedensten septischen Affektionen. Die Frage nach einer ursächlichen Mitwirkung eines Traumas bei der Prostatahypertrophie ist stets zu negieren. Weichteilverletzungen des Skrotums hinterlassen in der Regel keine Störungen. Durch Kontusionen des Hodens und Nebenhodens, die meist von heftigen Schmerzen, schwerem Kollaps, ja zuweilen vom Exitus begleitet sind, können Hämatome, Torsionen von Testis und Samenstrang (auch durch Überanstrengung und Verheben) und Hodenluxationen mit sekundären Entzündungen und Ausgang in Schrumpfungen bzw. totalem Verlust des Hodens entstehen. Eine Hoden- und Nebenhodentuberkulose kann sich nach eingangs erörterten Gründen auf traumatischer Basis entwickeln oder dadurch verschlimmert werden, dasselbe gilt für die Tumoren und Gummen des Hodens. An der Scheidenhaut des Hodens und Samenstrangs (Tunica vaginalis propria) kann sich nach leichten oder mittelschweren Gewalteinwirkungen entweder direkter oder indirekter Art (schweres Heben und Erschütterung) als Resultat einer akuten traumatischen serösen Entzündung eine Hydrozele etablieren, ältere Hydrozelen können sich nach Traumen verschlimmern. Für die traumatische gegenüber der spontanen Entstehung lassen sich äußerlich sichtbare bzw. sicher nachgewiesene Zeichen stattgefundener Skrotalverletzungen verwerten (ihr Fehlen spricht jedoch nicht dagegen) und rasche Entwickelung innerhalb der ersten 8 Tage bis spätestens 3 Wochen nach der Verletzung. Die beste und sicherste Therapie ist die Radikaloperation; wird sie abgelehnt, so kommen häufig zu wiederholende Punktionen und das Tragen eines Suspensoriums in Betracht, eine Rente ist nur selten erforderlich. Die akute Entstehung von Varikozelen nach Traumen ist ungemein selten, die Beschwerden werden durch Suspensorium behoben.

Weibliche Geschlechtsorgane.

Während die Folgezustände von äußeren Verletzungen der weiblichen Geschlechtsorgane (Vagina, Vulva, Damm),

z. B. durch Pfählungen und bei komplizierten Beckenfrakturen — neben obigen Veränderungen kann es sich um Fistelbildungen zwischen Vagina, Blase und Mastdarm handeln — meist leicht nach allgemeinen chirurgischen Regeln zu beurteilen sind, stößt die Begutachtung gynäkologischer Leiden als Unfallfolgen auf große Schwierigkeiten. Ein Vorfall oder eine Senkung der Scheide und Gebärmutter entsteht gewöhnlich langsam im Verlauf mehrerer Jahre bei alten Frauen, die viel geboren haben, durch Erschlaffung des fixierenden Beckengewebes. In seltenen Fällen kann jedoch ein Trauma, wie Sturz auf das Gesäß, Stoß gegen den Unterleib oder eine außergewöhnliche Betriebsabstrengung einen in der Entwickelung begriffenen Prolaps akut erzeugen oder einen bereits existierenden partiellen in einen totalen verwandeln oder ihn sogar ausnahmsweise z. B. bei Nulliparen plötzlich zur Entstehung bringen. Die traumatische Genese ist nur dann anzuerkennen, wenn sofort erhebliche lokale Beschwerden auftreten, ärztlicherseits frische Veränderungen (Blutungen und Schwellungen) festzustellen und ältere Prozesse sicher auszuschließen sind. Ähnlich liegen die Verhältnisse bei der Retroflexio und Retroversio uteri, bei denen aber nervöse Störungen im Vordergrunde stehen. Eine fixierte Retroflexio als Unfallfolge ist ebenso wie eine solche bei Virgines stets abzulehnen. Entzündliche Erkrankungen der Gebärmutter und der Adnexe hängen kaum je direkt mit einem Trauma zusammen, es kann höchstens die Frage einer posttraumatischen Verschlimmerung zur Erörterung stehen. Eine bestehende Extrauteringravidität kann selbstverständlich infolge einer Bauchkontusion oder nach großen körperlichen Überanstrengungen rupturieren, obwohl dieser Vorgang äußerst selten ist; dasselbe gilt für die Berstung von Ovarialkystomen. Auch Stieldrehungen von Uterus- und Adnexgeschwülsten können durch ein Trauma ausgelöst werden. Für die Unfallpraxis haben diese Erkrankungen jedoch nur geringe Bedeutung, da sie meist durch eine rechtzeitige Operation folgenlos zur Ausheilung gebracht werden. Unterbrechungen der Schwangerschaft durch einen Unfall soll man stets mit der nötigen Skepsis entgegentreten, da etwa 80% aller Aborte erfahrungsgemäß kriminell sind. Nur bei einwandfreier Sachlage ist ein traumatischer Abort anzunehmen, dessen Folgen (Genitalerkrankungen, Sepsis mit tödlichem Verlauf) auch entschädigungspflichtig sind.

Chirurgische Unfallkrankheiten. 41

Bauchverletzungen und Hernien.

Bauchverletzungen vom chirurgischen Standpunkt.

An der Bauchwand sind die Verletzungen der Haut (Narbenbildungen), der Faszie (Muskelbruch) und der Muskulatur (Muskelschwiele gelegentlich mit sekundärer Verknöcherung) meist ohne nennenswerte Bedeutung. Bauchwandnarben nach Zerreißungen von Muskulatur und Faszien können durch nachträgliche Dehnung und Erschlaffung die Entwickelung einer echten traumatischen Hernie hervorrufen; bei gleichzeitiger Verletzung des Peritoneums resultiert ein subkutaner Eingeweideprolaps. Von den Tumoren der Bauchdecken können die Dermoide traumatischen Ursprungs sein.

Bauchkontusionen können zuweilen unter hochgradigen Shockerscheinungen tödlich verlaufen mit negativem Obduktionsbefund; in der Regel bestehen aber intraperitoneale Verletzungen, die sämtliche Organe, gesunde wie krankhaft veränderte im einzelnen betreffen können, ihre Folgen sind bei den internen Erkrankungen mitbesprochen. Die Prognose der penetrierenden Bauchverletzungen hängt in erster Linie von der Infektion des Peritoneums ab. Bei der chirurgischen Beurteilung intraabdomineller Läsionen sind weniger spezielle, die einzelnen Organschädigungen betreffende als vielmehr allgemeinere Gesichtspunkte maßgebend, die sich aus der üblichen Behandlung (Laparotomie) und aus den operativen Folgezuständen ergeben. Hierzu gehören:

1. Narben. Bei jeder Laparotomienarbe ist mehr oder weniger mit der Möglichkeit einer sofortigen oder späteren Hernienbildung zu rechnen. Die Bewertung des Narbenbruchs verhält sich im allgemeinen wie bei jedem Unfallbruch. Auch die traumatische Dehnung alter Laparotomienarben ist entschädigungspflichtig.
2. Intraperitonale Adhäsionen. Die gefürchteten Verwachsungen nach Laparotomien zwischen Bauchwand, Netz und Eingeweiden können mitunter durch ihre Beschwerden schwere Erwerbsstörungen veranlassen. Ihre Entstehung ist außer postoperativ auch nach jeder ohne chirurgischen Eingriff verheilten traumatischen intraperitonealen Blutung oder Entzündung möglich.
3. Operative Entfernung von Organen oder Organteilen. Der Verlust der Milz wird im allge-

meinen gut überstanden, ebenso partielle Verluste durch Resektion am Magendarmkanal.

4. **Fistelbildungen am Darm** (Anus praeternaturalis, Kotfistel), selten an der Gallenblase und an anderen Eingeweiden, die mit zahlreichen Unannehmlichkeiten für den Träger verknüpft sind und die Arbeitsfreudigkeit außerordentlich beeinträchtigen können.

Hernien und Trauma.

Ein für die Unfallpraxis äußerst wichtiges Kapitel betrifft die Unterleibsbrüche. Unter einem Unterleibsbruch versteht man das Hervortreten von Baucheingeweiden durch eine Öffnung der Bauchwand in eine Bauchfellausstülpung. Die Ursache für die Bruchentstehung beruht in erster Linie auf kongenitaler Anlage, indem an gewissen Stellen der Bauchwand Lücken (Bruchpforten) vorhanden sind mit gleichzeitig oder später entstandener Bauchfellvorwölbung (Bruchsack). Der Bruch selbst kommt allmählich spontan an dieser bereits lange präformierten Stelle zum Vorschein. Im Gegensatz hierzu können Brüche durch ein Trauma entstehen, ein Ereignis, das ungemein selten ist und daher einer exakten strengen Beweisführung bedarf. Es werden zwei Formen von Brüchen als Unfallfolgen beobachtet:

1. Ein Unfall, vornehmlich schwere äußere Gewalteinwirkung und nur ganz vereinzelt ein indirektes Trauma mit Erhöhung der Bauchpresse, kann durch eine Zerreißung der einzelnen Bauchwandschichten eine Bruchbildung zur Folge haben (Verletzungsbruch), Bruchpforte, Bruchsack und Inhalt sind dann traumatischen Ursprungs. Der Bruch kann sich an den verschiedensten Stellen des Leibes finden, er bevorzugt aber gern die bekannten prädisponierten Bruchstellen am Bauch. Ein derartiger Bruch muß stets sofortige Arbeitsunfähigkeit und die Zeichen stattgehabter Gewalteinwirkung an der Verletzungsstelle hervorrufen (Sugillationen).

2. Ein Unfall, fast ausschließlich kommen indirekte Gewalten, schwere körperliche Überanstrengungen mit übermäßiger Inanspruchnahme der Bauchpresse in Betracht, kann den erstmaligen Austritt von Baucheingeweiden in den bereits existierenden, aber bisher leeren Bruchsack veranlassen. Bruchpforte und Bruchsack sind vorhanden (Bruchanlage), nur die Bruchgeschwulst ist traumatisch (Unfallbruch). Der Bruch findet sich nur an den typischen

Bruchstellen des Bauches. Diese traumatische Hernie verlangt für die Anerkennung des Kausalnexus

a) daß ein unzweifelhafter Betriebsunfall, außergewöhnliche körperliche, das betriebsübliche Maß überschreitende Anstrengung vorliegt;
b) daß dem Unfall unmittelbar bis spätestens am dritten Tag Krankheitserscheinungen gefolgt sind, die den Verletzten zur Einstellung der Arbeit und Konsultation eines Arztes gezwungen haben;
c) daß der erste ärztlicherseits erhobene Befund die Merkmale eines plötzlich entstandenen frischen und nicht eines alten Bruches feststellen konnte.

Von den bekannten Bruchtypen kommen neben dem Leistenbruch (indirekte äußere Hernie) im wesentlichen nur noch Schenkel- und Bauchbrüche in Betracht. Der Unfallbruch ist klein, höchstens hühnereigroß, hat eine enge Bruchpforte, geht nicht von selbst zurück, läßt sich meist schwer reponieren und kommt dann nicht wieder zum Vorschein oder er bleibt eingeklemmt. Erhebliche Größe, weite Bruchpforten, leichte Reponibilität, Irreponibilität ohne Einklemmung infolge Verwachsungen und gleichzeitiges Vorhandensein anderer Brüche sprechen im allgemeinen gegen die traumatische Entstehung.

Weiterhin kann ein bestehender alter Bruch zweifellos durch einen Unfall plötzlich vergrößert und verschlimmert werden, jedoch stößt auch hier ein eindeutiger Nachweis auf große Schwierigkeiten. Bei Brucheinklemmungen, für deren Entstehung meist schon geringfügigere Gewalteinwirkungen genügen, liegen die Verhältnisse für den ursächlichen Zusammenhang in der Regel wesentlich günstiger.

Der Unfallbruch ruft die üblichen Beschwerden hervor wie jeder gewöhnliche Bruch, er wird am zweckmäßigsten durch die Radikaloperation beseitigt, sonst erfordert er das Tragen eines gut passenden und seinen Zweck voll erfüllenden Bruchbandes. Nur die echten Brüche sind entschädigungspflichtig, nicht die Bruchanlagen, die weiten Bruchpforten ohne Verstülpung, die weiten Bruchringe und die weichen Leisten.

Traumatische Veränderungen an den oberen Extremitäten.

Einfache Brüche des Schlüsselbeins, die größtenteils durch indirekte Gewalt im Bereich des mittleren Drittels entstehen, verheilen in der Regel mit gutem funktionellen

Resultat. Abknickungen, Verschiebungen der Bruchstücke, Verkürzungen und Kalluswucherungen sind meist belanglos, gelegentlich können infolge von Nebenverletzungen oder durch Druck auf Plexus brachialis und Art. und Ven. subclavia langdauernde Schädigungen zurückbleiben; Pseudarthrosen sind selten und hindern kaum nennenswert. Sekundäre Arthritis im Schultergelenk ist fast stets bei alten Leuten die Folge unzweckmäßiger Fixationsbehandlung. Luxationen der Klavikula im akromialen wie sternalen Ende pflegen ebenfalls selbst bei unvollständiger Reposition nur Störungen vorübergehender Natur hervorzurufen. Von den seltenen Schulterblattbrüchen bewirken die des Körpers im allgemeinen nur unwesentliche, kurzdauernde Ausfallserscheinungen, die der Fortsätze (Akromion, Proc. coracoideus, Hals und Spina) können dagegen durch Kallusverdickungen bzw. Pseudarthrosen und Verschiebung der Bruchstücke erhebliche Bewegungsstörungen der Schulter mit mehr oder minder hochgradiger Atrophie der gesamten Schultermuskulatur oft auf lange Zeit hinaus veranlassen. Das Skapularkrachen zwischen Schulterblatt und Rippen — ein wenig bedeutsames Symptom — wird entweder durch traumatische Knochenveränderungen oder durch Weichteilerkrankungen, Muskelschrumpfungen bei Lungentuberkulose und Schleimbeutelentzündungen verursacht.

Die Weichteilverletzungen der Schultergegend bieten, abgesehen von Kontrakturen durch Narbenbildungen und Folgezuständen von Muskelrupturen Interesse durch die posttraumatischen Entzündungen der Schleimbeutel, der Bursa acromialis, subacromialis, subdeltoidea und subcoracoidea, die sich in Schmerzen und leichten Funktionsstörungen äußern können; sie werden nicht immer richtig erkannt bzw. gedeutet. Die unabhängig von Verletzungen auftretenden Konkrementbildungen (Bursitis calcarea) führen leicht durch ihre Beschwerden zu Verwechselungen mit Knochenabsprengungen. Das Schulterkrachen oder Periarthritis humero-scapularis, eine schmerzhafte Erkrankung in der Bursa subacromialis und subdeltoidea mit Bewegungsstörungen und Muskelschwund schließt sich häufig an Gelenktraumen an und ist ein hartnäckiges Leiden.

Die Prognose der Kontusionen und Distorsionen des Schultergelenks ist wesentlich ungünstiger als bei anderen Gelenken, hauptsächlich infolge von Behandlungsfehlern, langdauernder Immobilisation, es resultieren partielle Versteifungen, Muskelatrophien und entzündliche Gelenkprozesse. Auch die definitiven Resultate der Schulterluxationen bei alten wie jungen Leuten sind häufig durch schwere und dauernde Bewegungsstörungen getrübt; sie sind zum Teil bedingt durch Nebenverletzungen, Plexusschädigungen und Knochenabsprengungen vom Pfannenrande und am Tuberculum majus, gelegentlich entwickelt sich ein Schlottergelenk mit der Neigung zur habituellen Luxation. Veraltete Luxationen endigen fast stets mit völliger Ankylose. Chronische arthritische Prozesse entwickeln sich gern posttraumatisch besonders bei älteren Leuten in einem bereits vorher leicht alterierten Schultergelenk, sie nehmen selten deformierenden Charakter an, können die Gebrauchsfähigkeit des Arms aber erheblich beeinträchtigen. Eiterige Gelenkentzündungen nach penetrierenden Verletzungen oder sekundären Infektionen enden entweder mit totaler Ankylose, die in mäßiger Abduktionsstellung erfolgen soll, oder nach Resektionen des Kopfes auch mit einer schlotternden Schulter. Auch eine tuberkulöse Gelenkentzündung, die Omarthritis sicca, kann durch ein Schultertrauma entstehen.

Untersuchungen bei Schultergelenkverletzungen: Gelenkumrisse, Schulterwölbung, Abflachung, Umfang, Stand des Akromions, Schulterblatts und Kopfes. Verhalten der Knochen, des Bandapparates, der Schleimbeutel, Beschaffung der Muskulatur, M. deltoideus, supra- und infraspinatus, cucullaris und pectoralis. Bewegungsfähigkeit der Schulter, aktives und passives Erheben nach vorn und seitlich, Drehen, Mitgehen des Schulterblattes, arthritische Geräusche.

Oberarm. Nach ausgedehnten Weichteilverletzungen, die primär (Verbrennungen, Hautabreißungen) oder durch entzündliche Prozesse (z. B. Faszienphlegmone) zu großen Hautdefekten geführt haben, entwickeln sich stark spannende schwimmhautähnliche Narbenkontrakturen im Schulter- und Ellenbogengelenk, die durch beständige Zerrungen zum Aufbrechen und Ulzerieren neigen. Muskel- und Sehnenrupturen veranlassen entsprechende Funktionsstörungen; ischämische Muskelkontrakturen nach konstringierenden Verbänden können an Ober- und Unterarm schwere und oft irreparable Schädigungen zurücklassen. Die Oberarmbrüche am oberen Ende, an Kopf und Hals sind durch Dislokationen des Kopfes und gleichzeitige Beteiligung des Gelenks kompliziert. Einkeilungen werden oft für einfache Kontusionen oder Distorsionen gehalten; Epiphysenlösungen kommen bei jugendlichen Personen vor. Ihre Folgen sind wegen der fast regelmäßig auftretenden Störungen in den Schulterbewegungen besonders bei alten Leuten wenig befriedigend; die bei Humerusluxationen häufig als Nebenbefund vorkommenden Absprengungen der Tubercula beeinträchtigen die Drehbewegungen (Tuberculum majus — Auswärts, Tuberculum minus — Einwärts). Die Schaftbrüche verheilen dagegen besonders bei rechtzeitig eingeleiteter Übungstherapie mit guter Funktion, winkelige Abknickungen und Verschiebungen der Bruchenden fallen dabei ebenso wie Verkürzungen kaum ins Gewicht; Kalluswucherungen können den Nervus radialis schädigen (operative Behandlung), Pseudarthrosen durch Weichteilinterpositionen sind ungünstige Komplikationen (Schienenhülsenapparat oder Operation). Die suprakondylären Extensions- und Flexionsfrakturen hinterlassen infolge Dislokationen der Bruchenden gewöhnlich neben Nervenläsionen Behinderungen in der Beugung und Streckung des Ellenbogengelenks. Die traumatische Osteomyelitis kommt am Oberarm (proximales Ende) verhältnismäßig wenig zur Beobachtung.

Ellenbogengelenk. Traumatische Erkrankungen der Bursa olecrani, Hämatom mit sekundärer Infektion, sind nicht selten. Kontusionen und Distorsionen erzeugen in der Regel nur kurzdauernde Funktionsstörungen. Traumatische Arthritiden neigen zu Versteifungen und zur Bildung von Gelenkmäusen (Osteochondritis dissecans), die auch wie im Knie durch Knorpel- bzw. Knochenaussprengungen entstehen können. Die Arthritis deformans entwickelt sich nur nach schweren Traumen. Die Beurteilung einer Gelenktuberkulose geschieht nach allgemeinen Regeln. An Luxationen gewöhnlich nach hinten, gelegentlich mit Absprengungen des Kronenfortsatzes der Elle und selten nach der Seite, schließen sich gern ausgehend von abgelösten Perioststückchen ossifizierende Prozesse im Brachialis internus und im periartikulären Gewebe mit schweren Bewegungsstörungen, meist spontane Rückbildung der Verknöcherungen und langsame Besserung der Beweglichkeit. Gelenklockerungen werden nach Luxationen kaum, fast nur nach Resektionen beobachtet. Die Luxationen des Radiusköpfchens, häufig kombiniert mit Ulnarfrakturen, haben besonders nach unvollständiger Reposition und infolge Reluxation hartnäckige Funktionsdefekte und Komplikationen am Nervus radialis zur Folge. Die T- und Y-förmigen Gelenkbrüche vom untern Humerusende und die isolierten Kondylenfrakturen geben im allgemeinen unbefriedigende Resultate durch Versteifungen infolge Kallusentwickelung im Gelenkspalt und Verheilung in Winkelstellung (Cubitus valgus bzw. varus). Die Abtrennungen des Epicondylus internus in der Epiphysenlinie bei Jugendlichen sind dafür wesentlich harmloser. Die Gelenkfrakturen der Unterarmknochen, der Bruch des Capitulum radii und des Proc. coronoideus ulnae disponieren zu partiellen Versteifungen des Ellenbogengelenks. Die rechtzeitig operativ behandelten Querfrakturen des Olekranons sind gewöhnlich bald mit völliger Gebrauchsfähigkeit des Arms ausgeheilt, die nicht operierten Fälle heben mehr oder minder die aktive Streckung des Unterarms auf und führen nicht selten durch nachträgliche entzündliche Gelenkveränderungen zu Ankylosierungen.

Die Hauptfolgen von Ellenbogengelenkverletzungen bestehen neben Atrophie der Ober- und Unterarmmuskulatur und Nervenschädigungen in Stellungsanomalien, arthritischen Prozessen und Beweglichkeitsstörungen. Geringe Bewegungsdefekte von 20—30° an Beugung und Streckung sind gewöhnlich bald zu vernachlässigen. Am brauchbarsten ist die Versteifung in rechtwinkeliger Beugung bei völliger Supination bzw. Mittelstellung des Vorderarms, in Pronation und Streckstellung am ungünstigsten.

Untersuchung bei Ellenbogenverletzungen: Konfiguration, Lage der Gelenkteile zueinander, Verhalten der Knochen, Kondylenentfernung, Verhalten der Beweglichkeit, Beugung, Streckung und Drehung, arthritische Geräusche, freie Gelenkkörper, Muskelverknöcherungen, Beschaffenheit der Ober- und Unterarmmuskulatur.

Unterarm. Weichteilschädigungen können durch Narbenbildungen, durch Muskel-, Sehnen- und Nervenverletzungen die Leistungsfähigkeit von Arm und Hand erheblich herabsetzen. Die Resultate der Vorderarmfrakturen, am Radius mehr in der Mitte und an der Ulna im unteren Drittel gelegen, sind häufig unbefriedigend. Einfache Verschiebungen und Verkürzungen haben nur vorübergehend Bedeutung, stärkere Dislokationen mit winkeliger Abknickung, Kalluswucherungen und Synostosenbildungen beeinträchtigen den Gebrauch von Hand und Arm durch Pro- und Supinationsstörungen; Pseudarthrosen eines oder beider Knochen erfordern eine Schienenhülse. Nach isolierten Frakturen der Ulna erfolgt außer bei gleichzeitiger Luxation des Radiusköpfchens gewöhnlich bald völlige Wiederherstellung, isolierte Radiusfrakturen beschränken gern die Drehbewegungen für längere Zeit.

Die klassischen Radiusbrüche am unteren Ende, fast regelmäßig mit Abbruch des Griffelfortsatzes der Ulna verbunden, geben nur in der Minderzahl nach gelungener Reposition und besonders bei jüngeren Individuen gute Resultate, sonst bleiben meist dauernde Störungen infolge der nicht oder nur mangelhaft korrigierten Bruchverschiebung (distales Ende dorsal- und radialwärts, proximales Ende volarwärts) und der Mitbeteiligung des Handgelenks zurück; Bajonettstellung der Hand, Kallusverdickungen der Bruchstelle, Entzündungsprozesse am Handgelenk, Versteifung in Pronationsstellung, Lockerung der Gelenkkapsel an der ulnaren Seite, Bewegungsstörungen einzelner Finger und der ganzen Faust, Schwäche der Hand- und Unterarmmuskulatur und Nervenschädigungen.

Handgelenk. Handverstauchung ist eine beliebte Diagnose, hinter der sich aber oft eine anfangs verkannte und erst später röntgenologisch nachgewiesene Radius- oder Handwurzelfraktur verbirgt. Nach einfachen Distorsionen kommt es bei tuberkulösen Individuen nicht allzuselten zum Aufflackern einer bis dahin latenten Gelenktuberkulose, im übrigen haben einfache Kontusionen und Distorsionen des Handgelenks durchweg eine gute Prognose, sekundäre Arthritiden sind nicht häufig. Eiterige Gelenkentzündungen durch perforierende Verletzungen oder fortgeleitet von Weichteil-, namentlich Sehnenscheiden-Eiterungen endigen in der Regel durch schwere Kontrakturen und Versteifungen mit teilweiser bis gänzlicher Gebrauchsunfähigkeit der Hand, eventuell nach Resektionen mit einem Schlottergelenk (Hülse). Luxationen der Hand im Radiokarpalgelenk kommen kaum vor, meist fälschliche Diagnose bei typischen Radiusfrakturen. Von den einzelnen Handwurzelknochen (röntgenologischer Nachweis) frakturiert am häufigsten das Os naviculare bei Gewalteinwirkungen auf die ausgestreckte Hand, das Os lunatum luxiert gern volarwärts, Brüche der übrigen Knochen sind selten. Die Kahnbeinfraktur entweder isoliert oder begleitet von einer Radiusfraktur macht oft langdauernde Beschwerden und arthritische Reizerscheinungen, Druckschmerz in der Tabatière und zeigt geringe Heilungstendenz, rarefizierende Ostitis, Spaltbildungen; bei starken Funktionsstörungen und ausgesprochener Schwäche der Hand ist ebenso wie bei den Luxationen des Mondbeins die Exstirpation des lädierten Knochens vorzunehmen. Komplizierte und Zertrümmerungsfrakturen mehrerer Karpalknochen heilen nur mit Ankylose aus. Die beste Stellung bei Handgelenksversteifungen für den Faustschluß ist leichte Dorsalflexion, weniger günstig gerade Stellung und absolut ungünstig starke Volarflexion.

Untersuchung bei Handgelenksverletzungen: Gelenkumrisse, Stellung der Hand zum Unterarm, Stellung der Finger. Verhalten der einzelnen Knochen, der Kapsel, des Bandapparates und des Gelenks. Funktionsfähigkeit der einzelnen Finger, Beugen, Strecken, Ab- und Adduzieren. Verhalten der Handbewegungen, Auf- und Abwärtsbeugen, Ab- und Adduzieren. Drehen, Faustschluß, grobe Kraft. Umgreifen und Festhalten kleiner und größerer Gegenstände, Beschaffenheit der Muskulatur an Arm und Hand, an Daumen- und Kleinfingerballen und in den Zwischenhandknochenräumen. Verhalten der Haut, Zirkulationsstörungen, Schwielenbildungen. Hand. Einfache und geschlossene Weichteilquetschungen können zuweilen zur Bildung des harten traumatischen Ödems führen, das sehr hartnäckig ist und oft Jahre hindurch anhält. Die Dupuytrensche Kontraktur der Palmaraponeurose wird im allgemeinen durch einmalige Traumen nicht hervorgerufen. Ausgedehnte Weichteilverletzungen der Hand mit und ohne Wundinfektion, Verbrennungen, Verbrühungen, offene Quetsch- und Schnittwunden mit Muskel- und Sehnenläsionen können durch Narbenbildungen, Weichteilschwellungen, Versteifungen und Kontrakturen an Händen und Fingern schwerwiegende Folgen nach sich ziehen. Erfrierungen sind nur dann entschädigungspflichtig, wenn sich der abnorme Kälteeinfluß während der Betriebszeit in einem verhältnismäßig kurzen Zeitraume bemerkbar gemacht hat. Luxationen im Metacarpokarpalgelenk sind, abgesehen vom Daumen, äußerst selten, desgleichen im Interkarpalgelenk. Metakarpalfrakturen heilen meist mit guter Funktion, hohlhandwärts dislozierte Fragmente und Kalluswucherungen rufen für längere Zeit Beschwerden und Gebrauchsstörungen hervor; nach Brüchen des I. Metakarpus (Abbruch der Basis) stellen sich gern arthritische Veränderungen mit Gelenkschwellungen und Versteifungen im Handwurzelgelenk ein.

Finger: Die Fingerverletzungen bilden das Gros der Unfallverletzungen überhaupt und spielen daher eine praktisch außerordentlich wichtige Rolle. Nach Verbrennungen thermischer, chemischer und elektrischer Art können empfindliche Narbenflächen, Verwachsungen der Finger untereinander und schwere Verkrüppelungen zurückbleiben. Traumatische Läsionen der Fingernägel sind im allgemeinen bald zu vernachlässigen. Unversorgte Sehnenwunden machen den Finger für aktive Bewegungen unbrauchbar, kontrakt verheilte hindern die normalen Bewegungsexkursionen. Ein schnellender Finger entsteht durch traumatische Verdickung der Sehne oder Verengerung der Sehnenscheide. Offene wie geschlossene Gelenkverletzungen disponieren zu Versteifungen mit Kontrakturierungen. Die traumatischen Fingerentzündungen, die sich lokal als Panaritium subcutaneum, unguale, tendinosum und ostale etablieren, oder fortschreitend auf dem Lymph- und Blutwege mannigfache Komplikationen herbeiführen können, nehmen ihren Ursprung gewöhnlich von äußerlich sichtbaren infizierten Schnitt- und Quetschwunden, oft bilden aber kleine, leicht zu übersehende oder bereits verheilte Hautläsionen die Infektionsquelle. Ernstere und leider meist irreparable Schädigungen haben fast durchweg die Sehnenscheidenpanaritien zur Folge, die die drei mittleren Finger allein und Daumen und Zeigefinger gemeinsam als V.-Phlegmone ergreifen können. Von den Frakturen der Finger haben vorwiegend die der Grundglieder Bedeutung, die bei fehlerhafter Behandlung in Streckstellung mit dorsaler Dislokation des peripheren Fragments und dadurch mit Störungen beim Faustschluß verheilen. An der Basis der Grundgelenke kommen kleine Knochenabsprengungen vor, die ebenso wie die Brüche der übrigen Phalangen partielle oder totale Versteifungen herbeiführen können. Luxationen im Grundgelenk hinterlassen besonders am Daumen entweder arthritische Veränderungen oder Lockerungen mit Subluxationsneigung; am Nagelgelenk resultiert nach Verletzungen der Strecksehneninsertion oft eine leichte und belanglose Beugestellung. Traumatische Arthritiden an den Fingergelenken (hauptsächlich Mittelglied) sind seltene Ereignisse, um so häufiger sind dafür die rheumatischen und gichtischen Formen. Nach ausgedehnten bzw. ungünstig verlaufenden Fingerverletzungen, die primär oder sekundär zu Amputationen geführt haben, bleiben Defekte zurück, die die Gebrauchsfähigkeit der Hand in verschiedenster Weise beeinträchtigen können.

Die Beurteilung von Fingerverletzungen richtet sich nach:

1. Veränderungen an der Haut, Lage und Beschaffenheit von Narben, Zirkulations- und Ernährungsstörungen, Gefühlsstörungen, Verschwielungen, Affektionen an den Nägeln;
2. Veränderungen an Weichteilen, Knochen und Gelenken; bei Stümpfen Verhalten des Knochenstumpfes, der Narbe und anliegenden Weichteile;
3. Beschaffenheit der Muskulatur von Daumen- und Kleinfingerballen, der übrigen Mittelhand und des Unterarms;
4. Verhalten der Beweglichkeit beim Beugen, Strecken, Spreizen und Opponieren und der Greiffähigkeit, Faustschluß und Druckkraft.

Von den Versteifungen ist bei allen langen Fingern für den Gebrauch die Mittelstellung am günstigsten, beim

Daumen leichte Beugung, am ungünstigsten ist für alle Finger hochgradige Beugung (Krallenstellung) und Streckstellung exkl. Daumen. Versteifungen im Nagelgelenk sind im allgemeinen belanglos, in den übrigen Gelenken Bedeutung je nach Distanz von der Mittelhandfurche. Der wertvollste Finger ist der Daumen, der Zeigefinger ist der wichtigste und der Kleinfinger der unwichtigste von den langen Fingern. Verlust eines Fingergliedes beeinträchtigt höchstens nur vorübergehend, Verlust von mehr als einem Glied bis zum Gesamtverlust von einem bzw. mehrerer Finger kann dauernden Schaden verursachen, der durch Gewöhnung später gebessert eventuell ausgeglichen wird. Gleichzeitiger Verlust des zugehörigen Mittelhandköpfchens verschmälert die Greiffläche der Hand. Versteifung in Streckstellung ist oft ungünstiger als Verlust des Fingers. Bei Verlust der drei mittleren Finger resultiert die gut verwendbare Zangenhand.

Traumatische Veränderungen an den unteren Extremitäten.

Hüftgelenk. Nach Kontusionen und Distorsionen resultieren nur selten dauernde Störungen. Traumatische Schleimbeutelaffektionen der Bursa trochanterica und iliaca sind gelegentlich beobachtet, Verwechselung mit Koxitis ist möglich. Rechtzeitig reponierte Luxationen (Verrenkung nach vorn und nach hinten) heilen bei jungen Leuten in der Regel folgenlos aus, sonst können sich außer gelegentlich auftretenden hartnäckigen Neuralgien Atrophien an Bein- und Gesäßmuskulatur, Bewegungsdefekte und Lockerungen des Bandapparates einstellen; die Neigung zur Subluxationsstellung ist als schnappende Hüfte bekannt, unter einer schnellenden Hüfte versteht man das Hinübergleiten eines gelockerten Faszienstrangs aus dem Tractus ileotibialis bei Hüftbewegungen über den Trochanter major. Nach veralteten Luxationen bleiben stets hochgradige Erwerbsbeschränkungen durch die Stellungsveränderungen des Beins zurück, namentlich Versteifungen und Gehstörungen, wie bei kongenitalen Luxationen. Bei älteren Individuen kommt es häufiger nach einfacheren als schweren Traumen zum Auftreten arthritischer Prozesse innerhalb der üblichen Zeit, Coxitis deformans traumatica, oft aber nur zur Auslösung einer Verschlimmerung, z. B. beim Malum senile coxae; in ähnlicher Weise kann traumatisch eine tuberkulöse Coxitis manifest bzw. ungünstig beeinflußt werden (Abszeß- und Fistelbildung). Von den Versteifungen der

Hüfte ist am günstigsten für Sitzen und Gehen leichte Beuge-, Außenrotations- und Abduktionsstellung, ungünstig starke Beuge- und Adduktionskontrakturen (Gebrauch von Krücken oder Stöcken). Untersuchung auf Hüftverletzungen bei Gleichstand der beiden Spin. iliac. ant.: Gelenkkonturen. Lage, Stellung und Länge des Beins. Stand des Trochanters. Verhalten der Wirbelsäule (Lordose, Skoliose), des Bandapparates, der Bewegungsfähigkeit aktiv und passiv bei gebeugtem und gestrecktem Knie, Mitbewegungen des Beckens. Arthritische Geräusche. Verhalten der Gesäß- und Oberschenkel muskulatur. Stand der Gesäßfurchen, Trendelenburgsches Phänomen, Gang.

Schenkelhals. Schenkelhalsbrüche werden meist bei alten Leuten aus geringfügiger Ursache, aber auch bei jugendlichen Personen als Infraktionen und Epiphysenlösungen nicht allzu selten beobachtet. Hauptsymptome sind Auswärtsdrehung und Verkürzung, bei Einkeilungen, die sich später lösen können, anfangs keine Bewegungsstörungen. Die Folgen sind hauptsächlich abhängig von dem Vorhandensein einer Pseudarthrose, die bei intrakapsulären Brüchen die Regel ist, ein Zustand, der unter Umständen dem Verlust des Beins annähernd gleichkommen kann; sonst neben Stellungsanomalien des Beins Verkürzungen, partielle oder totale Versteifungen, arthritische Veränderungen. Belastungsverbiegungen des Schenkelhalses, Coxa vara, kommen zum Ausbruch nach leichten Verletzungen (Fall auf Knie oder Hüfte), bei Jugendlichen im Entwickelungsalter; plötzlicher Beginn der ersten Krankheitserscheinungen gewöhnlich mehrere Monate nach dem Trauma, dann langsame Steigerung der Beschwerden bis zur ausgebildeten Außenrotations- und Abduktionskontraktur. Für die traumatische Ätiologie spricht nach Sprengel Einseitigkeit bei Fehlen sonstiger Belastungsdeformitäten, oft wirkt das Trauma auch nur verschlimmernd. Rechtzeitige Behandlung, Entlastung des erkrankten Beins durch Ruhelage und später Schienenapparat, oder auch Korrektur der Adduktion durch Osteotomie schafft meist günstige Dauerresultate.

Oberschenkel. Weichteilverletzungen können durch Narbenbildungen mit Kontrakturen, durch Muskelatrophien nach Kontusionen und Bewegungsstörungen nach Muskelrupturen im Quadrizeps und Adduktoren mehr oder minder nachteilige Folgen bedingen. Von den Oberschenkelbrüchen sind die isolierten Trochanterenfrakturen selten, häufig Schaftfrakturen durch direkte und indirekte Gewalt, meist in der Mitte, weniger im oberen und unteren Drittel.

Erwerbsbeschränkungen entstehen, abgesehen von den seltenen Pseudarthrosenbildungen durch Kallusverdickungen. Atrophien hauptsächlich der Streckmuskulatur, durch meist vorübergehende Zirkulationsstörungen und durch sekundäre Mitbeteiligung der benachbarten Gelenke, am häufigsten des Kniegelenks, Funktionsstörungen durch Versteifungen und chronisch entzündliche Reizzustände mit Ergußbildungen, Kapselverdickungen und Gelenklockerungen. Verkürzungen bis zu 3 cm werden meist gut durch Beckensenkung ausgeglichen und sind deswegen belanglos, darüber hinaus ist erhöhte Sohle nötig. Bei einfachen und in guter Stellung verheilten Brüchen ist nach 1—2 Jahren in der Regel wieder völlige Restitutio vorhanden, auch bei geringen Verkürzungen und Muskelabmagerungen. Suprakondyläre Frakturen heilen gern in rekurvierter Stellung mit Schlottergelenkbildung. Traumatische Osteomyelitis findet sich häufig im Bereich der unteren Femurdiaphyse.

Kniegelenk. Als Folgen von Weichteilverletzungen haben große Narbenflächen, die zu Schrumpfungen mit Flexionskontrakturen neigen, Bedeutung, desgleichen Entzündungen der Bursa prae- und infrapatellaris, praetibialis etc. Die traumatischen Gelenkergüsse anfangs hämorrhagischer, später seröser Natur werden oft chronisch, rezidivieren und führen zu Erschlaffungen des Bandapparates, sie erfordern die Anlegung einer Gummikniekappe, die nicht zu lange getragen werden soll. Infizierte Gelenkergüsse hinterlassen hochgradige Versteifungen, zur Beseitigung der Beschwerden bleibt oft nur die Resektion übrig.

Distorsionen mit Einrissen in die Gelenkkapsel, Zerreißung des inneren Seitenbandes und der Kreuzbänder können erhebliche Gelenklockerungen veranlassen, durch isolierte Ruptur des hinteren Kreuzbandes kann ein schnellendes Knie entstehen. Gleichzeitige Verletzungen des Gelenkknorpels, Knochenabsprengungen, Ab- und Ausrisse aus den Kondylen (Röntgenbild) werden vielfach übersehen, ebenfalls Verletzungen hauptsächlich des inneren Meniscus, die bei leichter Beugestellung und Behinderung der normalen Streckfähigkeit oft nur geringen Palpationsbefund bieten, zirkumskripten Druckschmerz und zuweilen eine verschiebliche Prominenz am inneren Gelenkspalt; nach Bircher lassen sich besonders partielle Läsionen durch Auskultationsgeräusche beim Beugen, Hörrohr auf dem Gelenkspalt, nachweisen; die Chancen der operativen Therapie sind gut.

Luxationen und Subluxationen bewirken neben komplizierenden Gefäß-, Muskel- und Nervenverletzungen stets erhebliche Störungen durch Versteifungen oder Lockerungen des Gelenks, das Schlotterknie verlangt das dauernde Tragen eines Stützapparates. Das Auftreten eines Genu valgum oder varum ist nur nach schweren Knochen- oder Bandverletzungen anzunehmen. O-Verbiegungen haben als solche im allgemeinen keine große Bedeutung. Beim X-Bein handelt es sich oft nur um die traumatische Verschlimmerung eines alten Leidens durch weitere Lockerung der schon früher geschädigten Bänder. Prognostisch außerordentlich ungünstig wegen der schweren und irreparablen Bewegungsstörungen sind die Gelenkbrücke der Femur- und Tibiakondylen.

Nach jedem Kniegelenktrauma, leichter wie schwerr Art, besteht die Gefahr der Entwickelung bzw. Verschlimmerung einer Arthritis mit den bekannten Begleiterscheinungen, Gelenkerguß, Kapselverdickung, Wackelgelenk, Krepitieren, Bildung von freien Gelenkkörpern und zunehmende Gelenkversteifung; Gelenkmäuse können auch durch traumatische Knochen- und Knorpelabsprengungen entstehen, die anfangs noch fixiert, erst später mobil werden, bei Deutung der Röntgenbilder hüte man sich vor Verwechselungen mit abnormen Sesambeinen in der Kniekehle. Posttraumatische Manifestation bzw. Verschlimmerung einer Gelenktuberkulose wird am Knie nicht allzu selten beobachtet. Tabische Arthropathien werden noch vielfach unter anderer Diagnose zu Unrecht mit einem Trauma in Beziehungen gebracht. Für die Gebrauchsfähigkeit des Beins ist von den Knieversteifungen leichte Beugung oder völlige Streckstellung am günstigsten, stärkere Beugestellungen sind ungünstig. An geringe Beuge- wie Streckdefekte erfolgt in der Regel rasche Gewöhnung.

Von den Kniescheibenbrüchen verheilen die Splitter- oder Sternfrakturen und die Querfrakturen mit geringer Beteiligung der Seitenligamente größtenteils mit guter Funktion, die Querfrakturen mit stärkeren seitlichen Einrissen der Quadrizepsaponeurose geben bei frühzeitiger Naht und entsprechender Nachbehandlung zumeist günstige Resultate, oft restieren jedoch auch dann chronische Gelenkschwellungen, bleibende Schwäche und verminderte Leistungsfähigkeit des Beins; wird die Operation unterlassen, so kommt es regelmäßig infolge der Diastase zu erheblichen Behinderungen der Streckfähigkeit des Oberschenkels mit hochgradiger Muskelatrophie und sekundären Gelenkprozessen. Luxationen der Patella, die gewöhnlich nach außen und bei Valgusstellung des Knies zustandekommen, können rezidivieren oder habituell werden.

Untersuchung bei Kniegelenkverletzungen: Konfiguration des Gelenks, Stellungsanomalien, Verhalten der

Rezessus, Schleimbeutel, Kapsel, Gelenkspalt, Kondylen, Patella. Bewegungsexkursionen aktiv und passiv bei Rücken- und Bauchlage im Stehen und Knien, abnorme Beweglichkeit, Krepitieren bei Gelenkbewegungen und beim Verschieben der Patella, Muskelatrophie, Gang.

Unterschenkel. Weichteilläsionen können durch ausgedehnte, konstringierende Narben und Knochenverletzungen, durch Kallus und disloziert Fragmente das Auftreten langdauernder Zirkulationsstörungen und Schwellungen mit ekzematösen, varikösen und ulzerösen Veränderungen der Haut veranlassen. Traumatische Entstehung von Varizen ist selten, häufiger dagegen Verschlimmerung. Krampfadergeschwüre sind nur bei Entwickelung direkt am Ort der Schädigung als Unfallfolge anzuerkennen, sie zeigen ebenso wie traumatische Narben- und Dekubitalgeschwüre im allgemeinen geringe Heilungstendenz und neigen zum Rezidivieren (Gummistrümpfe, Operationen). Durchtrennungen der Achillessehne können Spitzfußstellung mit Gehstörungen zur Folge haben.

Von den seltenen isolierten Brüchen der Unterschenkelknochen geben die Kompressionsfrakturen des oberen Tibiaendes durchweg schlechte funktionelle Resultate; nach Abriß der Tuberositas tibiae bleiben gern langwierige schmerzhafte Verdickungen (Schlattersche Krankheit) zurück. Brüche des Wadenbeinköpfchens können durch Verletzungen des Nervus peroneus dauernde Störungen hervorrufen. Schaftbrüche von Tibia und Fibula allein (Röntgenaufnahme in seitlicher Richtung) sind prognostisch günstiger als Frakturen beider Knochen, von denen die supramalleolären und komplizierten Brüche gefürchtet sind. Die gewöhnlichen Folgen von Unterschenkelbrüchen sind Verkürzungen, Verbiegungen (seitlich und nach hinten), Verschiebungen der Bruchstücke, Druckstörungen durch überreichliche Kallusproduktion, selten Pseudarthrosenbildung, Muskelatrophien, Beweglichkeitsstörungen an Knie- und Fußgelenk und fehlerhafte Stellungen des Fußes. In einfachen Fällen ist völlige Wiederherstellung nach 1—2 Jahren die Regel. Osteomyelitische Prozesse bevorzugen die obere Tibiadiaphyse und ergreifen selten die Fibula. Die typischen Knöchelbrüche verheilen bei unvollkommener Reposition oder vorzeitiger Belastung mit Fußdeformierungen (Pes valgus, selten Pes varus), und führen außer zu Knochenverdickungen, Ödemen, Muskelabmagerungen zu Fixationen und zu entzündlichen Veränderungen oft bleibender Art im Sprunggelenk, gelegentlich rufen Gelenklockerungen infolge Bandzerreißungen schwere Gehstörungen hervor.

Fußgelenk. Die Diagnose „Fußvertauchung" ist im allgemeinen nur nach Ausschluß von Knochenläsionen durch das Röntgenbild zu stellen. Distorsionen nach leichten Traumen sind meist harmlos, nach schweren resultieren oft erhebliche Funktionsstörungen, arthritische Veränderungen und vor allem Plattfußbeschwerden. Traumatische Gelenkvereiterungen heilen stets mit völliger Gelenkverödung aus. Die Tuberkulose des Fußgelenks bietet keine Besonderheiten. Die Bursitis subachillea als Achillodynie und die Bursitis subcalcanea als Hackenschmerz entstehen äußerst selten traumatisch und viel häufiger nach Gonorrhöe. Bei totalen Versteifungen des Fußes ist für den Gang am günstigsten die rechtwinkelige Stellung, ungünstig die Spitzfuß- und die Hackenstellung. Die partiellen Versteifungen für Beugen und Strecken im Talokruralgelenk und für Pro- und Supination im Talodorsalgelenk behindern die normale Abwickelung des Fußes beim Gehen und die Drehbewegungen.

Bei den äußerst seltenen isolierten Frakturen des Sprungbeins sind die Erfolge sowohl der konservativen wie der operativen Therapie im allgemeinen wenig erfreulich, da meist Ankylosierungen und beträchtliche Formveränderungen des Fußes erfolgen; auf Röntgenbildern wird das Os intermedium des hinteren Fortsatzes oft für eine Knochenabsplitterung gehalten. Die Luxationen im Talokruralgelenk, in der Regel gemeinsam mit Brüchen oder Absprengungen an den Knöcheln haben bei rechtzeitiger Reposition eine gute Prognose, veraltete Luxationen rufen durch die fehlerhafte Stellung und die üblichen sekundären Veränderungen schwere Schädigungen hervor, dasselbe gilt für die Fälle von Luxatio pedis sub talo.

Fersenbeinbrüche werden leider noch viel zu oft verkannt und lange Zeit als Fußverstauchungen oder Knöchelverletzungen behandelt. Die häufigste Form, die Kompressionsfraktur (meist ein Gelenkbruch) des Körpers nach Fall oder Sturz, gibt nur funktionell zufriedenstellende Dauerresultate bei frühzeitiger Diagnose (Sohlenhämatom, Röntgenbild, eventuell Aufnahme in Ludloffscher X-förmiger Hackenstellung) und richtiger Therapie, die eine Wiederherstellung und Erhaltung der veränderten Statik anfangs durch Verbände und später durch Plattfußeinlage und Schnürstiefel erstrebt und jede Belastung vor 10 bis 12 Wochen nach der Verletzung streng vermeidet; sonst bleiben stets langwierige Beschwerden und erhebliche dauernde Veränderungen durch die Deformierungen der Ferse und des ganzen Fußskeletts zurück, Verlängerung bzw. Verkürzung der Hacke, Tieferstand der Knöchel, besonders des äußeren,

Abplattung des Fußgewölbes und Beschränkung der Supinationsbewegungen; die Erscheinungen treten häufig erst später bei anfangs anscheinend gut verheilten Brüchen zutage. Die übrigen Kalkaneusbrüche am Höcker, an den Gelenkflächen und an den Fortsätzen sind ebenso wie die Verletzungen (traumatische Periostitis und Exostosenbildung) des gelegentlich vorkommenden Kalkaneussporns selten und nicht so folgenschwer.

Untersuchung bei Fußgelenkverletzungen: Im Gehen, Stehen, Knien, bei Bauch- und Rückenlage, Konfiguration des Fußgelenks, der Ferse und der Fußsohle, Weichteilschwellungen, Verhalten der Hinterknöchelgruben. Knochenverdickungen, -Verbreiterungen, -Verschiebungen. Stellung des Fußes zum Unterschenkel. Abstand der Knöchelspitzen vom Boden. Prüfung der Beweglichkeit beim Beugen, Strecken, Drehen, auf arthritische Zeichen. Gehen auf ebenem Boden, beim Treppen- und Leitersteigen. Verhalten der Muskulatur und der Fußsohlenverschwielung.

Fuß. Geschlossene Weichteilwunden ohne Beteiligung des Knochens verheilen meist restlos; bei Arteriosklerotikern und Diabetikern können nach geringfügigen Traumen bereits schwere Ernährungsstörungen (Gangrän) entstehen; offene Wunden gewinnen durch Verletzungen der Beuge- und Strecksehnen, der Plantaraponeurose, durch fortgeleitete entzündliche Prozesse (z. B. Bubonen) an Bedeutung, sie können ebenso wie Verbrennungen, Verbrühungen und Erfrierungen Narbenbildungen mit Kontrakturstellungen von Fuß und Zehen und Weichteilschwellungen veranlassen, besonders ungünstig wirken Narbenflächen an der Fußsohle. Schleimbeutelentzündungen können traumatisch am I. und V. Metatarsalköpfchen entstehen. Dekubitalgeschwüre der Ferse, die während der Behandlung von Beinbrüchen entstanden sind, sind meist äußerst hartnäckig und therapeutisch wenig beeinflußbar. Nach Frakturen der kleinen Fußwurzelknochen, die auch röntgenologisch oft schwer zu erkennen sind, (Beachtung abnormer Sesambeinbildungen am Kuboid und Navikulare und sonstiger überzähliger Knochen), und ihren Luxationen im Chopartschen und Lisfrancschen Gelenk bleiben gern erhebliche Beschwerden infolge Kallusverdickungen, Versteifung der kleinen Gelenke mit Beschränkung der Abduktionsbewegung, Plattfußbildung und schlechter Fußabwickelung zurück. Bei Frakturen am Os naviculare sind Verwechselungen mit Knochenzysten und tuberkulösen Erkrankungen möglich.

Einfache Metatarsalfrakturen beeinträchtigen die Erwerbsfähigkeit gewöhnlich nur unerheblich, komplizierte und dislozierte Brüche können durch schmerzhaften Druck der verschobenen Fragmente beträchtliche Gehstörungen und Weichteilschwellungen veranlassen.

Der traumatische bewegliche und fixierte Plattfuß begegnet uns als Knick- oder X-Fuß (Pes valgus) mit Abknickung des Fußes im Talokruralgelenk nach außen bei erhaltenem Fußgewölbe und als Plattfuß (Pes planus) mit Abplattung des inneren Fußgewölbes. Veranlassung dazu bilden Schädigungen des Bandapparates durch Narbenzug, Lähmungen, Distorsionen und alle Frakturen des Mittelfußes der Fußwurzel und des Fußgelenks; auf dieselbe Weise kann eine bereits vorhandene Plattfußanlage oder ein schon vorher ausgebildeter Plattfuß verschlimmert werden, z. B. durch Verwandlung eines mobilen in einen kontrakten Plattfuß. Eine doppelseitige Plattfußbildung spricht ebensowenig gegen eine traumatische Verschlimmerung wie einseitiger Plattfuß nicht immer auf traumatischer Basis entstanden zu sein braucht, die Entscheidung ist jedoch im einzelnen meist schwer. Der Pes valgus entsteht durch Nachgiebigkeit des inneren Seitenbandes, der Pes planus ist eine Belastungsdeformität, Nachweis durch Sohlenabdruck des belasteten Fußes. Die Beschwerden sind meist typisch, sie werden beim beweglichen Plattfuß durch gut sitzende Einlagen und Schnürstiefel beseitigt, der versteifte Plattfuß verursacht gewöhnlich dauernde, durch Einlagen nicht zu beeinflussende Beschwerden. Im Gegensatz zum häufigen traumatischen Plattfuß wird der traumatische Klumpfuß nur selten beobachtet.

Die traumatischen Weichteilschädigungen der Zehen führen meist nur zu kurzdauernden und schnell zu überwindenden Störungen, die 1. in chronischen Reizzuständen und Zirkulationsstörungen an Haut und Nägeln und in ungünstig gelegenen Narbenbildungen, 2. in Abmagerung der Zehenballen- und Unterschenkelmuskulatur, 3. durch Mitbeteiligung von Knochen und Gelenken in Verkrüppelungen und Versteifungen der Zehen (Hallux valgus, Hammerzehe) bestehen können. Von den Frakturen der Zehen haben in erster Linie nur die der Großzehe Interesse, die durch Stellungsanomalien und Versteifungen in einem oder beiden Gelenken Gehstörungen beim Abwickeln des Fußes hervorrufen können. Die Folgen von Brüchen der übrigen Zehen sind ebenso wie von Luxationen der einzelnen Phalangen nahezu bedeutungslos oder höchstens nur für kurze Zeit zu berücksichtigen. Auch der partielle oder totale Verlust einer oder mehrerer Zehen hinterläßt gewöhnlich nur vorübergehende Unbequemlichkeiten, an die bald Gewöhnung erfolgt. Dauernder Schaden entsteht mehr oder minder nur durch Verlust sämtlicher Zehen.

Innere Unfallkrankheiten.

Von Dr. H. Neumann, Hamburg, ehemaligem Sekundärarzt der internen Abteilung des städtischen Krankenhauses Altona.

Einleitung.

Es scheint erforderlich, einleitend auf einige häufig zu beobachtende Fehlschlüsse bei der Begutachtung innerer Unfallkrankheiten hinzuweisen. So liest man z. B. oft in Gutachten den Satz, daß ein Zusammenhang zwischen der Erkrankung und dem Unfall deshalb nicht anzunehmen sei, weil Verletzungen der Knochen und Weichteile nicht vorgelegen hätten. Das ist eine vollkommen irrige Auffassung. Denn es ist in vielen Fällen einwandfrei erwiesen, daß bei den schwersten inneren Verletzungen, z. B. Ruptur des Herzens und der großen Gefäße, vollkommenes Abreißen eines Lungenflügels etc., die Haut oder die Knochen auch nicht die Spur einer Verwundung aufwiesen. Ferner ist es unrichtig, wenn behauptet wird, daß nicht anzunehmen ist, daß eine bestimmte innere Erkrankung auf einen Unfall zurückzuführen sei, weil nach ähnlichen Verletzungen, wie in dem vorliegenden Falle, die betreffende Krankheit für gewöhnlich nicht beobachtet würde. Das heißt, die Bedeutung, die dem Trauma in der Ätiologie innerer Krankheiten zukommt, völlig verkennen. Denn dem Trauma kommt bei der Entstehung einer inneren Krankheit lediglich die Rolle des auslösenden oder verschlimmernden Momentes zu. Es können also nach ein und demselben Trauma bei verschiedenen Menschen ganz verschiedene Krankheiten entstehen.

Was die Frage der Abschätzung des Verlustes der Arbeitsfähigkeit infolge der Erkrankung anbelangt, so läßt sich dieselbe meines Erachtens ziffernmäßig nicht geben. Vielmehr muß sich der Gutachter in jedem einzelnen Falle unter genauer Berücksichtigung aller in Frage kommenden Umstände sein besonderes Urteil bilden. Dazu gehört auch, daß er die nach einem Unfall so viel vorkommenden nervösen und psychischen Störungen in genügender Weise berücksichtigt. Er soll sich daran erinnern, daß das durch ein Trauma hervorgerufene organische Leiden auch die nervösen Beschwerden höchst ungünstig zu beeinflussen vermag. Endlich möge er auch nicht vergessen, daß die Aufregungen des Rentenkampfes, die Sorge um die Zukunft, sowie die durch den Ausfall der früheren Arbeit entstandene Not vielfach verschlimmernd einwirken.

Literaturangaben sind absichtlich nicht gemacht worden. Wer solche sucht, sei auf das vortreffliche Buch von Richard Stern „Über traumatische Entstehung innerer Krankheiten" verwiesen.

Krankheiten der Kreislauforgane.

Verletzungen des Herzens.

Perforierende Verletzungen des Herzens interessieren uns hier naturgemäß nicht weiter. In den meisten Fällen führen sie rasch zum Tode. Uns interessieren hier besonders die Verletzungen des Herzens durch stumpfe Gewalt. Es handelt sich dabei meist um sehr starke Gewalteinwirkungen, wie Hufschlag, vor die Brust, Quetschung des Thorax zwischen Wagenpuffern, Fall aus großer Höhe etc. Es kommt dann zu Quetschungen und Zerreißungen des Herzens. Beim erkrankten Herzen können schon geringe Einwirkungen, wie z. B. Fall auf ebener Erde infolge Ausgleitens, eine Läsion des Herzens (Einrisse ins Peri- und Myokard Blutungen unter das Endokard etc.) hervorrufen. Äußerlich sichtbare Verletzungen können dabei vollkommen fehlen, und zwar auch bei den schwersten Herztraumen. Die Art und Weise, wie sich die Verletzung am Herzen selbst vollzieht, kann recht verschieden sein: Am häufigsten wird das Herz bei dem Trauma durch die vordere Brustwand gegen die Wirbelsäule gepresst und dabei gequetscht, zerrissen oder zermalmt, dann kann es verdrängt werden und infolge Zugwirkung einreißen, oder es kann eine solch starke allseitige Kompression des Thorax stattfinden, daß es infolge des hochgradig gesteigerten Druckes im Thoraxinnern einreißt, sog. Platzruptur.

Die Beschwerden und Erscheinungen durch Herzverletzungen können in den Fällen, die nicht zum Tode führen, sehr mannigfach sein: Schmerzen in der Herzgegend, auch in die Arme ausstrahlend, Angstgefühl, Atemnot, Zyanose oder große Blässe, Pulsbeschleunigungen, Arhythmien und kleiner schwacher Puls. Oft wird sich ein Bluterguß in den Herzbeutel einstellen, was durch die charakteristische Dämpfung auskultatorische Erscheinungen und Zeichen der Kompression des Herzens durch den Erguß bald festzustellen sein wird. Oft werden noch daneben die Zeichen der Verletzung anderer Organe bestehen.

Krankheiten des Herzbeutels.

Eine Perikarditis kann nicht nur durch Infektion von außen (perforierende Verletzungen) und von innen (Übertragung von pathogenen Keimen von einem infektiösen

Herd im Körper aufs Perikard) entstehen, sondern auch, was weniger bekannt ist, durch direkte Gewalteinwirkung auf den Thorax, also z. B. durch Schlag auf die Brust. Es entsteht dann zunächst eine trockene Entzündung am Perikard, die gewöhnlich umschrieben ist. Sie verrät sich am Orte der traumatischen Einwirkung durch Schmerzen und perikardiales Reiben; die Temperatur ist gewöhnlich nicht erhöht oder nur unwesentlich. Oft besteht nebenbei noch eine trockene Pleuritis. Frakturen der Rippen und sonstige Weichteilverletzungen können dabei fehlen. Es ergibt sich daraus, wie wichtig es ist, Unfallpatienten bei Klagen über Brustschmerzen genauestens zu untersuchen. Die trockene Entzündung am Perikard kann auch in eine exsudative übergehen, eine seröse oder eiterige Perikarditis kann sich ausbilden. Auf welche Weise hier die Infektion zustande kommt, kann, da die Übertragung der Keime aufs Perikard auf direktem Wege nicht in Betracht kommt, und es für gewöhnlich ja ganz gesunde Menschen sind, die das Trauma getroffen hat, nur vermutet werden. Es ist anzunehmen, daß durch das Trauma in irgend einem alten infektiösen Herde im Körper, wie sie sich ja im Organismus stets finden, pathogene Keime mobil gemacht werden, die dann auf dem Blutwege oder auch durch direktes Übergreifen von der Nachbarschaft als das Perikard gelangen und hier ihre pathogene Wirksamkeit enthalten. Das im Herzbeutel angesammelte Blut mag als guter Nährboden für die Bakterien der Entstehung einer Entzündung noch besonders günstig sein. Auch schleichend kann sich die traumatische Perikarditis entwickeln; dann wird ihr Nachweis noch schwieriger sein. Was die chronische Perikarditis anbelangt, so hat man für viele Fälle derselben bezüglich der Genese auf Grund der Ergebnisse der Forschung gerade der letzten Jahre noch eine besondere Vorstellung. Man glaubt, daß in diesen Fällen vielfach das Trauma bereits auf eine schon bestehende, jedoch keine Symptome machende und auch nur ganz geringfügige Entzündung traf, also lediglich das die Krankheit auslösende Moment abgegeben hat. Diese Auffassung trifft mit besonderem Recht für die traumatische tuberkulöse Perikarditis zu. Eine besondere Beachtung verdienen noch die perikardialen Verwachsungen. Ihre Diagnose ist oft sehr schwierig, vielfach wird sie überhaupt nicht gestellt werden können. Adhäsionen und Verwachsungen am Perikard kommen, wie bekannt, in sehr verschiedener Ausdehnung vor, als Sehnenflecke, mehr oder minder zirkumskripte Verwachsungen, Obliteration des ganzen Herzbeutels, schwielige Mediastino-Perikarditis. Machen schon die beiden letztgenannten Formen der Diagnostik Schwierigkeiten, so trifft dies noch viel mehr für die umschriebenen Verwachsungen zu. Ihre Diagnose ist aber für die Unfallpraxis ebenso von Wichtigkeit, denn es ist erwiesen, daß schon geringe zirkumskripte Verwachsungen erhebliche Beschwerden verursachen können. Solche Patienten suchen gewöhnlich erst mehrere Wochen oder Monate nach dem Unfall den Arzt auf, zuvor haben Beschwerden gefehlt oder sind nur geringfügig gewesen, ihre Klagen bestehen dann meist in Schmerzen und Druckgefühl auf der Brust. Wegen der Diagnose muß auf die einschlägigen Lehrbücher verwiesen werden.

Der Herzmuskel kann durch das Trauma in mannigfacher Weise geschädigt werden. Eine traumatische infektiöse Perikarditis kann auf das Myokard übergreifen und die gleiche Entzündung veranlassen. Eine Infektion, die von irgend einer verletzten Stelle am Körper ausgeht, kann das Myokard ergreifen, sei es, daß die Bakterien oder nur ihre Toxine in den Herzmuskel verschleppt werden. Bei Kontusion des Thorax kann der Herzmuskel gequetscht werden oder zerreißen, wichtige im Herzen verlaufende Gefäße und Nerven dabei durchtrennt werden und Blutungen ins Herzfleisch erfolgen. Die Folge davon werden Funktionsstörungen sein, die natürlich, je nach Sitz und Ausdehnung der Verletzung, sehr verschieden sein werden. Der gequetschte und von Blutungen durchsetzte Herzmuskel kann auch auf dieselbe Weise, wie das Perikard infiziert werden. Die Zerreißung von Herz- und Gefäßnerven kann schwere Ernährungsstörungen des Herzfleisches nach sich ziehen. Die dabei zugrunde gehenden Muskelfasern werden bekanntlich nicht durch neue ersetzt sondern, es tritt an ihre Stelle funktionsuntüchtiges Gewebe. Thrombosen können sich im entzündeten Herzmuskel ausbilden und durch Zirkulationsstörungen den Muskel schädigen. Klinisch äußert sich die traumatische Herzmuskelerkrankung in Herzinsuffizienz. Die Diagnose kann Schwierigkeiten machen, wenn allgemein nervöse Störungen das Krankheitsbild komplizieren. Der Nachweis der traumatischen Ätiologie pflegt auf außerordentliche Schwierigkeiten zu stoßen. Es hat seinen Grund darin, daß wir in den seltensten Fällen darüber Bescheid wissen werden, wie das Myokard vor dem Unfall beschaffen war. Ohne diese Kenntnis können wir aber kein Urteil darüber abgeben, ob die nach einem Unfall in Erscheinung tretende Herzmuskelerkrankung auf den Unfall selbst zurückzuführen ist. Denn es ist eine bekannte Tatsache, daß der Herzmuskel schwere krankhafte Veränderungen aufweisen kann, ohne daß davon sein Träger irgendwelche Beschwerden hat, noch dadurch in seiner Arbeitsfähigkeit beeinträchtigt ist. Selbst durch eingehende Untersuchung kann die latente Myokarderkrankung vielfach nicht nachgewiesen werden. In solchen Fällen hat dann das Trauma lediglich die Myokarderkrankung manifest gemacht. Für die Begutachtung bedeutet das dasselbe, als wenn eine schon bestehende Symptome machende Krankheit durch ein Trauma zur Verschlimmerung gebracht wird. Verschlimmerung eines Leidens verleiht aber nach dem Gesetz dem Betroffenen genau so Anspruch auf Entschädigung, als wenn durch ein Trauma eine neue Erkrankung entsteht. Eine besondere Erwähnung verdient hier noch das Krankheitsbild der akuten Überanstrengung des Herzens. Daß bei Herzkranken körperliche Überanstrengungen die schädlichsten Folgen nach sich ziehen können, ist so bekannt, daß hier darauf nicht näher eingegangen zu werden braucht. Es kann sich aber auch bei einem völlig gesunden Menschen nach einer ungewöhnlich starken Muskelanstrengung schwere Herzinsuffizienz einstellen. Schwindel, Oppressionsgefühl auf der Brust, Herzklopfen, Tachykardie, in schweren Fällen Atemnot, Blässe des Gesichtes, sind die Zeichen der akuten Schädigung des Herzens. Nur langsam erholt sich der Kranke wieder, eine dauernde Herzstörung bleibt gewöhnlich nicht zurück. Bei dieser Gelegenheit sei gleich einer irrtümlichen Ansicht, der man noch öfter begegnet, entgegengetreten. In früheren Zeiten spielte für die Erklärung der Dilatation des Herzens die akute Überanstrengung eine bedeutsame Rolle. Mit der Einführung der Radiologie in die Medizin wurde man eines Besseren belehrt. Durch systematische röntgenologische Untersuchungen der Herzen von Sportsleuten wurde nachgewiesen, daß beim gesunden Menschen durch akute Überanstrengung höchstens geringe Grade von Herzerweiterung vorkommen; die stärkeren Grade betrafen alle Herzen, die bereits erkrankt waren.

Herzklappenfehler.

Für die traumatische Entstehung von Herzklappenfehlern kommen zwei Ursachen in Betracht, einmal Klappenläsionen infolge direkter Gewalteinwirkung aufs Herz und dann die traumatische Endokarditis. Unter letzterer sind die Fälle zu verstehen, wo nach einer Verletzung an irgend einer Stelle des Körpers eine Infektion des Organismus zustande kommt, die das Endokard befällt oder wo sich zu der Verletzung der Herzklappen noch eine Entzündung hinzugesellt. Für den zweiten Entstehungsmodus steht der Beweis noch aus, doch läßt sich die Vermutung theoretisch rechtfertigen. Die Verletzung an den Herzklappen besteht in Zerreißungen und Quetschungen. Die lädierten Klappen können direkt zur Schlußunfähigkeit des Klappenostiums und somit zum Vitium führen, außerdem kann sich an ihnen, wie oben erwähnt wurde, noch eine Entzündung ausbilden. Das Myokard- und Perikard sind fast stets gleichzeitig mit verletzt. Nahezu mit Sicherheit kann angenommen werden, daß nicht nur durch äußere Gewalteinwirkung, sondern auch durch übermäßige Muskelanstrengungen Rupturen der Herzklappen entstehen können. Der Mechanismus der Klappenzerreißung infolge Überanstrengung beruht auf Zunahme des Druckes in der Bauchhöhle, im Thoraxinnern und zuletzt im arteriellen System. Nun kommt es oft vor, daß zur Überanstrengung sich das Trauma gesellt. Dann kann letzteres, abgesehen von der direkten Gewalteinwirkung auf die Brust, auch noch dadurch zur Ruptur der Klappen beitragen, daß es die Aorta direkt komprimiert und so den in dem Gefäßrohr herrschenden Druck noch höher ansteigen läßt. Bei schon erkranktem Endokard genügen bereits geringfügige Anlässe, um ein Einreißen der Klappen herbeizuführen. Klinisch äußern sich die Klappenrupturen in plötzlich einsetzenden heftigen Schmerzen in der Herzgegend, die in den Rücken, die Arme, aber auch in den Leib ausstrahlen, gewöhnlich tritt dann bald Bewußtseinsverlust ein. Nach dem Erwachen wird über Herzklopfen und Beklemmungsgefühl geklagt, es besteht Dyspnoe, frequenter kleiner Puls. Bisweilen gibt der Verletzte auch direkt an, daß er die Empfindung gehabt habe, als ob in der Brust etwas gerissen sei. Ein endokardiales Geräusch kann unmittelbar nach der Ruptur bestehen, manchmal wird es erst nach Tagen oder Wochen hörbar. Der Krankheitsverlauf ist sehr verschieden. Vielfach zeigen sich bald sekundäre Muskelerkrankungen und Kompensationsstörungen. In manchen Fällen besteht aber auch jahrelang Wohlbefinden. Die Diagnose bereitet, obwohl Anamnese und Befund auf eine traumatische Herzerkrankung hinweisen, insofern Schwierigkeiten, als Zweifel an ihr bestehen müssen, wenn nicht mit Sicherheit das vorherige Bestehen einer Endokarditis ausgeschlossen werden kann. Auf die Angaben des Patienten über Wohlbefinden und volle Leistungsfähigkeit vor dem Unfall kann bei dem Wesen der Endokarditis, die sich bekanntlich oft ohne erkennbare Ursache schleichend entwickelt und jahrelang bestehen kann, ohne dem Erkrankten zum Bewußtsein zu kommen, nicht allzuviel Wert gelegt werden.

Innere Unfallkrankheiten. 65

Nervöse Herzerkrankungen.

Die nervösen Erkrankungen des Herzens können verschiedene Ursachen haben: Verletzung des Zentralnervensystemes, und der peripheren Nerven, Läsion der im Herzen selbst gelegenen nervösen Apparate, sowie jedes Trauma, das zu allgemeinen nervösen Störungen (cf. traumatische Neurose) führt. Die nervösen Herzstörungen sind in letzterem Falle lediglich als Teilerscheinung der Neurose anzusehen. Auf die erste Gruppe hier einzugehen ist hier nicht der Ort, sie findet unter dem Abschnitt über Nervenkrankheiten ihre Besprechung. Die Verletzung der Herznerven und Ganglien kommt durch Quetschung und Zerreißung des Herzmuskels, aber auch durch Erschütterung des Herzens zustande. Inwieweit die danach auftretenden nervösen Herzstörungen auf organische Erkrankung zurückzuführen und inwieweit sie funktioneller Natur sind, läßt sich gewöhnlich nicht sagen. Das Entstehen der letzteren ist für uns leicht erklärlich, wenn wir daran denken, daß die durch den Unfall hervorgerufenen Gemütsbewegungen so häufig allgemeine nervöse Störungen auslösen und die Beschwerden von dem organischen Leiden sie noch verstärken. Die dritte Gruppe, nervöse Herzstörungen infolge funktioneller Erkrankung des Nervensystems durch Unfall, wird ebenfalls unter dem Abschnitt Nervenkrankheiten behandelt werden.

Krankheiten der Arterien.

Für die großen Gefäße gilt dasselbe, was bereits für das Herz gesagt ist: die schwersten Verletzungen können vorkommen, ohne daß davon die äußere Haut irgendwelche Zeichen aufzuweisen braucht. Die Verletzungen bestehen in Zerreißung und Quetschung. Die Folgen sind für den Organismus gewöhnlich noch verhängnisvoller als die nach Herzverletzungen. Fast stets tritt durch innere Verblutung rasch der Tod ein. Die Gefäßverletzungen beruhen nicht immer auf direkter Gewalteinwirkung. Es kommen auch Gefäßrupturen infolge intravaskulärer Drucksteigerung nach übermäßig starker Muskelarbeit und bei direkter Kompression der großen Gefäße durch das Trauma vor, sogenannte Platzruptur. Bisweilen wird das Trauma auf eine bereits erkrankte Arterie treffen (Atheromatose, aneurysmatisch erweiterte Gefäßwand, pathologisch veränderte Gefäßwand bei chronischer Nephritis etc.), was die Entstehung einer Ruptur natürlich wesentlich begünstigt. Klinisch äußert sich die Zerreißung der Aorta thoracalis oder abdominalis in Schmerzen in Brust oder Leib, Beklemmungsgefühl, Blässe des Gesichtes, Atemnot, oft geben die Patienten selbst an, daß sie das Gefühl hätten, es müsse im Innern etwas gerissen sein. Die Diagnose läßt sich für gewöhnlich nicht stellen.

Eine besondere Besprechung erfordert die traumatische Entstehung des Aneurysma. Nach Zerreißung der Arterie kann die Blutung das umgebende Gewebe verdrängen und eine Höhlung bilden, um die sich allmählich eine bindegewebige Kapsel bildet: Aneurysma spurium; die Blutung kann ferner zwischen die Schichten der Arterienwand eindringen und sie ausbuchten: Aneurysma dissecans. Aber auch für die Bildung des echten Aneurysma kommt das Trauma in Betracht. Macht es an der bereits durch die Lues veränderten Arterienwand Einrisse, so ist es denkbar, daß die an die Risse sich anschließenden entzündlichen Prozesse die Widerstandsfähigkeit der Gefäßwand noch mehr herabsetzen und so die Entwickelung des Aneurysma fördern. Einige Pathologen vertreten die Ansicht, daß Einrisse auch einer gesunden Gefäßwand den Anstoß für die Entstehung des Aneurysma geben können, indem durch die Risse im Verein mit entzündlichen Vorgängen später eine nachgiebige Stelle in der Gefäßwand geschaffen wird, von der aus das Aneurysma seinen Anfang nimmt.

Durch das Trauma kann es zu embolischer Verstopfung von Arterien kommen: Luft, Fett, Gewebsteile, losgelöste Thromben können von den Kapillaren her eingeschleppt werden. Manchmal führt die Quetschung einer Arterie auch dazu, daß sich an der zerrissenen Intima ein Thrombus bildet, der zu vollständigem Verschluß des Gefäßes und Gangrän des betreffenden Körperteiles führen kann.

Auch auf die Arteriosklerose kann das Trauma Einfluß haben. Es ist allgemein anerkannt, daß schwere körperliche Arbeit und häufige seelische Erregungen die Entwickelung der Arterienverkalkung begünstigen. Die beiden genannten Faktoren, besonders den letztgenannten bringt aber gerade der Unfall häufig mit sich. Fälle, wo sich nach dem Unfall frühzeitig eine Arterienverkalkung entwickelte, sind in der Literatur auch mehrfach beschrieben worden.

Erkrankung der Venen.

Bekannt ist, daß durch verletzte Venen Luft, Fett, Bakterien etc. leicht in den Körper eindringen können. Dadurch, daß die Venen nicht so starkwandig und elastisch sind, als die Arterien, reißen sie bei Einwirkung des Traumas auch leichter ein. Es sei nur an das häufige Vorkommen von Blutungen in der Konjunktiva nach starken Muskelanstrengungen, Hustenstößen etc. erinnert. Infolge starker Druckzunahme im Venensystem kommen nach Überanstrengung oder Kompression der beiden größten Venenstämme durch das Trauma ausgedehnte Stauungsblutungen am Kopf, Hals und Thorax vor. Sie beruhen auf Zerreißung der kleinsten Venen und Kapillaren und setzen sich am unteren Thorax ziemlich scharf ab. Die Kenntnis dieser Stauungsblutungen hat für die Diagnostik Bedeutung. Häufig gibt das Trauma durch Zerreißung der Intima der Vene und namentlich sekundäre Infektion Veranlassung zur Bildung einer Thrombose oder auch Phlebitis. Ferner ist es sehr wahrscheinlich, daß nach Überanstrengung und Trauma Venenerweiterungen vorkommen. Es sind mehrfach Fälle berichtet, daß Arbeiter nach Heben schwerer Lasten plötzlich über Schmerzen in den Beinen geklagt haben und sich dann später an der betreffenden Stelle variköse Venen gebildet haben. Daß infolge der starken Druckzunahme im venösen System auch gelegentlich eine Erweiterung einzelner Venen zustande gekommen ist, wird uns nicht weiter verwundern. Doch dürfte bei dem seltenen Vorkommen solcher traumatischer Venenektasien es sich dann meist um bereits krankhaft veränderte Venen gehandelt haben.

Erkrankungen der Lungen und des Rippenfells.

Vorbemerkungen über Lungen- und Rippenfellverletzungen.

Auf die nach perforierenden Verletzungen der Lungen und des Rippenfells entstehenden Krankheiten braucht hier nicht näher eingegangen zu werden. Verletzungen der Lunge durch stumpfe Gewalt kommen auf dieselbe Weise zustande, wie solche des Herzens (s. S. 60). Man teilt sie ein in Quetschungen, Zerreißungen und Blutungen. Geringfügige Blutungen in das Lungengewebe und besonders unter die Pleuren sind ein sehr häufiges Vorkommnis. Wird ein größeres Lungengefäß zerrissen, so ist meist hämorrhagische Infiltration ausgedehnter Lungenbezirke die Folge. Bei Zerreißung größerer Bronchien bildet sich bisweilen ein interstitielles Emphysem der Lungen aus. Dasselbe vermag auf das Mediastinum und den Hals überzugehen und kann selbst an der äußeren Haut erscheinen. Nach Einrissen ins Zwerchfell kann eine Lungenhernie entstehen. Werden durch das Trauma Lungen- und Pleuragewebe durchtrennt, so ist ein Hämo- oder ein Pneumothorax, gewöhnlich beides kombiniert, zu erwarten. Der Ort der Verletzung der Lunge braucht durchaus nicht der Stelle der traumatischen Einwirkung am Thorax zu entsprechen. Ein Einriß in der Pleura pulmonalis kann gerade an der der Verletzung des Thorax entgegengesetzten Seite entstehen. Gewöhnlich handelt es sich dann um Zerreißen durch sogenannte Platzruptur. Selbige entsteht, wenn durch Schluß der Stimmritze, der namentlich bei übermäßig starker Muskelanstrengung zustandekommt, die Luft nicht oder nur unvollkommen aus den Lungen entweichen kann und dann der luftgefüllte Sack durch das Trauma noch komprimiert wird. Auch für die Lungen gilt das, was schon früher für das Herz gesagt ist: die schwersten Verletzungen, wie z. B. vollkommenes Abreißen eines Lungenflügels kommen vor, ohne daß von außen auch nur die Spur einer Verletzung wahrzunehmen ist. Bestanden zur Zeit der traumatischen Einwirkung im Lungen- oder Pleuragewebe bereits ältere krankhafte, die normale Festigkeit und Elastizität des Gewebes herabsetzende Herde, so wird bei der eben erwähnten Platzruptur natürlich besonders an diesen das Lungengewebe einreißen. Es ist einleuchtend, daß dazu unter Umständen schon ganz geringfügige Traumen genügen. Von den klinischen Zeichen der frischen Lungenverletzung ist als wichtigstes die Hämoptoe zu nennen, die in sehr verschiedener Stärke auftreten kann. Aus der Stärke der Hämoptoe kann aber nicht ohne weiteres auf die Schwere der Lungenverletzung geschlossen werden. Denn es kann bei einer an und für sich geringfügigen Lungenzerreißung eine Arterie mit getroffen werden, die zu einer starken Lungenblutung Anlaß gibt, und es kann andererseits bei einer schweren Zertrümmerung ausgedehnter Lungenbezirke nur ein geringfügiges Blutspucken auftreten. Weitere Zeichen sind lokale Schmerzen und hämorrhagische Infiltrationen. Letztere machen physikalisch dieselben Erscheinungen, wie bronchopneumonische Herde. Auf die Folgeerscheinungen älterer Lungenverletzungen, wie exsudative Pleuritis, Hämothorax, Pneumothorax etc. kann hier nicht näher eingegangen werden. Was die Prognose betrifft, so ist zu sagen, daß Rißwunden in der Lunge glatt verheilen können. Größere Blutherde können sich vollkommen abkapseln; oft kommt es allerdings vor, daß sie infiziert werden. Sehr häufig bilden sich pleuritische Verwachsungen aus.

An dieser Stelle scheint es mir auch angebracht, die für die Unfallbegutachtung praktisch bedeutsame Frage zu erörtern, ob infolge körperlicher Überanstrengung eine Hämoptoe entstehen kann. Beobachtungen darüber, daß im Anschluß an eine körperliche Überanstrengung eine Hämoptoe auftrat, liegen in der Literatur zahlreiche vor. Theoretisch ist die Möglichkeit, daß infolge starker Muskelüberanstrengung, bei der es, wie bekannt, zu beträchtlicher Steigerung des intrathorakalen und intravaskulären Druckes kommt, eine Zerreißung intakter kleinerer und auch krankhaft veränderter größerer Gefäße vorkommt, zuzugeben. Sonstige Beweise lassen sich aber nicht erbringen. Eine stärkere Hämoptoe nach körperlicher Überanstrengung bei einem gesund erscheinenden Menschen wird also stets den Gedanken nahelegen, daß bereits vor dem Unfall in den Lungen krankhafte destruktive Prozesse vorhanden waren.

Lungentuberkulose.

Der Frage nach dem ursächlichen Zusammenhang zwischen Trauma und Lungentuberkulose kommt praktisch große Bedeutung zu. Es hat sich in der Praxis der Unfallbegutachtung eingebürgert, die Frage folgendermaßen zu formulieren: ist durch das Trauma eine Lungentuberkulose bei einem Menschen, der sich bisher ganz gesund gefühlt hat, manifest geworden, oder hat eine bereits vorhanden gewesene Symptome machende Lungentuberkulose durch den Unfall eine offenkundige Verschlimmerung erfahren? Dazu ist zu sagen, daß sowohl nach theoretischen Erwägungen, wie auch nach zahlreichen klinischen Erfahrungen für beide Fälle der Zusammenhang in hohem Grade wahrscheinlich ist. Fälle, in denen die Entstehung und die ganze Art des Verlaufes einer Lungentuberkulose auf einen ursächlichen Zusammenhang mit einem vorausgegangenen Trauma mit zwingender Notwendigkeit hinweisen, sind in der Literatur eine große Zahl beschrieben worden. Von den Oberversicherungsämtern liegen ebenfalls eine Reihe diesbezüglicher Entscheidungen vor.

Eine Verletzung der Lungen, sei es durch stumpfe Gewalt oder Perforation, wird zunächst wegen der danach auftretenden Schmerzen stets zur Folge haben, daß der betreffende Lungenteil geschont wird, sich also weniger entfalten kann. Die Ansiedelung von Tuberkelbazillen, mögen sie nun von einem alten latenten Herd im Organismus oder von außen stammen, wird dadurch natürlich begünstigt. Für die Entstehung oder Weiterentwickelung der Lungentuberkulose durch Unfall kommen indirekt noch eine ganze Reihe von Möglichkeiten, von denen hier nur die wichtigsten angeführt seien, in Betracht: Erschöpfung des Organismus durch starke Blutverluste oder durch schwere traumatische Erkrankungen, dann langdauernde, durch den Unfall ausgelöste seelische Depressionen, langer Stubenaufenthalt, traumatische Lungeninfarkte etc.

Der Nachweis der traumatischen Ätiologie stößt stets auf Schwierigkeiten, ein besonderes Charakteristikum gibt es für die traumatische Lungentuberkulose nicht. Wichtig ist es, über den Zustand der Lungen vor und nach dem Unfall orientiert zu sein, sowie daß der Verunglückte auch später weiter beobachtet worden ist. Das wird aber nur ausnahmsweise der Fall sein.

Der Beginn und Verlauf der traumatischen Lungentuberkulose kann sehr verschieden sein. Sehr oft setzt die Erkrankung mit einer Hämoptoe ein. Den Einwand, daß in solchen Fällen, besonders dann, wenn schon nach einem geringfügigen Trauma eine Blutung auftrat, bereits alte tuberkulöse Zerstörungen in den Lungen bestanden haben können, muß man freilich gelten lassen. Bisweilen entsteht nach dem Trauma eine Pleuritis, an die sich eine Lungentuberkulose anschließt. Bisweilen entwickelt sich zunächst eine akute Pneumonie, die dann in Lungentuberkulose übergeht. Die Frage, ob es sich hierbei von vorneherein um tuberkulöse pneumonische Entzündungen handelt, die auf Tuberkelbazillen, welche durch das Trauma in alten tuberkulösen Herden mobil gemacht sind, zurückzuführen sind oder ob zuerst eine echte Pneumonie entsteht, an die sich später eine Lungentuberkulose anschließt, wird sich gewöhnlich schwer entscheiden lassen. Die tuberkulöse Lungenerkrankung kann sich aber auch erst längere Zeit nach dem Trauma bemerkbar machen und genau unter dem Bilde eines langsam fortschreitenden Spitzenkatarrhs verlaufen.

Was das Vorkommen der traumatischen Lungentuberkulose anbelangt, so ist zu sagen, daß es relativ selten zu sein scheint. Von den in der Literatur angeführten Fällen halten viele einer ernsthaften Kritik nicht stand. Die Statistiken über die Lungenverletzten in den letzten Kriegen zeigen, daß nur bei einem geringen Prozentsatz wirklich mit einiger Sicherheit die Lungentuberkulose auf das Trauma bezogen werden kann.

Lungenentzündung.

Allgemein bekannt ist, daß die Lungenentzündung häufig die Folge anderer, auch traumatischer Erkrankungen ist. Es sei an die Schluckpneumonien nach Unglücksfällen, die zu Bewußtseinsstörungen führten, erinnert, ferner an die hypostatischen Pneumonien (z. B. langes Krankenlager infolge einer Schenkelhalsfraktur), dann an die metastatischen Pneumonien bei Infektionskrankheiten (z. B. Sepsis), nach Einatmung reizender Gase etc. Daß sich Pneumonien an Verletzungen der Weichteile und Knochen der Thoraxwand sowie an perforierende Verletzungen der Lungen selbst anschließen, dürfte ebenfalls bekannt sein. An dieser Stelle soll aber in der Hauptsache die Frage erörtert werden, ob auch Verletzungen der Lungen durch stumpfe Gewalt, also Quetschungen, Zerreißungen und Blutungen im Lungengewebe zur Entstehung von Pneumonie führen können. Die pathologische Anatomie hat uns darüber bisher noch keine rechte Aufklärung zu geben vermocht. Bei der Obduktion der Fälle, wo im Anschluß an ein Trauma eine als Pneumonie imponierende Lungenerkrankung einsetzte, fand man in der Lungen entweder nur reine hämorrhagische Infiltrate und nebenbei oft noch andere Merkmale der traumatischen Einwirkung auf die Lungen oder aber lediglich pneumonische Infiltrationen und keine Zeichen einer eigentlichen Lungenverletzung. Klinische Beobachtungen über das Auftreten und den Verlauf der Lungenentzündung nach Unfall sind zahlreich gemacht worden. Viele weisen mit großer Wahrscheinlichkeit auf einen ursächlichen Zusammenhang der Erkrankung mit dem Trauma hin. Der Verlauf einer solchen Pneumonie kann sich sehr verschieden gestalten. Am häufigsten scheint sie in Form zirkumskripter pneumonischer Herde aufzutreten, sie verläuft dann auch ganz unter dem Bilde der Bronchopneumonie. Dann erscheint sie als typische fibrinöse Pneumonie, aber auch als lobäre mit völlig atypischem Verlauf. Sie tritt bisweilen schon nach Stunden, für gewöhnlich nach 1—2 Tagen, im allgemeinen nicht später als vier Tage nach dem Unfall auf. In seltenen Fällen ist der Zwischenraum aber auch noch größer. Bemerkenswert ist, daß sie vielfach mit reichlichem blutigen Auswurf einhergeht!

Ihr Nachweis gründet sich auf den gewöhnlich unverkennbaren Zusammenhang der Erkrankung mit dem Trauma in bezug auf Ort und Zeit. Vielfach entspricht die pneumonische Infiltration dem Orte der traumatischen Einwirkung auf den Thorax, doch spricht andererseits die Lokalisation der Pneumonie an der der Einwirkung des Traumas entgegengesetzten Stelle des Thorax auch nicht gegen die traumatische Ätiologie. Wenn wir uns an die Lungenverletzungen durch sogenannte Platzruptur erinnern, wird uns das einleuchten. Ein besonders wichtiges Kriterium ist das schon erwähnte Auftreten reichlichen hämorrhagischen Sputums. Zu beachten ist, daß durchaus nicht zu verlangen ist, daß der Respirationsapparat vor dem Unfall gesund war. Vielmehr ist anzunehmen, daß gerade eine infektiöse Erkrankung, z. B. eine Influenzabronchitis, dadurch, daß bereits in die Bronchien infektiöse Keime eingedrungen sind, die traumatische Entstehung einer Pneumonie begünstigen wird.

Zu der Frage, ob akute Überanstrengung ebenfalls

eine Pneumonie verursachen kann, ist folgendes zu sagen:
Es ist bekannt, daß nach körperlicher Überanstrengung
in den Lungen Gefäße zerreißen können. Dadurch wird die
Ansiedelung von Pneumokokken in den Lungen begünstigt.
Wenn also ein gesund erscheinender Mensch nach Überanstrengung einen Blutsturz bekommt und sich daran eine
typische Pneumonie anschließt, so können wir mit großer
Wahrscheinlichkeit die Überanstrengung für die Entstehung
der Pneumonie verantwortlich machen.

Pleuraerkrankungen.

Wie am Endokard können auch bei der Pleura Thoraxkontusionen Entzündungen hervorrufen. Meist treten sie
in Form trockener zirkumskripter Entzündungsherde auf.
Offenbar kommen sie viel häufiger vor, als vermutet wird.
Sie verraten sich durch Schmerzen und Reibegeräusche.
Von der auf andere Weise erworbenen trockenen Pleuritis
unterscheiden sie sich vielfach durch das Fehlen von Fieber
und Störung des Allgemeinbefindens. Es scheint sich hier
also um eine nicht infektiöse Form von Pleuritis zu handeln.

Es gibt aber auch eine infektiöse traumatische Pleuritis nach Thoraxkontusionen. Die pathogenen Keime müssen
dann also entweder aus der Lunge stammen oder auf dem
Blutwege an die Pleura gelangt sein.

Bei beiden Formen wird die Bildung eines serösen
Exsudates beobachtet. Die nicht infektiöse Form charakterisiert sich dadurch, daß sich das Exsudat sehr langsam zu
entwickeln pflegt. Infolgedessen ist es gewöhnlich erst
mehrere Wochen nach dem Unfall nachweisbar. Sehr oft
ist das Exsudat der traumatischen Pleuritis auch gleichzeitig
hämorrhagisch.

Auch tuberkulöse Pleuritis wird nach Brusttraumen
beobachtet. Der Nachweis des ursächlichen Zusammenhanges derselben mit dem Trauma stößt stets auf große
Schwierigkeiten.

Natürlich treten nach Brustkontusionen auch Pleura-
verwachsungen auf. Die Kenntnis davon ist von besonderer
Wichtigkeit, da die Pleuritis im Anfang leicht übersehen wird.
Später ist ihr Nachweis dann fast unmöglich. Solche
Patienten kommen mit Klagen über Schmerzen auf der Brust
an einer bestimmten Stelle. An den Unfall erinnern sie sich
vielfach gar nicht mehr. Bisweilen vermag die radiologische
Untersuchung die Diagnose zu ermöglichen.

Auch die Vereiterung eines traumatischen Exsudates
wird beschrieben. Doch scheint sie selten vorzukommen.

Sonst werden nach Thoraxkontusionen infolge Zerreißung des Lungengewebes und Pleuraüberzuges besonders noch Hämothorax und Pneumothorax beobachtet.

Lungenemphysem, Lungengangrän. Embolie.

Bei einem gesunden Menschen scheint ein traumatisches Lungenemphysem nicht vorzukommen. Hingegen sind in der Literatur einige Fälle angeführt, wo nach Brustkontusion eine auffällige Verschlimmerung des Volumen pulmonum auctum eintrat. Die Entstehung von Lungengangrän nach Brustkontusionen ist oft beobachtet worden. Das Lungengangrän kann dadurch zustande kommen, daß der gequetschte Lungenteil direkt mit Fäulniserregern infiziert wird oder zunächst die lädierte Thoraxwand und von der aus die unverschonte Lunge gelegentlich auch dadurch, daß durch das Trauma eine tuberkulöse Kaverne, ein bronchiektatischer Sack etc. eröffnet wird, deren Inhalt dann das Lungengewebe infiziert. Eine traumatische Pneumonie kann in Gangrän übergehen, ein traumatischer Lungeninfarkt kann gangränös werden. Bekanntlich wird auch, nach einem Unfall häufig die embolische Verstopfung von Lungengefäßen beobachtet. Es sei an die Luftembolien nach Eröffnung größerer Venen erinnert, an die Fettembolien nach Erschütterung des Körpers und bei Knochenfrakturen, an die Embolien durch Gewebspartikel bei Zertrümmerung parenchymatöser Organe.

Krankheiten der Verdauungsorgane.

Verletzungen der Speiseröhre, des Magens und Darmes.

Speiseröhre. Infolge der außerordentlich geschützten Lage kommen Verletzungen durch stumpfe Gewalt nur sehr selten vor. Auf direkte Weise scheinen sie überhaupt nicht zu entstehen. In der Literatur finden sich derartige Fälle wenigstens nicht beschrieben. Sie wären ja auch nur bei gleichzeitiger ganz schwerer Quetschung des Brustkorbes oder Halses denkbar. Die bisher beobachteten Fälle von Ösophaguszerreißung sind alle durch Überdehnung der Wandungen der Speiseröhre zustande gekommen: Nach gewaltsamer Einwirkung auf die obere Hälfte des Leibes infolge Schlages, Kompression, unter Umständen auch infolge starker Anspannung der Bauchmuskeln wird meist sehr plötzlich Mageninhalt in die Speiseröhre getrieben. Selbige wird dadurch plötzlich ausgebuchtet, was mit dem Einreißen ihrer Wandung endet.

Subkutane Verletzungen des Magens sind schon häufiger. Sie entstehen sowohl bei direkter, wie indirekter Gewalteinwirkung. Die letztere Art ist die seltenere. Ein Beispiel für sie ist die starke Erschütterung des Körpers bei Fall auf die Füße, das Gesäß etc. Für das Zustandekommen der Magenverletzung ist außer dem Trauma noch der Füllungszustand des Magens und die Beschaffenheit der Bauchdecken von Bedeutung. Bei kräftiger Bauchmuskulatur und reichlichem Pannikulus wird natürlich eine Magenruptur viel schwerer eintreten können, als bei dünnen schlaffen Bauchdecken. Der Füllungszustand des Magens ist deshalb wichtig, weil die meisten Magenverletzungen durch Bersten der Magenwände zustande kommen. Der Grund dafür liegt an der Form des Magens, der, wie bekannt, einen sich nach oben und unten stark verjüngenden Sack darstellt, welcher im Zustande der Füllung noch obendrein am Pylorus verschlossen ist. Wirkt nun auf den mit flüssigem oder breiigem Inhalt gefüllten Magen eine starke Gewalt ein, so wird der Inhalt unter starken Druck gebracht. Die Folge davon sind Einrisse und Blutungen in die einzelnen Schichten der Magenwand oder völlige Durchtrennung derselben. Quetschungen des Magens sind bei seiner großen Beweglichkeit nur selten. Sie finden sich dann meist nur am Pylorus, dem einzigen Teil des Magens, der durch seine Lage über der Wirbelsäule eine feste Unterlage hat.

Infolge der nur wenig geschützten Lage des Darmes sind hier Verletzungen durch stumpfe Gewalt auch ziemlich häufig. Der Darm kann gequetscht werden oder infolge direkter und indirekter Gewalt zerreißen. Die letztere Art der Verletzung ist die häufigere. Die Darmschlingen können infolge Zunahme des intraabdominellen Druckes, z. B. nach Kompression des Bauches zerreißen oder aber, was häufiger ist, sie platzen dadurch, daß ihr Inhalt infolge Gewalteinwirkung sie in übermäßig starke Spannung versetzt. Der Verschluß des Darmstückes kann auf der einen Seite durch Abknickung gebildet werden, auf der andern ist es das Trauma gewöhnlich selbst, was ihn macht.

Krankheiten der Speiseröhre.

Von den subkutanen Verletzungen der Speiseröhre haben außer den oben erwähnten Zerreißungen durch Bersten für die Unfallbegutachtung noch die Blutungen aus den Venen des unteren Ösophagusabschnittes praktisches Interesse. Doch handelt es sich bei ihnen meist um pathologisch veränderte Venen (Ösophagusvarizen bei Pfortaderstauung, namentlich infolge von Leberzirrhose). Ferner ist mehrfach subkutane Zerreißung von Ösophagusdivertikeln beschrieben worden.

Krankheiten des Magens.

Der Mechanismus der Magenzerreißungen ist unter den einleitenden Vorbemerkungen über subkutane Verletzungen der Verdauungswege erklärt worden. Die klinischen Zeichen bestehen zunächst in Shockerscheinungen, lokalen Schmerzen, Erschrecken, namentlich auch Bluterbrechen, später machen sich dann die Symptome der Peritonitis bemerkbar. Die Prognose ist schlecht. Die vollständige Zerreißung der Magenwand, aber auch bloß die der Schleimhaut endet meist mit dem Tode. Doch sind auch einige wenige Fälle beschrieben, wo nach sofortiger Laparotomie Heilung eintrat. Leichtere Verletzungen heilen meist bald.

Manchmal bildet sich nach Verletzung des Magens ein chronisches Magenleiden aus, das durch wiederholtes Auftreten von Hämatemesis auf das Vorhandensein geschwüriger Prozesse im Magen hinweist. Durch Operation oder Obduktion hat man in solchen Fällen im Magen mehrfach geschwürige Stellen auf dem Boden von Zerreißungen nachgewiesen.

Zu der Frage, ob ein Trauma auch zur Entstehung eines runden Magengeschwüres Veranlassung geben kann, ist folgendes zu sagen: die Entscheidung der Frage macht stets die größten Schwierigkeiten, da man mit Sicherheit niemals das vorherige Bestehen eines latenten Magengeschwüres wird ausschließen können. In der Literatur finden sich nur sehr wenige Fälle, welche auf den ursächlichen Zusammenhang eines Ulcus mit einem Unfall hindeuten. Diese sprechen aber dann auch mit großer Wahrscheinlichkeit für den Kausalnexus. Doch ist ihre Entstehung nicht auf die bei der Verletzung gesetzten Blutungen, Substanzverluste und Kontinuitätstrennungen der Magenwand zu beziehen, sondern vielmehr auf traumatische Embolien, Gefäßkrämpfe etc., wodurch zirkumskripte Stellen der Magenwand in ihrer Ernährung und Widerstandsfähigkeit geschädigt worden, so daß sie der verdauenden Wirksamkeit des Magensaftes unterliegen.

Als Folgen einer Magenverletzung werden ferner noch beobachtet: narbige Pylorusstenose, perigastritische Verwachsungen, akute Magendilatation. Letztere verdient noch einer besonderen Erwähnung. Sie ist nicht die Folge einer akuten Pylorusverengerung, sondern beruht auf plötzlicher Lähmung der Magenmuskulatur. Bei der Laparatomie oder Obduktion ist eine anatomische Ursache nicht zu finden.

Man beobachtet sie nach Gewalteinwirkung auf den Leib und Kopf. Für den letzteren Fall ist also anzunehmen, daß die Lähmung eine zentrale Ursache hat. — Infektiöse Prozesse kommen an der verletzten Magenwand nur ausnahmsweise vor. Es liegt wohl daran, daß die pathogenen Keime durch die Salzsäure des Magens in ihrer Virulenz geschädigt werden. Nur ganz vereinzelt ist das Auftreten posttraumatischer Magenphlegmonen oder Abszesse beschrieben worden.

Krankheiten des Darmes.

Was über die traumatische Entstehung des Magenulkus gesagt ist, gilt auch für die des Ulcus Duodeni. Das häufige Vorkommen von subkutanen Darmzerreißungen ist im vorhergehenden bereits erwähnt worden. Die klinischen Zeichen der Darmruptur sind Shockerscheinungen, Leibschmerzen, Druckempfindlichkeit des Leibes, Blutstühle; bald folgen peritonitische Symptome: Im Gegensatz zum Magen werden die verletzten Stellen des Darmes sehr häufig infiziert. Es bilden sich schwer heilende Geschwüre, die sich durch Diarrhöen, Leibschmerzen, Fieber, Abgang von Blut und Eiter kundgeben. Häufig werden von den Geschwüren aus noch andere Organe infiziert. Von weiteren öfters beobachteten Folgekrankheiten nach subkutanen Darmverletzungen seien erwähnt: Strikturen des Darmes durch Verdickung der Darmwand und Narbenzug, Einklemmung von Darmschlingen und Netz in präformierte oder durch das Trauma geschaffene Spalten, Intussuszeptionen und Knotenbildung des Darmes, spastische Kontraktion und Lähmung der Darmmuskulatur. Die akute Lähmung des Darmes kann außer durch Gewalteinwirkung auf das Abdomen auch durch Verletzung des Zentralnervensystemes zustande kommen. Die Erscheinungen sind dieselben, wie beim paralytischen Ileus. Bei der Eröffnung des Abdomen ist eine anatomische Ursache für die Erkrankung nicht aufzufinden.

Krankheiten des Peritoneum.

Am Peritoneum entstehen nach Bauchkontusionen häufig nicht infektiöse zirkumskripte Entzündungen, die meist glatt heilen, bisweilen aber auch zu Verwachsungen führen. Es ist bekannt, daß selbige oft außerordentliche Beschwerden verursachen. Das Entstehen einer zirkumskripten oder diffusen Peritonitis nach Zerreißungen von Magen, Darm, Gallenblase ist allgemein bekannt. Die Schwere der Infektion hängt von der Art und Menge des infizierenden Materiales, sowie der Stelle, an der das Peritoneum infiziert wird, ab. So wird natürlich die Ruptur einer mit Eiter gefüllten Gallenblase viel verhängnisvoller sein, als die einer Gallenblase, deren Inhalt nicht infiziert ist. Nach einem Riß durch die Darmwand wird sich die Entzündung am Peritoneum natürlich dann besonders leicht abkapseln, wenn der Riß an einer Stelle erfolgt, wo der Darm in der Nähe der Bauchwand liegt und nur wenig bewegungsfähig ist. Wichtig ist zu wissen, daß für das Zustandekommen der Infektion vom Magendarmkanal oder der Gallenblase aus durchaus nicht ein Einreißen der Wandungen dieser Organe nötig ist, sondern, daß die Bakterien, die durch das Trauma geschädigten Wandungen, an denen makroskopisch wahrnehmbare Veränderungen oft gar nicht bestehen, auch durchwachsen können. Auch kann das verletzte Peritoneum vom Blutwege aus infiziert werden. Der Nachweis der traumatischen Entstehung der Peritonitis stößt oft auf große Schwierigkeiten, vielfach läßt er sich überhaupt nicht erbringen. Der Grund dafür liegt darin, daß in manchen Fällen die peritonitischen Erscheinungen sich erst lange Zeit nach dem Unfall zeigen. So kann z. B. nach Zerreißung des Darmes sich ein kleiner eiteriger Herd abkapseln, der zunächst nur unbedeutende Erscheinungen macht, einige Wochen später aber durchbricht und zur Entstehung einer diffusen Peritonitis Veranlassung gibt. Auch die Durchwachsung der Bakterien durch den Darm kann sehr langsam vor sich gehen.

Ein besonderes Interesse hat naturgemäß noch die Frage nach dem ursächlichen Zusammenhang zwischen Trauma und Appendizitis. Bildet doch die Entzündung des Wurmfortsatzes den häufigsten Ausgangspunkt der zirkumskripten Peritonitis.

Zunächst ist zu sagen, daß Appendizitis nach Unfall im allgemeinen selten beobachtet wird. Wenn sie vorkommt, liegt der Zusammenhang dann vielfach so, daß durch das Trauma ein latenter appendizitischer Herd von neuem zum Aufflackern gebracht wurde. In solchen Fällen ist durch den Unfall also lediglich die Verschlimmerung einer schon früher vorhanden gewesenen Erkrankung herbeigeführt worden, was für die Unfallbegutachtung allerdings dieselbe Bedeutung hat, wie die Entstehung einer neuen Erkrankung durch das Trauma. Die Diagnose solcher traumatischer Appendiziden gründet sich auf den durch Anamnese oder Autopsie erbrachten Nachweis bereits früher überstandener appendizitischer Attacken. Weiter gestützt wird sie noch dann, wenn der Anfall bereits durch ein geringfügiges Trauma ausgelöst wurde.

Die Frage, ob auch eine intakte Appendix durch eine Bauchkontusion zur Entzündung gebracht werden kann, wird zurzeit noch von namhaften Autoren mit dem Hinweis auf die versteckte Lage und große Beweglichkeit des Wurmfortsatzes, sowie das erwähnte seltene Vorkommen der Appendizitis nach einem Trauma verneint. Dem steht aber gegenüber, daß einwandfreie Beobachtungen über subkutane isolierte Zerreißungen der Appendix vorliegen. Auch spricht theoretisch das gelegentliche Vorkommen von Kotsteinen in der Appendix durchaus für die Möglichkeit einer Zerreißung dieses Organes. Wenn aber am Wurmfortsatz schwere subkutane Verletzungen vorkommen, so darf man folgern, daß der Unfall an seiner Wandung auch geringfügige Läsionen (Einrisse, Blutungen) setzen kann. In diesen verletzten Stellen kann aber jederzeit durch Einwanderung von Bakterien aus dem Wurmfortsatz eine Entzündung entstehen. Nach theoretischen Erwägungen ist ein Trauma also sehr wohl imstande, auch an einem noch nicht krank gewesenen Wurmfortsatz Entzündung hervorzurufen.

Der Unfall kann in Stoß oder Quetschung des Leibes, übermäßig starker Anspannung der Bauchmuskeln und Erschütterungen des Körpers bestehen. Die ersten Krankheitserscheinungen können unmittelbar oder bald nach dem Unfall einsetzen, sie können sich aber auch erst nach Wochen oder vielen Monaten bemerkbar machen. Im letzteren Fall wird der Nachweis der traumatischen Ätiologie natürlich schwierig. Das späte Auftreten der appendizitischen Symptome wird uns erklärlich, wenn wir daran denken, daß sich die Entzündung bereits zu einer Zeit zurückbilden und abkapseln kann, wo nennenswerte Beschwerden noch gar nicht zu erwarten sind, später aber aus irgend einer Veranlassung wieder aufflackern kann. Es ist also auch nicht möglich, für das beschwerdefreie Intervall irgend eine Zeit festzustellen. Von Bedeutung ist für den Nachweis des ursächlichen Zusammenhanges natürlich, wenn bei der Eröffnung des Abdomens Zerreißungen und Blutungen an der Appendix oder Residuen davon gefunden werden. Oft wird aber weder Operation noch Obduktion gemacht worden sein oder es wird, wenn sie gemacht ist, sich infolge der nachträglichen starken Veränderung des Organes durch Vereiterung, Gangräneszierung etc. von einer früheren Verletzung nichts mehr zu erkennen sein. Aus all dem ergibt sich, daß in den Fällen, wo zwischen Unfall und ersten appendizitischen Erscheinungen ein längerer Zeitraum liegt, sich vielfach der Nachweis der traumatischen Ätiologie überhaupt nicht wird erbringen lassen.

Krankheiten der Leber und Gallenwege.

Subkutane Verletzungen der Leber kommen ziemlich häufig vor. Der Grund dafür liegt an dem großen Volumen und der geringen Elastizität der Leber, sowie an ihrer infolge der Lage und Fixierung durch Bänder bedingten geringen Fähigkeit der traumatischen Einwirkung auszuweichen. Die Verletzungen kommen durch direkte und indirekte Gewalteinwirkung zustande. Im letzteren Fall zum Beispiel bei Sturz aus der Höhe auf die Füße. Schwerste Zerreißungen der Leber sind beobachtet worden, ohne daß von außen auch nur die Spur eines Traumas wahrzunehmen war. Die Verletzungen teilt man ein in Quetschung und Zerreißung des Lebergewebes mit gleichzeitigem Kapselriß, Zertrümmerung von Lebergewebe ohne Kapselzerreißung und Blutergüsse innerhalb der Leber und unter ihre fibröse Kapsel. Bei Vergrößerung der Leber, z. B. bei Stauungsleber, Fettleber, hypertrophischer Zirrhose etc. wird eine besondere Brüchigkeit des Lebergewebes beobachtet. Es genügen dann manchmal schon geringe traumatische Anlässe um die Leber zum Zerreißen zu bringen. Sehr häufig sind Leberzerreißungen durch Verletzung der benachbarten Organe kompliziert. Klinisch äußert sich die Leberruptur in erster Linie durch lokale Schmerzen, die oft in die rechte Schulter ausstrahlen. Bei schweren Rupturen pflegen die Zeichen des Shocks und der inneren Blutung nicht zu fehlen, später treten auch peritonitische Symptome auf. Oft entsteht auch ein Ikterus. Letzterer kommt als Früh- und Spätikterus vor. Der frühzeitige Ikterus wird dadurch erklärt, daß die infolge Zerreißung von Lebergewebe oder Gallengängen ausfließende Galle in die Blutgefäße resorbiert wird oder daß durch Schwellung des verletzten Choledochus der Abfluß der Galle behindert ist. Spätikterus kommt am häufigsten durch nachträgliche Infektion der verletzten Leberteile zustande (Cholangitis, Hepatitis purulenta). Es gibt aber auch noch andere Erklärungsmöglichkeiten für sein Entstehen. So z. B. ist es denkbar, daß ein traumatisch bedingtes Exsudat die Gallenwege komprimiert oder daß durch narbige Schrumpfung peritonitischer Adhäsionen die großen Gallengänge abgeknickt werden etc.

Nach subkutaner Leberverletzung wird eine Schwellung der Leber beobachtet, die mit denselben Erscheinungen einhergeht, wie wir sie vom Krankheitsbild des Ikterus catarrhalis her zu sehen gewohnt sind. Wie schon oben angedeutet, kommt es infolge Infektion der verletzten Leberpartien zu Cholangitis und Leberabszeß. Ein Echinokokkus der Leber kann durch das Trauma zur Perforation und Vereiterung gebracht werden. Die ja meist bestehende reaktive Entzündung an seiner Wandung kann infolge der traumatischen Einwirkung auch weiter auf das Peritoneum übergreifen, was natürlich Beschwerden verursachen kann. So erklärt es sich, wenn ein bisher latent verlaufener Echinokokkus erst nach dem Unfall in Erscheinung tritt.

An der Gallenblase und den Gallenwegen kommen infolge ihrer geschützten Lage Verletzungen nur selten vor. Sie kommen dadurch zustande, daß die Wandungen dieser Organe infolge Zerrung oder Quetschung (z. B. durch Anpressen gegen die Wirbelsäule) einreißen; die mit Flüssigkeit gefüllte Gallenblase kommt am häufigsten durch Platzen zur Ruptur. Die Symptome der frischen Verletzung sind zunächst Shockerscheinungen, dann lokale Schmerzen; später treten die Zeichen der peritonitischen Reizung und Ansammlung von Flüssigkeit in der freien Bauchhöhle auf. Wird das Exsudat punktiert, so ist es gallig. Bisweilen zeigt sich das Ausfließen von Galle in die Leibeshöhle auch dadurch an, daß die Fäzes acholisch werden und Ikterus auftritt. Enthielt die ausgeflossene Galle pathogene Keime, so wird die Folge davon eine Peritonitis sein; war sie keimfrei, so sind später peritonitische Verwachsungen mit dicker Schwartenbildung zu erwarten. Letztere machen mitunter lange keine Beschwerden, jedoch dann heftige, wenn narbige Schrumpfung eintritt.

Die Entstehung einer Cholezystitis traumatica läßt sich auf doppelte Weise erklären. Erstmals kann die Entzündung dadurch entstehen, daß die Gallenblase zur Zeit der traumatischen Einwirkung infizierte Galle enthalten hat. Dann kann — und das ist bei dem häufigen Vorkommen von entzündlichen Prozessen in der Gallenblase wahrscheinlich die häufigere Ursache — eine chronische bisher latent verlaufene Cholezystitis durch das Trauma manifest werden.

Cholelithiasis.

Wenn wir uns zu der Annahme, daß für die Entstehung von Gallenkonkrementen Stauung und Infektion von Galle in den Gallenwegen nötig sind, anschließen, so müssen wir die Möglichkeit einer traumatischen Entstehung von Gallensteinen zugeben. Denn beide Momente werden, wie oben bereits erwähnt, durch das Trauma häufig geschaffen. Der Nachweis stößt freilich auf die größten Schwierigkeiten. Bekanntlich verläuft eine Cholelithiasis in vielen Fällen vollkommen latent. Wir können also nie wissen, ob die Gallenblase nicht schon vor dem Unfall Steine enthalten hat. Andererseits entsteht eine Cholelithiasis oft schleichend und verläuft lange Zeit symptomenlos. Das Auftreten von Cholelithiasisbeschwerden erst längere Zeit nach dem Unfall spricht also durchaus nicht gegen die traumatische Entstehungsmöglichkeit.

Krankheiten und Verletzungen der Milz.

Subkutane Verletzungen sind infolge ihrer geschützten Lage selten. In den meisten Fällen, wo eine subkutane Ruptur beobachtet wurde, war die Milz vergrößert. Ihre leichtere Verletzbarkeit beruht dann darauf, daß ihr unterer Pol nicht mehr durch den Rippenbogen geschützt ist, daß das Gewebe bei akuter und chronischer Milzvergrößerung von besonderer Brüchigkeit ist und die gespannte Kapsel leicht einreißt. Es genügen dann zu ihrer Rupturierung schon ganz geringfügige Traumen. Die unmittelbaren Folgen der Milzverletzung bestehen in Shockerscheinung, lokalen Schmerzen, und den Zeichen der inneren Blutung. Bisweilen wird infolgedessen die Milzdämpfung vergrößert.

Was die Frage anbelangt, ob eine sogenannte Wandermilz nach einem Trauma entstehen kann, so ist zu sagen, daß es sich in solchen Fällen fast stets um Milzen handelt, die bereits zuvor aus ihrer normalen Befestigung gelockert waren.

Entzündliche Prozesse (Abszeß, Perisplenitis) kommen an der verletzten Milz vor, sind aber viel seltener, als bei der Leber. Es liegt das wohl daran, daß die Infektion nur auf dem Blutwege oder von einem benachbarten infektiösen Herde her erfolgen kann.

Krankheiten und Verletzungen des Pankreas.

Verletzungen sind infolge seiner außerordentlich geschützten Lage selten. Sie kommen nur nach schweren Gewalteinwirkungen zustande. Das Pankreas kann dabei gequetscht werden oder zerreißen. Vielfach reißt es mitten durch. Die Folgen der Verletzung sind akute Pankreasnekrose infolge Selbstverdauung der Drüse durch ihre aktivierten Fermente oder Pankreatitis purulenta durch Infektion. Besonders gefährlich wird das Ausfließen des Pankreassekretes in die Bauchhöhle, wodurch Fettgewebsnekrosen und Peritonitis entstehen; außerdem stellt das resorbierte Pankreassekret für den Körper ein heftiges Gift dar. Betreffs der Diagnose der Pankreasverletzungen, die bekanntlich schwierig ist, muß auf die Lehrbücher verwiesen werden.

Ziemlich häufig entstehen nach Pankreastraumen Zysten und Pseudozysten der Drüse.

Krankheiten und Verletzungen der Niere.

Subkutane Nierenverletzungen können auf verschiedene Weise zustande kommen. Bei direkter Gewalteinwirkung entstehen sie durch Stoß auf die Lendengegend (die Nieren werden je nach der Richtung, in der das Trauma einwirkt, entweder gegen die Lendenwirbelsäule oder die unteren Rippen angedrückt), Kompression des Leibes von zwei Seiten (z. B. bei Quetschung zwischen Wagenpuffern) oder Einwirkung der Gewalt von vorn (z. B. beim Überfahrenwerden des Leibes. Die Lendenmuskulatur und der Boden bilden die feste Unterlage, gegen die die Nieren gequetscht werden). Selbst bei den schwersten Nierenverletzungen braucht die äußere Haut keinerlei Zeichen einer Verletzung aufzuweisen. Die Nierenverletzungen können bestehen in Läsionen der Fett- und fibrösen Kapsel, Zertrümmerung und Zerreißung der Nierensubstanz, vollkommenem Abreißen der Nieren, Zerreißung des Nierenbeckens und Ureters. Die Zerreißungen des Nierenbeckens kommen meistens durch Bersten zustande. Klinisch äußern sich die Nierenverletzungen zunächst durch Shockerscheinungen. Weitere Symptome sind dann Schmerzen in der Nierengegend, die nach dem Genitale zu ausstrahlen, und zwar spontane, wie solche auf Druck. Besonders wichtig ist die Hämaturie. Ferner sind zu nennen Albuminurie und Schwellung der Nierengegend. Außerdem bestehen meist die Zeichen der inneren Blutung. Was die Häufigkeit von Nierenverletzungen anbelangt, so ist zu sagen, daß sie trotz der geschützten Lage der Nieren eine ziemlich große ist.

Die Folgekrankheiten der Nierenverletzungen sind sehr mannigfach. Die Frage, ob eine Wanderniere traumatischen Ursprungs sein kann, läßt sich mit Sicherheit nicht beantworten. Tritt ein Ren mobilis im Anschluß an einen Unfall in Erscheinung, so ist das noch kein genügender Beweis für die traumatische Entstehung desselben. Denn bekanntlich haben viele Menschen eine Renoptose, ohne daß es ihnen zum Bewußtsein kommt. Bisweilen ist die Niere vor dem Unfall in ihrer Lagerung gelockert. Dann kann sie durch ein Trauma disloziert werden. Die Versicherungsämter pflegen den ursächlichen Zusammenhang dann zu beachten, wenn nachgewiesen wird, daß der Unfall so beschaffen war, daß er eine Lockerung der Niere oder Verlagerung einer bereits gelockerten Niere herbeiführen konnte

Infolge traumatischer Verlegung der Ureterpassage (Abknickung des Ureters, Verstopfung seines Lumens durch Blutgerinnsel) kommt es zu Ansammlung von Blut, Harn oder Eiter im Nierenbecken.

Nephritis.

Abgesehen von der Nephritis, die mit Vereiterung des Nierengewebes einhergeht, ist der ursächliche Zusammenhang der Nephritis mit dem Trauma nicht bewiesen. Im Anschluß an einen Unfall beobachtet man oft eine Albuminurie mit Zylindern und roten Blutkörperchen, die aber bald wieder verschwindet. Wahrscheinlich beruht der pathologisch veränderte Harn auf kleinen nekrotischen Herden und Blutungen in den Nieren. Dann findet sich Albuminurie die Monate, ja bis zu einem Jahr anhält, ohne daß aber sonstige nephritische Erscheinungen auftreten. Beobachtungen darüber, daß nach einem Trauma sich eine echte Nierenentzündung einstellt, liegen zahlreiche vor, doch hat sich bisher noch für keine derselben der Beweis der traumatischen Ätiologie erbringen lassen. Es ist anzunehmen, daß in solchen Fällen bereits vor dem Unfall eine Nephritis bestanden hat. Daß das Trauma die Verschlimmerung einer bereits bestehenden Nephritis herbeizuführen vermag, ist sehr wahrscheinlich. Die klinische Erfahrung spricht zunächst dafür. Außerdem ist es aber auch von rein theoretischem Standpunkte aus einleuchtend, daß die Funktionsfähigkeit einer bereits erkrankten Niere durch Gewebszerreißungen, Blutungen, sekundäre infektiöse Prozesse noch erheblich weiter beeinträchtigt werden kann.

Nierentuberkulose.

Bisher ist der Beweis, daß durch das Trauma eine Nierentuberkulose hervorgerufen werden kann, nicht erbracht worden. In allen in Frage kommenden Fällen scheint bereits eine latente Tuberkulose der Nieren vorgelegen zu haben.

Nephrolithiasis.

Sie kann mit einem Unfall insofern in Zusammenhang gebracht werden, als Blutgerinnsel im Nierenbecken Fremdkörper abgeben, um die sich Konkremente ansammeln können. Doch kommt diese Möglichkeit nur für ganz wenige Fälle in Betracht. Denn es ist erwiesen, daß nach den meisten traumatischen Nierenblutungen keine Steinbildung erfolgt.

Stoffwechselkrankheiten.
Diabetes melitus.

Aus der Klinik wissen wir, daß nach Verletzungen des Zentralnervensystemes, insbesondere infolge schwerer Kopftraumen, Glykosurie, sowie echter Diabetes melitus vorkommen. Die Glykosurie geht gewöhnlich bald vorüber und pflegt keinerlei Beschwerden zu machen. Der Diabetes verschwindet ebenfalls in vielen Fällen nach einigen Wochen wieder vollständig. Bisweilen bleibt er aber auch dau rnd und verläuft dann genau unter denselben Erscheinungen wie der nicht traumatisch entstandene Diabetes. Welche Teile des Zentralnervensystemes infolge der traumatischen Einwirkung erkranken, wissen wir nicht.

Ferner treten bisweilen nach starken Gemütsbewegungen die Symptome des Diabetes auf. Da bekanntlich seelischen Erregungen auf die diabetische Stoffwechselstörung ein großer Einfluß zukommt, so ist mit großer Wahrscheinlichkeit anzunehmen, daß in den genannten Fällen das psychische Trauma den Diabetes ausgelöst hat. Nach Verletzung innerer Organe ist ebenfalls das Auftreten von Diabetes beschrieben worden, und zwar auch eines solchen, der ohne nervöse Störungen verläuft. Doch ist hier der ursächliche Zusammenhang mit dem Trauma nicht sicher. Erwähnenswert ist, daß nach Pankreastraumen bisher ein Diabetes nicht beobachtet ist. Ein Unfall kann durch Schädigung des Nervensystemes (infolge organischer und funktioneller traumatischer Erkrankung des Zentralnervensystemes) eine erhebliche Verschlimmerung eines bereits bestehenden Diabetes herbeiführen.

Diabetes insipidus.

Zwischen Diabetes insipidus und Trauma kann ein ursächlicher Zusammenhang angenommen werden, wenn eine traumatisch bedingte Erkrankung des Nervensystemes nachweisbar ist.

Arthritis urica.

Ein Kausalzusammenhang mit dem Unfall besteht insofern, als der Unfall einen Gichtanfall in dem vom Trauma betroffenen Körperteil (Gelenk, Sehnenscheide etc.) auszulösen vermag.

Erkrankungen des Blutes.
Perniziöse Anämie.

Die Frage, ob zwischen perniziöser Anämie und Trauma ein ursächlicher Zusammenhang bestehen kann, läßt sich mit Sicherheit nicht beantworten. Dadurch, daß wir über die Ursache und das ganze Wesen der perniziösen Anämie so wenig wissen, ist es bis heute auch nicht möglich gewesen, die Frage nach der Entstehung dieser Krankheit durch ein Trauma zu erklären. Wahrscheinlich wird der Zusammenhang dann, wenn die Anämie im Anschluß an einen Unfall auftritt, der mit schwerer Körperverletzung oder starkem Blutverlust einhergeht.

Leukämie.

Ob die Leukämie zum Unfall in ursächlicher Beziehung stehen kann, läßt sicht entscheiden. Die Schwierigkeiten, die sich beim Versuch, den Zusammenhang aufzuklären, entgegenstellen, beruhen darauf, daß erstens einmal die Ursache der Leukämie gänzlich unbekannt ist und daß ferner die Leukämie oft lange latent bleiben kann. Der Tatsache, daß in der Literatur eine große Zahl von Fällen beschrieben sind, wo nach einem Unfall Erkrankung an Leukämie beobachtet wurde, kommt deshalb nicht allzu große Bedeutung zu. Die Möglichkeit eines Zusammenhanges wird näher gerückt durch das Auftreten der leukämischen Symptome im Anschluß an den Unfall bei einem vorher gesunden Menschen, besonders dann, wenn bei ihm zuvor Untersuchungen des Blutes gemacht waren, ferner bei Verletzung der Knochen und der Milz.

Krankheiten der Drüsen mit innerer Sekretion.

Krankheiten der Nebennieren.

Die Nebennieren sind infolge ihrer geschützten Lage und Kleinheit Traumen nur schwer zugänglich. Isolierte Verletzungen sind bei Erwachsenen bisher nicht beschrieben worden. Hingegen finden sich nicht allzu selten bei Neugeborenen Nebennierenblutungen, die auf ein Trauma zurückzuführen sind, das bei der Entbindung gesetzt worden ist. Die Frage, ob ein traumatischer Morbus Addisoni vorkommt, läßt sich nicht entscheiden. In der Literatur finden sich einige diesbezügliche Fälle, von denen jedoch keinem eine genügende Beweiskraft zukommt. Von der Verletzung einer Nebenniere ist natürlich noch keine Funktionsstörung zu erwarten.

Krankheiten der Schilddrüse.

Dadurch, daß die Schilddrüse durch Muskulatur geschützt ist und infolge großer Beweglichkeit einem traumatischen Insult leicht ausweichen kann, kommen Verletzungen durch stumpfe Gewalt nur selten vor. Beim Kropf fällt infolge der Vergrößerung der Drüse oder bindegewebige Verwachsungen das letztere Moment fort; aber auch dann sind subkutane Verletzungen selten. Gut beobachtete Fälle, wo im Anschluß an einen Unfall die Basedowsche Krankheit auftrat, finden sich in der Literatur mehrfach. In der Hauptsache ist es aber dann das psychische und weniger das körperliche Trauma, das für die Entstehung des Leidens verantwortlich zu machen ist. Über die traumatische Entstehung von Myxödem ist in der Literatur nichts zu finden.

Krankheiten der Hypophyse.

Man nimmt an, daß die Akromegalie nach schweren Traumen entstehen kann. In der Litteratur finden sich einige Fälle, wo nach Traumen — meist waren es Kopfverletzungen — die Entstehung von Akromegalie beobachtet worden ist und auch einige solche, wo eine schon bestehende Akromegalie durch den Unfall zur Verschlimmerung gebracht wurde.

Infektionskrankheiten.

Allgemeines.

Das Trauma vermag eine Infektion im Körper hervorzurufen. Die Art und Weise, wie das geschieht, kann sehr verschieden sein. Dann kann es auch auf die weitere Ausdehnung eines bereits vorhandenen infektiösen Herdes begünstigend einwirken.

Durch Verletzung der Haut oder Schleimhaut wird im Körper eine Stelle geschaffen, von der aus Mikroorganismen in ihn eindringen können. Besitzen dieselben pathogene Eigenschaften, so wird eine Infektion entstehen können. Bekanntlich enthalten die äußere Haut und ein großer Teil der Schleimhäute des gesunden Menschen neben vielen saprophytischen Keimen auch pathogene. Die Gelegenheit zur Infizierung einer Wunde ist also im allgemeinen nicht schwer. Bei der Entstehung vieler innerer Krankheiten spielt die Infektion innerer Wunden eine große Rolle. Begünstigend für die Infektion mag vielfach der Umstand sein, daß die Blutextravasate für viele Bakterien einen guten Nährboden abgeben mögen.

Das Trauma kann ferner eine Infektion noch dadurch veranlassen, daß die im Organismus vorhandenen pathogenen Keime sich an der verletzten Körperstelle anzusiedeln vermögen. Warum das möglich ist, ob infolge von Zirkulationsstörungen oder infolge der oben erwähnten Bildung eines guten Nährbodens für Bakterien durch das ausgetretene Blut an der geschädigten Stelle, sei dahingestellt. Die alte Lehre vom „locus minoris resistentiae" ist jedenfalls anzuerkennen. Sie ist auch, wie bekannt, durch experimentelle Untersuchungen vollauf bestätigt worden.

Endlich kann das Trauma eine Infektion noch dadurch zustande bringen, daß es auf einen bereits infizierten Körperteil trifft. Diese Weise ist offenbar die häufigste, wie eine traumatische Infektion entsteht. Bekanntlich machen infektiöse Erkrankungen im Körper oft keinerlei Erscheinungen und lassen sich auch nicht nachweisen. In einem solchen Falle hat dann also lediglich das Trauma eine latente Erkrankung manifest gemacht.

Syphilis.

Eine syphilitische Infektion des Körpers geht, wie bekannt, am häufigsten von kleinen Wunden an den Geschlechtsorganen aus. Selbige werden freilich für gewöhnlich nicht auf Verletzungen infolge eines Unfalles beruhen. Bisweilen geht die Infektion auch von äußeren extragenitalen Verletzungen aus. Bekannt sind die gar nicht so selten vorkommenden luetischen Infektionen von Ärzten und Hebammen an den Händen. Selbige können einen Unfall im Sinne des Unfallversicherungsgesetzes darstellen. Das Trauma kann ferner auf die Lokalisation der Lues Einfluß haben. Bisweilen entsteht bei einem syphilitischen Menschen, der einen Unfall erleidet, ein luetischer Prozeß an der Stelle, wo das Trauma eingewirkt hat. Andererseits lokalisiert sich in den Fällen, wo sich jemand nach einem Unfall eine Syphilis akquiriert, die syphilitische Affektion gern an der Stelle der Verletzung. Diese Beziehungen zwischen Trauma und Lokalisation der Lues betreffen die Geschlechtsorgane, die Haut und die Knochen. Diesbezügliche Beobachtungen über Erkrankungen des Gehirns liegen ebenfalls vor. Sonst scheint aber dem Trauma kein Einfluß auf die Lokalisation der Lues in inneren Organen zuzukommen. Wenigstens ist bisher nichts darüber bekannt.

Tuberkulose.

Über die Entstehung tuberkulöser Erkrankungen einzelner Organe nach einem Trauma ist bereits ausführlich unter dem Abschnitt, der über Lungenkrankheiten handelt, gesprochen worden. Was die Frage anbelangt, ob eine generelle miliare Tuberkulose durch ein Trauma hervorgerufen werden kann, so ist die Möglichkeit dazu theoretisch zuzugeben. Denn es ist wohl denkbar, daß von einem tuberkulösen Herd, z. B. einer verkästen Lymphdrüse aus, durch das Trauma eine Aussaat von Tuberkelbazillen in die Blut- oder Lymphbahn erfolgen kann. Dafür spricht auch, daß, wie bekannt, nach Operationen an tuberkulösen Knochen und Gelenken bisweilen eine Miliartuberkulose entsteht. Hingegen ist die Frage in Praxi durchaus noch nicht als geklärt anzusehen. Bisher ist bei der Miliartuberkulose weder durch klinische Beobachtungen noch durch Obduktionsbefunde der Nachweis erbracht worden, daß eine durch ein Trauma hervorgerufene Gewebsschädigung als der Ausgangspunkt für eine miliare Aussaat von Tuberkelbazillen anzusehen war.

Akuter Gelenkrheumatismus.

In der Literatur finden sich eine ganze Reihe von Fällen beschrieben, wo im Anschluß an einen Unfall in dem vom Trauma betroffenen Gelenk ein akuter Gelenkrheumatismus seinen Anfang nahm. Man ist meines Erachtens berechtigt, zu sagen, daß das Trauma auf die Lokalisation des Gelenkrheumatismus von Einfluß sein kann. Näheres über die Beziehungen zwischen Trauma und Gelenkrheumatismus wissen wir jedoch nicht.

Scharlach.

In der Literatur finden sich zwei Fälle beschrieben, durch die der Beweis erbracht wird, daß durch Infektion einer Wunde Scharlach entstehen kann. Am bekanntesten ersterer Fall, wo Leube sich selbst auf diese Weise mit Scharlach infizierte.

Die Unfallserkrankungen des Auges.

Von Privatdozent Dr. Carl Behr, Kiel.

Einleitung.

Mehr als bei jedem anderen Organ des menschlichen Körpers sind wir beim Auge in der Lage, durch genaue Analyse der objektiv nachweisbaren Veränderungen, die einem Unfall zur Last geschobenen subjektiven Beschwerden und die Beeinträchtigung der Funktion an sich und dem Grade nach kritisch zu beurteilen und zu bewerten. Verliert dadurch einerseits die prozentuale Schätzung der Beschränkung der Erwerbsfähigkeit einen großen Teil der ihr sonst so leicht anhaftenden Subjektivität und Willkürlichkeit, so wird andererseits auch die Verantwortung des begutachtenden Arztes wesentlich erhöht. Eine gewissenhafte und erschöpfende Untersuchung ist hier noch notwendiger, als in allen übrigen Fällen. Denn fast immer steht der einer Begutachtung zugrunde gelegte objektive Befund später dem nachuntersuchenden Arzte der Berufungsinstanz in aller Deutlichkeit zu Gebote. Ein Übersehen bzw. eine falsche Beobachtung kann daher leicht, nicht allein für den begutachtenden Arzt, zu unliebsamen Folgen Veranlassung geben. Zur Verhütung diagnostischer Irrtümer ist es daher unbedingt erforderlich, daß man sich bei der Untersuchung einer Augenverletzung genau an ein Schema hält. Um unnötige Wiederholungen zu vermeiden und aus Zweckmäßigkeitsgründen gebe ich zunächst den allgemein üblichen Gang der Augenuntersuchung, soweit er für die Erkennung und Beurteilung einer Augenverletzung und für die Bedürfnisse der allgemeinen Praxis in Betracht kommt.

Objektive Untersuchung.

Äußere Betrachtung.

Vergleichung beider Gesichtshälften und der Stellung beider Augen zueinander.

Fazialislähmung: Verstrichensein der Stirnfalten, Klaffen der Lidspalte, mangelnder Lidschlag mit Fluchtstellung des Bulbus nach oben (Bellsches Phänomen). Folgezustand: Austrocknung der Hornhaut gewöhnlich in der unteren Hälfte nach oben mit horizontaler Linie abschließend (Keratitis e lagophthalmo).

Ptosis: Herabhängen des Oberlides als Zeichen einer Sympathikuslähmung (Halswirbelfraktur) oder einer Okulomotoriuslähmung (Schädelbasisfraktur etc.).

Lidschwellung: Durch Ödem, Blutung, Emphysem (Verletzung der Nebenhöhlen der Nase), Blutungen unter die Lider und Konjunktiva als Zeichen eines lokalen Traumas aber auch einer Schädelbasisfraktur (Liquorfluß aus der Nase).

Lidkrampf (Blepharospasmus), gewöhnlich mit starker Lichtscheu und Tränenträufeln verbunden bei meist oberflächlichen und stark schmerzenden Hornhautverletzungen.

Wunden, Narben an den Lidern: Wichtig ist hier die Beeinflussung der Stellung des Lidrandes und der Lage der Tränenpunkte (Ektropium, Entropium, verbunden mit Trichiasis, Eversion der Tränenpunkte).

Exophthalmus: Durch Blutung, Entzündung, Emphysem des retrobulbären Orbitalgewebes.

Gestaltsveränderungen des Bulbus: Zirkumskripte, meist kugelige Vorbuckelungen der Hornhaut bzw. der Sklera (**Staphylome**) infolge Ausdehnung mangelhaft resistenter Narben durch den intraokularen Druck (cave Glaucoma secundarium!). Schrumpfung des Bulbus: **Phthisis bulbi** nach perforierender Verletzung mit teilweisem Verlust des Augeninhalts, **Atrophia bulbi** infolge Schrumpfung durch bindegewebige Substitution von Hämorrhagien oder entzündlichen Exsudationen in den Glaskörper.

Einseitige Veränderungen der Farbe der Iris (Heterochromie): Grünliche Verfärbung nach intraokularen Hämorrhagien, bräunliche als Verrostungserscheinung durch zurückgebliebenes Ferrum in bulbo, ferner im Anschluß an chronische Entzündungen des Corpus ciliare infolge Gewebsatrophie (hier ist die hellere Iris stets die pathologische).

Änderung des Hornhautreflexes durch Verlust des Epithels (**Erosio corneae**): Das Reflexbildchen z. B. eines Fensters zeigt stellenweise Unterbrechung oder Irregularitäten.

Schielen (Strabismus divergens und convergens): **Lähmungs-paralytisches Schielen** besteht, wenn die Schielstellung beider Augen zueinander in den verschiedenen Blickrichtungen verschieden groß ist und in bestimmten Stellungen ganz oder fast ganz verschwindet. In frischen Fällen besteht dabei immer Doppelsehen. Im Gegensatz dazu **Strabismus concomitans** mit überall gleichgroßem Schielwinkel ohne Doppelsehen.

Enophthalmus infolge narbiger Schrumpfung des retrobulbären Gewebes nach Blutung, Entzündung, Fraktur der Orbitalwände mit partieller Luxation des Orbitalinhaltes in die umgebenden Hohlräume. Ex- und Enophthalmus ist sehr häufig auch mit seitlicher Verlagerung des Bulbus kombiniert (Doppelsehen).

Seitliche Beleuchtung.

Die für diese und die folgenden Untersuchungsmethoden benutzte künstliche Lichtquelle muß seitlich neben dem Patienten in der Frontalebene in einem abgedunkelten

Zimmer aufgestellt sein. Mittels einer Konvexlinie von 13 bis 20 Dioptrien, die senkrecht zu dem Strahlenverlauf zwischen Auge und Lampe gehalten wird, konzentriert man das Licht und stellt die Spitze des durch sie erzeugten Lichtkegels auf die Hornhaut ein. Bei normalem Verhalten derselben gleiten die Lichtstrahlen ungehindert parallel dem horizontalen Meridian hindurch, sie erscheint daher in einem leicht grauen, durchsichtigen Schimmer. Durch Trübungen (entzündliche Infiltrate, Narben) wird das Licht reflektiert. Die betreffenden Stellen sehen dadurch entsprechend der Hochgradigkeit der anatomischen Veränderung mehr oder weniger weißlich grau aus. Mittelst dieser Methode gelingt der Nachweis der oft minimalen, das Sehen jedoch erheblich beeinträchtigenden zentral gelegenen Trübungen sicher. Je nach der Dichte der Narbenbildung unterscheidet man Nubekula, Makula und Leukoma corneae. Ebenso vermag man häufig nur auf diese Weise den Nachweis der traumatischen Erosion der Hornhaut, durch eine geringe Undeutlichkeit und Verwaschenheit und Verzerrung des Reflexbildchens zu erbringen. Perforierende Verletzungen der Hornhaut führen, besonders wenn sie exzentrisch sitzen, oft zu einem Irisprolaps (Gefahr der Infektion, Panophthalmie), der nach eingetretener Vernarbung eine bleibende Verbindung beider im Gefolge hat. (Vordere Synechie, Gefahr des Sekundärglaukoms bzw. sekundärer Infektion.) Eiteransammlung am Boden der Vorderkammer (Hypopyon) bei infizierten Hornhautverletzungen, speziell bei dem Ulcus serpens infolge einer gewöhnlich toxisch bedingten Iritis. Die letztere ist kenntlich an einer Verfärbung der Iris, Verwaschensein ihrer oberflächlichen Zeichnung, Pupillenverengerung (Reizmiose), ziliarer Injektion um den Hornhautrand herum (diese hat im Gegensatz zu der konjunktivalen Hyperämie einen bläulichen Ton). Frühzeitlich treten entzündliche Verklebungen zwischen Irishinterfläche und Linse auf (hintere Synechien), wodurch die Pupille ihre runde Form verliert. Nach Lösung der hinteren Synechien bleiben gewöhnlich Teile des Pigmentblattes der Iris auf der Linse zurück. Bei akuter Drucksteigerung (Glaukom) erscheint die Hornhaut trübe und schlecht durchsichtig, ihre Oberfläche gestippt. Die im vorderen Pol der Linse befindlichen Trübungen (partieller Katarakt) erscheinen wegen der seitlichen Reflexion des Lichtes grau.

Einfache Durchleuchtung.

Man werfe mittels eines Augenspiegels das Licht der Lampe aus einer Entfernung von ca. 50 cm in das Auge des

Patienten, der an dem Ohr des Arztes vorbei in die Ferne sehen muß. Die Pupille leuchtet durch Reflexion des Lichtes von der Gefäßhaut des Augeninnern im zentralen Loch des Spiegels als eine gleichmäßig rote Scheibe auf. Dieses beweist, daß die brechenden Medien (Hornhaut, Linse, Glaskörper) klar sind, und daß die Netzhaut der Aderhaut anliegt. Bei einer Netzhautablösung wird das Licht durch das hinter ihr gelegene Exsudat reflektiert, bevor es auf die Aderhaut gelangt. Wir sehen daher an den betreffenden Stellen keinen roten, sondern einen weißlichen grauen, flottierenden Reflex mit schwarzen, von den Blutgefäßen der Netzhaut herrührenden Linien. Oft ist es nötig, bei dieser und den folgenden Methoden eine künstliche Pupillenerweiterung (Mydriasis) hervorzurufen. Man benutze nur 1% Homatropin. hydrobrom; kein Atropin! Die mittels seitlicher Beleuchtung grau erscheinenden Trübungen der Hornhaut und Linse erscheinen bei dieser Methode als schwarze Punkte in dem roten Pupillarfeld. Nur wenn dies der Fall ist, darf eine Katarakt angenommen werden, im anderen Falle muß man für eine sich entwickelnde Sehschwäche nach anderen objektiven Ursachen suchen (Glaukom etc.). Bei Glaskörperblutungen fehlt jeder rote Reflex, wenn der ganze Glaskörper durchblutet ist. Bei geringeren Graden bewegen sich bei Augenbewegungen schwarze Schatten durch die rot aufleuchtende Pupille, letzteres ist auch bei entzündlichen Exsudationen in dem Glaskörper der Fall. Glaskörperabszeß macht sich durch einen gewöhnlich zirkumskripten und fixen gelblich-weißlichen Reflex kenntlich.

Läßt man das Licht über die Pupille wandern (z. B. von links nach rechts), so entwickelt sich neben dem roten Aufleuchten auch ein Schatten im Pupillarbereich, dessen Bewegungsrichtung entweder gleichsinnig oder entgegengesetzt mit der Richtung der Lichtbewegung erfolgt (Skiaskopie). Im ersteren Fall (gleichsinnige Licht- und Schattenbewegung) handelt es sich (Benutzung eines konkaven Augenspiegels vorausgesetzt) um eine stärkere Kurzsichtigkeit, welche die Sehschärfe für die Ferne immer beträchtlich herabsetzt. Im andern Fall, um eine Emmetropie, Hypermetropie oder geringfügige Myopie. In jedem Fall von Begutachtung ist eine kurze objektive Refraktionsuntersuchung anzustellen, damit man eine durch Myopie bedingte Funktionsbeeinträchtigung, die nicht selten einseitig sein kann, auf diese und nicht auf den Augenunfall zurückführt.

Untersuchung des Augenhintergrundes im umgekehrten Bild mit dem Augenspiegel.

Mittels einer Linse, von etwa 13 Dioptrien, welche in einer Entfernung von etwa 10 cm vor das Auge des Patienten gehalten wird. Im übrigen ist die Untersuchungsanordnung wie auf S. 92 geschildert.. Es entsteht ein umgekehrtes, vergrößertes Bild. Die Sehnervenscheibe stellt sich von selbst ein, wenn der Patient mit dem einen Auge an dem gegenüberliegenden Ohr des Arztes vorbeisieht (rechtes Auge, rechtes Ohr). Diese Methode setzt eine größere Übung voraus, noch mehr die Untersuchung im aufrechten Bild, die daher wohl dem Spezialisten vorbehalten bleibt. Man erkennt durch sie Blutungen, Entzündungen, Zerreißungen der Netzhaut und Aderhaut, Atrophien, Neuritis des Sehnerven, Stauungspapille etc.

Prüfung des Augeninnendrucks.

Wichtig ist noch die Prüfung des Augeninnendrucks (Tension) sowohl für die Feststellung, ob eine frische Verletzung perforierend war oder nicht, wie für das rechtzeitige Erkennen eines vorhandenen oder drohenden Glaukoms mit seinen deletären Folgen für das Sehvermögen. Man läßt den Patienten mit leicht geschlossenen Lidern scharf nach unten sehen, führt beide Zeigefinger zwischen oberen Orbitalrand und Auge und palpiert abwechselnd mit leichtem Druck wie sonst bei der Prüfung auf Fluktuation.

Funktionsprüfungen des Auges.

Sehschärfe.

Die Sehschärfenbestimmung gibt uns Aufklärung:
a) Über den Brechungszustand des Auges. Myopie und im höheren Alter Hypermetropie setzen die Sehschärfe für die Ferne herab. Emmetropie und Hypermetropie bei Jugendlichen (Selbstkorrektion durch Akkommodation) bedingen normale Sehschärfe.
b) Über die Durchlässigkeit der brechenden Medien des Auges für die Lichtstrahlen.
c) Über die Funktionstüchtigkeit der Fovea centralis, wo die Ätherschwingungen in spezifische nervöse Erregung umgesetzt werden.
d) Über die Leistungsfähigkeit der den Reiz zentralleitenden Fasern der Fovea (papilla-makuläres

35 m

25 m

20 m

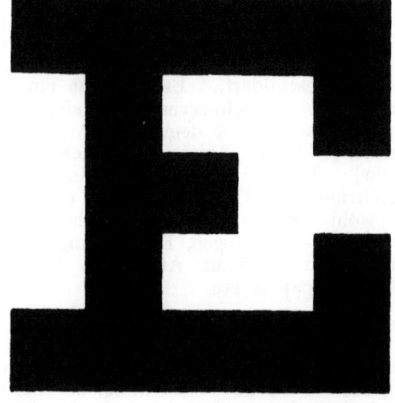

Die Unfallserkrankungen des Auges. 95

15 m

C E

10 m

F H P

7 m

N L V

5 m

Z F K

Bündel) im Sehnerven, Chiasma, Traktus optici, Sehstrahlung und über das Verhalten des kortikalen Sehzentrums in beiden Hinterhauptslappen, in denen die Umwandlung der nervösen Erregung in die bewußte Empfindung vor sich geht.

Die Prüfung geschieht mittels Leseproben (s. S. 94), auf denen von oben nach unten kleiner werdende Buchstaben bzw. Zahlenreihen angebracht sind. Die Zahl über bzw. vor jeder Reihe gibt in Metern die Entfernung an, in welcher der Normalsichtige die Reihe noch glatt lesen muß. (Jeder Buchstabe erscheint in der betreffenden Entfernung im Knotenpunkt des Auges unter einem Gesichtswinkel von 5 Winkelminuten.) Man stelle die gutbeleuchtete Leseprobe an der einen Wand des Untersuchungszimmers auf, den Patienten an der gegenüberliegenden und fordert ihn auf, die Lesetafel von oben nach unten herunter zu lesen. Die bei dem Patienten vorhandene Sehschärfe wird dann in einem Bruch notiert, als dessen Zähler die Untersuchungsentfernung zwischen Patienten und Leseprobe — also die Länge des Zimmers, — und als dessen Nenner die auf der Tafel verzeichnete Normalleseentfernung über der untersten von dem Patienten glatt gelesenen Reihe angegeben wird. Liest z. B. ein Patient in 5 m Entfernung nur bis zur dritten Reihe, die normalerweise noch in 25 m gelesen werden soll, so hat er eine Sehschärfe von 5/25, d. h. er liest in 5 m das, was der Normalsichtige noch in 25 m lesen kann. Liest er in 5 m die Reihe, die auch der Normalsichtige in 5 m erkennt, so hat er eine Sehschärfe von 5/5.

Die durch die objektive Untersuchung festgestellten Trübungen der brechenden Medien ebenso wie die traumatischen Läsionen der Netzhaut und des Sehnerven beeinträchtigen die Sehschärfe für die Ferne oft in beträchtlichem Maße. In dem Umfang der objektiven Veränderungen haben wir einen zuverlässigen Maßstab für die Bewertung und die Kontrolle der von dem Verletzten angegebenen Sehschärfe. Beides muß in einem bestimmten Verhältnis zueinander stehen. Je ausgesprochener die objektiven Veränderungen, um so größer ist auch die Herabsetzung der Sehschärfe, und umgekehrt.

Einstellungsvermögen des Auges für die Nähe (Akkommodation).

Diese kommt zustande durch eine Zunahme der Wölbung der Linse, eine Fähigkeit, welche mit zunehmendem Alter eine gesetzmäßige Abnahme zeigt (s. u.). Traumatisch

Die Unfallserkrankungen des Auges.

wird die Akkommodation beeinträchtigt durch Kontusionen, Blutungen in den Akkommodationsmuskel (Corpus ciliare), Zerreißungen des Aufhängebandes der Linse (Zonula Zinii), kenntlich durch Irisschlottern bei Augenbewegungen, endlich durch Okulomotoriuslähmung. Da einseitige Akkommodationslähmung durch Konvexgläser nicht auf die Dauer korrigiert werden kann, bedingt sie für gewisse Arbeiterkategorien eine wesentliche Beeinträchtigung der Erwerbsfähigkeit. Der Nachweis der Akkommodation geschieht durch die Feststellung der kleinsten Entfernung, in welcher von dem betreffenden Auge kleine Druckschrift noch fließend gelesen werden kann (Nahpunkt). Liest z.. B ein 30-jähriger Mensch, in dessen Alter man normalerweise über eine Akkommodationsbreite von 7 Dioptrien verfügt (d. h. Erhöhung der Brechkraft durch maximale Akkommodation um ebensoviel als wenn ohne diese ein Konvexglas von 7 Dioptrien vor das Auge gesetzt wird) kleinste Druckschrift noch in einer Entfernung von 15 cm, dann hat er normale Akkommodation. Denn eine Linse von 7 Dioptrien hat ihren Brennpunkt in 15 cm $\left(\frac{100}{7}\right)$.

Die Einheitslinse (1 Dioptrie) hat ihren Brennpunkt in einer Entfernung von 100 cm. Da nun die Stärke einer Linse umgekehrt proportional ist der Entfernung ihres Brennpunktes, hat also eine Linse von 2 Dioptrien ihren Brennpunkt in einer Entfernung von $\frac{100}{2}$ cm, eine solche von 10 Dioptrien in einer Entfernung von $\frac{100}{10}$ cm. Kennen wir andererseits durch Messung die Länge der Brennstrecke, so brauchen wir diese Zahl ebenfalls nur in die Länge der Brennstrecke der Einheitslinse, also in 100 cm zu dividieren, um die Stärke der Linse in Dioptrien zu kennen. Eine Brennstrecke von 15 cm entspricht also einer Linse von $\frac{100}{15} = 7$ Dioptrien.

Die Fähigkeit zu akkommodieren nimmt nun in gesetzmäßiger Weise mit zunehmendem Alter ab, der Nahpunkt rückt also entsprechend weiter hinaus. Der physiologische Nahpunkt eines Menschen liegt nun im Alter:

Von 10 Jahren in 7 cm, die Akkom.-Breite beträgt 15 Diopt.
„ 20 „ „ 10 „ „ „ „ „ 10 „
„ 30 „ „ 15 „ „ „ „ „ 7 „
„ 40 „ „ 20 „ „ „ „ „ 5 „
„ 50 „ „ 40 „ „ „ „ „ 2,5 „
„ 60 „ „ der Un-endlichkeit „ „ „ „ 0 „

Bei Myopie liegt der Nahpunkt dem Grade der Myopie entsprechend näher, bei Hypermetropie entsprechend weiter entfernt.

Die physiologische Abnahme der Akkommodationsbreite muß natürlich bei der Schätzung einer Erwerbsbeeinträchtigung durch traumatischen Akkommodationsverlust sowohl absolut wie prognostisch in Betracht gezogen werden, insofern als im vorgerückteren Alter eine entsprechende Verringerung bzw. völlige Aufhebung der erwerbsbeeinträchtigenden Unfallfolgen eintritt.

Gesichtsfeld.

Die Gesichtsfelduntersuchung ist genau und zuverlässig nur mittels eines Perimeters möglich und daher wohl dem Spezialisten vorbehalten. Eine annähernde Orientierung über gröbere absolute Defekte der Peripherie gestattet der sog. Parallelversuch. Das eine Auge des Patienten wird verdeckt, mit dem anderen muß er das Auge des Arztes scharf fixieren. Dieser führt dann einen hellen, schmalen Gegenstand (Bleistift, Finger etc.) in schwingenden Bewegungen von hinten (vom Patienten aus gerechnet) in ca. 30 cm Abstand vom betreffenden Auge langsam nach vorn und läßt angeben, wann zuerst eine Bewegung wahrgenommen wird. Ein Vergleich mit sich selbst läßt erkennen, ob die betreffende Gesichtsfeldgrenze annähernd normal ist oder nicht.

Von besonderer Wichtigkeit (und auch leicht zu untersuchen) ist die Feststellung der normalen Projektion in den Fällen, in welchen durch vor der Netzhaut gelegene Trübungen (Cataracta totalis, Glaskörperblutungen etc.) eine objektive Untersuchung der Netzhaut nicht möglich ist. Im Dunkelzimmer läßt man mittels eines Augenspiegels das Licht einer kleinen Flamme aus den verschiedenen Richtungen (oben, unten, seitlich) in das betreffende Auge fallen und angeben, aus welcher Richtung der betreffende Lichtschein dem Patienten zu kommen scheint. Wird richtig projiziert, so ist die Netzhautfunktion normal oder jedenfalls nicht in grober Weise gestört, im anderen Falle besteht gewöhnlich eine Netzhautablösung.

Von den übrigen Funktionen des Auges spielen der Farben- und Lichtsinn bei Unfallerkrankungen eine relativ untergeordnete Rolle. Ihre Störungen lassen sich außerdem mit Sicherheit nur durch besondere Apparate und eine besondere Untersuchungstechnik nachweisen. Von größerer Bedeutung ist dagegen die Untersuchung des

Die Unfallserkrankungen des Auges. 99

Binokularen Sehaktes.

Eine gute Tiefenwahrnehmung ist für viele Berufe eine Vorbedingung. Diese ist eine an die gleichzeitige Tätigkeit beider Augen geknüpfte Funktion. Durch Schielstellung und hochgradigere Schwachsichtigkeit eines Auges kann sie verloren gehen. Im letzteren Falle pflegt dieses einzutreten, wenn die Sehschärfe auf mehr als $1/10$ der normalen herabgesetzt ist. Durch Gewöhnung kann sich schließlich aber auch der einäugig gewordene einen, wenn auch unvollkommenen Grad der Tiefenwahrnehmung wieder aneignen. Die Untersuchung wird vorgenommen mittels dreier auf einer ca. 20 cm langen Linie in gleichmäßigem Abstand nebeneinander aufgestellten Stricknadeln, deren verschiedene Stellungen untereinander von dem Patienten aus einer Entfernung von einigen Metern beobachtet werden. Die mittlere wird vor und rückwärts geschoben und die Angaben des Verletzten mit den Eigenbeobachtungen des Untersuchers verglichen. Für genauere Untersuchungen sind Stereoskope und graduierte Tiefenwahrnehmungsapparate erforderlich.

Spezieller Teil.
Allgemeines über Unfallverletzungen des Auges.

Die typischen Arten der Augenverletzungen entstehen:
1. Durch Einwirkung von stumpfer Gewalt (Kontusion, Quetschung, Ruptur);
2. durch Einwirkung von spitzer bzw. schneidender Gewalt oder durch Projektile mit oder ohne Zurückbleiben des Fremdkörpers im Auge (Stich, Riß-, Schnitt-, Hiebwunden);
3. durch thermische (Verbrennungen), chemische (Verätzungen), seltener elektrische Einwirkung;
4. durch Kombination von 1—3.

Die wichtigste Vorfrage für die Beurteilung einer frischen oder älteren Verletzung ist die, ob es sich um eine **Perforation der äußeren Augenhaut** (Kornea bzw. Sklera) gehandelt hat oder nicht. Für eine Perforation spricht in sonst zweifelhaften frischen Fällen:
1. Die Herabsetzung des intraokularen Druckes.
2. Die Aufhebung der vorderen Kammer durch Abfluß des Kammerwassers.

Beides kann sich bei kleineren Wunden, die zu Ventilverschluß neigen, sehr bald wieder herstellen.

3. Partielle Linsentrübung.
4. In etwas älteren außerdem Zeichen einer Infektion (trübes Kammerwasser, Iritis etc.).

Bei alten Verletzungen spricht für Perforation:
1. Vordere Synechie (Verwachsung der Iris mit einer Hornhautnarbe);
2. Linsentrübungen (zirkumskripte oder totale);
3. Lochbildung in der Iris, erworbene Irisverfärbung (Siderosis);
4. Netzhautablösung;
5. Pigmentierte Narben und Ektasien der Sklera.

Hornhaut.

a) Oberflächliche Substanzdefekte, Erosionen, die gewöhnlich nur die Epithelschicht betreffen, haben, abgesehen von der Neigung nach erfolgter Epithelialisierung zu rezidivieren (rezidivierende Erosion, Keratitis filiformis) eine gute Prognose trotz der gewöhnlich erheblichensubjektiven Reizerscheinungen (Schmerzen, Lidkrampf, Tränen, Lichtscheu). Die Heilung erfolgt ohne Narbenbildung.

b) Tiefere Substanzdefekte heilen, wenn keine Infektion hinzutritt, immer unter Entwickelung einer grauen, zunächst undurchsichtigen, bindegewebigen Narbe (Nubekula, Makula, Leukoma corneae. Fast regelmäßig tritt jedoch nach einiger Zeit (1 bis 2 Jahren) eine völlige oder fast völlige Aufhellung ein. Peripher, d. h. außerhalb des Pupillarbereiches gelegene Trübungen beeinträchtigen das Sehvermögen entweder gar nicht oder nur indirekt durch Entwickelung eines regulären Astigmatismus (die einzelnen Hornhautmeridiane haben verschiedene Krümmung, wobei immer der mit der stärksten Krümmung senkrecht auf dem mit der schwächsten steht). Die Achsenstellung gegenüber der Senkrechten ist abhängig von der Lage der Trübung. Die hierdurch hervorgerufene Beeinträchtigung der Sehschärfe ist gewöhnlich aber nur gering. Im Bereich des Pupillargebietes vermögen jedoch selbst geringe Grade von Trübungen infolge der unregelmäßigen Lichtzerstreuung (irregulärer Astigmatismus) die Sehschärfe beträchtlich herabzusetzen. In gutachtlicher Hinsicht ist daher eine genaue

Ortsbezeichnung einer Hornhauttrübung in jedem Falle unerläßlich. Erwünscht ist ferner eine Sehschärfenbestimmung bei weiter und verengter Pupille (Rücken bzw. Gesicht gegen das Fenster) und die Berücksichtigung der von dem betreffenden Verletzten bei seiner Arbeit gewohnheitsgemäß verwendeten Helligkeit.

Durch sekundäre Infektion einer Erosion aus dem Bindehautsacke (chronische Konjunktivitis, besonders chronische Dakryozystitis, Dakryostenose) oder durch die mit dem verletzenden Körper eingeschleppten Infektionserreger kommt es zu einer eiterigen Infiltration des Ulcus. Gewöhnlich findet sich schon in diesem Stadium als Zeichen einer iritischen Reizung eine Pupillenverengerung (Reizmiose!).

In den bösartigen Fällen, dem Ulkus serpens, bzw. der Hypopyon Keratitis, treten dann sehr bald heftige iritische Erscheinungen mit eiteriger Exsudation hinzu. Der Eiter sammelt sich am Boden der Vorderkammer (Hypopyon). Er ist fast immer toxisch-abakteriell bedingt und bildet sich deswegen nach Abheilung des Ulkus spontan zurück. Das Hornhautgeschwür selbst hat die Tendenz zur Ausbreitung sowohl der Fläche wie der Tiefe nach. Ohne energische Therapie (Kaustik etc.) geht das Auge gewöhnlich an einer diffusen eiterigen Panophthalmie zugrunde. Es erfolgt dann meistens eine Perforation der Hornhaut mit einer narbigen Schrumpfung des ganzen Auges (Phthisis, eventuell auch Atrophia bulbi). Die ursächliche Verletzung kann nun so gering sein, daß sie von dem Patienten oft ganz übersehen wird. Das abgelaufene Ulcus serpens ist kenntlich an einer meist zentral gelegenen kreisförmigen Trübung und an iritischen Resten (hinteren Synechien. Kommt das Ulcus serpens nach Perforation zur Abheilung, dann beteiligt sich gewöhnlich die vorgefallene Iris an der Narbenbildung der Hornhaut. Die Narbe wird fest und weiß (Leucoma adhaerens) und hat keine Tendenz zur Aufhellung. Besteht die zentrale Trübung schon jahrelang, dann können unter Umständen die Sehbedingungen durch eine periphere optische Iridektomie und zentrale Hornhauttätovage verbessert werden.

Perforierende, nicht infizierte Hornhautverletzungen bedingen ebenfalls meist Einheilung der prolabierten Iris (vordere Synechien), wodurch später unter Umständen gefährliche intraokulare Drucksteigerungen (Glaucoma secundarium) ausgelöst werden können, außerdem eine an sich unbedenkliche Verlagerung der Pupille.

Verätzungen (besonders durch Kalk) und Verbrennungen können ebenfalls narbige Schrumpfungen des Hornhautgewebes hervorrufen. In leichteren Fällen mit nur oberflächlicher Verätzung sieht die Hornhaut zunächst grau, in schwereren glasigweiß aus (Verlust der Berührungssensibilität und des Schmerzgefühls). Erstere haben eine günstigere, letztere eine infauste Prognose sowohl für die Funktion wie für das Auge selbst.

Lederhaut.

Funktionsstörende bzw. aufhebende Folgen haben nur perforierende Verletzungen, die oberflächlichen sind belanglos. Die Prognose der ersteren ist im allgemeinen dubiös, wenn die die Wunde deckende Konjunktiva mitverletzt ist (Infektion, Panophthalmie) oder wenn Teile des Augeninnern (Linse, Iris, Corpus ciliare, Ader-Netzhaut, Glaskörper) prolabiert sind. Der narbige Schluß der Wunde führt früher oder später fast regelmäßig zu einer Netzhautablösung und daran anschließend zu einer Phthisis bulbi, auch wenn in der ersten Zeit die Funktionen noch tadellos erhalten sind. Eingeleitet wird dieser Prozeß gewöhnlich durch eine Einziehung der äußeren Skleralnarbe. Letztere ist meist mehr oder weniger pigmentiert und mit der Bindehaut fest verbunden. Klinisch besonders wichtig sind die perforierenden Verletzungen am Korneoskleralimbus mit oder ohne Einlagerung der Iris und des Corpus ciliare, da sich an diese mit Vorliebe durch schleichende Entzündungen hervorgerufene, dauernde Reizzustände anschließen, welche die Gefahr einer sympathischen Entzündung des gesunden anderen Auges in sich bergen.

Iris.

Stumpfe Traumen bewirken durch radiäre Einrisse bzw. durch Quetschungen des am Pupillarrand gelegenen Sphinkter iridis eine Pupillenstarre mit Pupillenerweiterung und -Verzerrung. Gewöhnlich ist in diesem Fall auch der im Corpus ciliare gelegene Akkommodationsmuskel beteiligt, so daß sich das Auge nicht für die Nähe einstellen kann. Seltener findet sich Pupillenerweiterung durch Umstülpung der Iris nach hinten in die hintere Kammer (Iriseinsenkung). Die Pupillenerweiterung (Mydriasis) wirkt häufig störend durch Blendungsgefühl.

Iridodialyse, (Ablösung der Irisbasis von ihrem Ansatz an der Sklera), hat an sich allein keine funktionsbeeinträchtigende Wirkung.

Das bei Verletzungen aus der Iris austretende Blut senkt sich an den Boden der Vorderkammer (Hyphäma) und verschwindet in sonst normalen Augen bald durch Resorption ohne weitere Folgen.

Entzündungssymptome der Iris kommen entweder sekundär durch Toxinwirkung bei nicht perforierten Hornhautgeschwüren oder primär durch Infektion zustande. Durch Verwachsungen des Pupillarrandes mit der Linsenvorderfläche kann es zu einem vollständigen Verschluß (Seclusio pupillae) kommen mit anschließendem Glaukom. Dieselbe Gefahr rückt nahe, wenn die Iris in die Hornhaut prolabiert und mit ihr narbig verwachsen ist (vordere Synechie).

Wie bereits erwähnt, sind am gefährlichsten die zu einer chronischen Infektion des Auges führenden Verletzungen am Korneo-Skleralrand (Iridozyklitis) wegen der Gefahr des Übergreifens der Entzündung auf das andere Auge (sympathische Ophthalmie). Nach verschieden langer Dauer einer sich an eine perforierende Verletzung anschließenden Entzündung (14 Tage bis zu mehreren Jahren) beginnt das andere Auge sich zu röten (ziliare Injektion mit bläulichem Beiton und mit ihrer Lokalisation um den Hornhautrand), zugleich mit Lichtscheu und einer Abnahme der Akkommodation tritt eine Iritis (verwaschene Zeichnung, Verfärbung, Trübung des Kammerwassers, entzündliche Verklebungen des Pupillarrandes mit der Linsenkapsel) und eine Zyklitis (Druckschmerzhaftigkeit der Korneoskleralgrenze, Trübungen im Glaskörper, Descemetsche Beschläge an der Hornhauthinterfläche), bzw. seltener eine Chorioiditis auf. Schubweise verschlimmern sich die Beschwerden. Die Ader- und die Netzhaut beteiligen sich immer mehr an der Entzündung und beeinträchtigen dadurch noch weiter die Funktion, soweit diese nicht schon jetzt durch ein Sekundärglaukom (hintere Synechien) oder durch Schrumpfungsprozesse im Glaskörper, Linsentrübungen etc. gestört ist. Das einzige Heilmittel ist frühzeitige Enukleation des verletzten (sympathisierenden) Auges. Kommt ein entzündlich gereizter Bulbus ungefähr 4—6 Wochen nach dem perforierenden Trauma nicht zur Ruhe, d. h. besteht ziliare Injektion und spontane bzw. Druckschmerzhaftigkeit, dann ist die Entfernung des Auges auch dann indiziert, wenn die Projektion noch normal ist. Ist letztere bereits partiell fehlend oder fehlerhaft, dann ist die absolute Indikation zur Enukleation gegeben. Bei einmal ausgebrochener sympathischer Iridozyklitis des sympathisierter und noch leidlichen Funktionen des sympathisierenden Auges halte man jedoch mit dem Vorschlag der Enukleation zurück, da nicht so selten die nach Ablauf der Entzündung noch vorhandene Leistungsfähigkeit auf dem sympathisierenden, primär entzündeten Auge besser ist als auf dem sympathisierten, und da andererseits durch die Operation der Krankheitsverlauf kaum günstiger gestaltet werden kann. Da auch nach Jahren (20 und mehr) ein durch perforierende Verletzung und nachfolgende Entzündung geschrumpfter Bulbus eine sympathische Ophthalmie des gesunden Auges hervorrufen kann, ist seine Enukleation dann dringend indiziert und auch bei der Begutachtung ernstlich dem Verletzten sowohl wie der Berufsgenossenschaft vorzuschlagen, wenn sich von Zeit zu Zeit eine auch nur leichte Rötung (mit und ohne Schmerzen und Tränen) auf ihm einstellt.

In seltenen Fällen kann möglicherweise durch stumpfe Gewaltwirkung bei bestehender Disposition eine meist auf Tuberkulose beruhende chronische Iridozyklitis bzw. Cyclitis serosa ausgelöst werden. Die Reizerscheinungen sind hier nur gering. Es entwickelt sich langsam eine Verfärbung (Hellerwerden) der Iris mit sekundärer progressiver Linsentrübung (Heterochromie-Katarakt). Das einzige objektive Symptom in der ersten Zeit sind kleine, oft nur mittels Vergrößerung wahrnehmbare Beschläge an der Hinterfläche der Hornhaut und staubförmige Glaskörpertrübungen.

Eine andere Verfärbung der Iris (Braunwerden) kommt durch Retention und Oxydation (Verrostung) von Eisensplittern im Auge zustande (Siderosis bulbi.

Linse.

Jede Eröffnung der Linsenkapsel bedingt durch das Eindringen des Kammerwassers lokale Trübungen der Linsenfasern (Katarakt), die aber in der Mehrzahl der Fälle progressiv sind und zu einer totalen Linsentrübung führen. Da diese gewöhnlich mit einer starken Quellung einhergeht, namentlich bei schneller Entwickelung der Katarakte, ist die Möglichkeit einer akuten glaukomatösen Drucksteigerung gegeben, deren Gefahren für das Sehen nur durch eine schnelle operative Entfernung der Linse beseitigt werden können (dauernde Kontrolle der Tension!). Ohne diese Komplikation rate man erst dann zu einer Operation, wenn die Reizerscheinungen völlig abgeklungen sind. Durch die künstliche Aphakisierung wird das Auge zwar für den binokularen Sehakt (Tiefenwahrnehmung) unbrauchbar, da die einseitige Gläserkorrektion nicht vertragen wird. Der große

Gewinn besteht aber in der Wiederherstellung des Gesichtsfeldes nach der Seite der Verletzung. Nur ausnahmsweise bleibt eine partielle traumatische Katarakt stationär. Der Grad der Herabsetzung der Sehschärfe ist abhängig von dem Umfang der Linsentrübungen und besonders von ihrer Lage zur Pupillarzone. Eine totale Katarakt kann sich auch durch Blitzschlag ausbilden. Lageveränderungen (Subluxationen = Schiefstellung, oder Luxationen in die Vorderkammer, bzw. in den Glaskörper und bei Skleralrupturen unter die Conjunctiva sclerae) bewirken eine erhebliche Beeinträchtigung der Sehschärfe sowohl für die Ferne wie für die Nähe. Außerdem besteht auch hier die Gefahr des Sekundärglaukoms. Wo es angängig ist, empfehle man daher eine operative Linsenentfernung. Im jugendlichen Alter kann es ausnahmsweise zu einer vollkommenen Spontanresorption der Katarakt kommen. Nach operativer Linsenentbindung bleibt aber häufig ein Nachstar zurück (Linsenkapsel plus getrübte Linsenfasern), der, wenn keine Lücke (rotes Aufleuchten) vorhanden ist, ein zweites operatives Vorgehen notwendig macht (Diszission). Ist das zweite Auge hochgradig schwachsichtig, so kann das verletzte aphakisierte Auge — Emmetropie vorausgesetzt — durch das typische Starglas (plus 10 bis 12 Dioptrien) für die Ferne wieder gebrauchsfähig gemacht werden. Zum Lesen in einer Entfernung von 25 cm ist dann ein Zusatzglas von plus 4 Dioptrien nötig.

Glaskörper.

Die häufigsten Verletzungsfolgen sind Blutungen (Fehlen des roten Reflexes bei der einfachen Durchleuchtung). Je kleiner sie und je jünger die betreffenden Individuen sind, um so günstiger ist die Prognose (völlige Aufsaugung). Größere Hämorrhagien werden vielfach bindegewebig substituiert verursachen entweder durch narbige Schrumpfung, Netzhautablösung (fehlerhafte Projektion oder lassen gröbere, mobile Trübungen zurück (Mouches volantes), die das Sehen dauernd sehr stören. Eingedrungene Fremdkörper wirken einmal durch die mitgeschleppten Keime (Glaskörperabszeß, Panophthalmie), dann aber auch durch ihre chemische Umsetzung entzündungserregend. Eisen führt zur Siderosis bulbi: rostbraune, gewöhnlich kreisförmig angeordnete Flecke auf der vorderen Linsenkapsel, braune Verfärbung der Iris (Heterochromie), Nachtblindheit (Hemeralopie = Verlust des Sehvermögens bei etwas herabgesetzter Beleuchtung), später progressive Linsentrübung und Netzhautdegeneration. Therapie: möglichst frühzeitige Entfernung des Eisensplitters mittels Riesenmagneten. Blei (Schrotkörner) und Glas kann — wenn keimfrei — ohne besondere Beeinträchtigung des Auges einheilen. Kupfersplitter sind am gefährlichsten, einmal weil sie nur sehr schwer und dann nur mittels recht grober Eingriffe entfernt werden können, dann aber, weil sie regelmäßig durch chemische Reizung zu schweren eiterigen Entzündungen Veranlassung geben. Glaskörperprolaps und Verlust hat gewöhnlich früher oder später eine fortschreitende Netzhautablösung im Gefolge.

Aderhaut.

Stumpfe Traumen führen leicht zu Rupturen, die — wenn typisch — konzentrisch um die Sehnervenpapille angeordnet sind, und auch später als kreisförmige weißlichgraue, pigmentierte Streifen kenntlich bleiben. Die Beeinträchtigung der Funktion ist gleich Null, wenn die Stelle der Makula verschont geblieben ist. Durch Infektion kann bei perforierenden Verletzungen eiterige Chorioiditis entstehen. Prognose wegen der anschließenden Panophtalmie durchaus ungünstig.

Netzhaut.

Als Verletzungsfolgen kommen in erster Linie Blutungen in Frage, deren Einfluß auf die Funktion abhängig ist von ihrem Sitz. Größere Hämorrhagien in der Makula können ein dauerndes, absolutes, zentrales Skotom und damit Verlust der zentralen Sehschärfe bewirken. Durch stumpfe Gewalteinwirkung entsteht eine gewöhnlich nach einigen Tagen restlos verschwindende weißliche (sog. Berlinsche) Trübung. In dazu disponierten Augen (Myopie) kann ferner durch einfache Kontusion eine Netzhautablösung sich entwickeln (bei einfacher Durchleuchtung grauer flottierender Reflex an der Stelle der Ablösung mit schwärzlich erscheinenden Netzhautgefäßen, entsprechender Gesichtsfelddefekt, Hypotonie).

Sehnerv.

Direkte Verletzungen des Nerven durch Stich in die Orbita, zwischen Bulbus und knöcherner Wand hindurch, indirekte bei Schädeltraumen infolge Aufspießung bzw. Quetschung durch Knochensplitter im Foramen optici. Sitzt die Verletzung dicht hinter dem Bulbus, so zeigt sich ophthalmoskopisch das Bild der Embolie der Zentral-

Die Unfallserkrankungen des Auges.

arterie infolge ihrer Durchtrennung: graugelbliche Netzhauttrübung, kirschroter Fleck in der Makula, enge Arterien mit unterbrochener Blutsäule, Fehlen der Pulsation. Sitzt sie weiter nach hinten, so ist der ophthalmoskopische Befund zunächst normal, erst nach einigen Wochen stellt sich eine atrophische Verfärbung der Papille ein. In frischen Fällen wird hier die Diagnose gestellt durch die Amaurose und die Erweiterung der Pupille bei Verdecken des gesunden Auges i. e. Aufhebung der direkten Lichtreaktion bei erhaltener indirekter (vom anderen Auge aus) Lichtreaktion. Die genaue Feststellung des Verhaltens der Lichtreaktion ist wichtig für die Entlarvung der Simulation einseitiger Blindheit: Ist die direkte Reaktion erhalten, so muß im allgemeinen wenigstens auch ein gewisses Sehvermögen vorhanden sein.

Partielle traumatische Schädigungen des Sehnervenstammes finden ihren klinischen Ausdruck in entsprechenden Gesichtsfelddefekten, die jedoch gewöhnlich erst durch eine daraufhin gerichtete Untersuchung festgestellt werden. Bei subduralen Blutungen an der Schädelbasis infolge eines stumpfen Kopftraumas kann das Blut durch die Optikusscheiden bis an ihr blindes Ende am Bulbus gelangen und durch den konzentrisch auf den Nerven wirkenden Druck Stauungspapille, konzentrische Gesichtsfeldeinengung und Herabsetzung der zentralen Sehschärfe hervorrufen. Die Prognose ist im allgemeinen günstig, wenn sich keine Atrophie anschließt. Die Verletzungen der intrazerebralen Sehbahn vom Chiasma aufwärts bedingen auf beiden Augen den Ausfall einer ganzen Hälfte des Gesichtsfeldes: heteronyme bzw. bitemporale (Chiasma), und homonyme — rechtsbzw. linksseitige Hemianopsie (Tractus optici, Gratioletsche Sehstrahlung, kortikales Sehzentrum im Hinterhauptslappen) ohne wesentliche Beeinträchtigung der zentralen Sehschärfe. Da bei den homonymen Hemianopsien (Nachweis durch Prüfung mittelst seitlicher Handbewegung, das Gesichtsfeld nach einer Seite fehlt, geben die Patienten gewöhnlich an, daß sie auf dem gleichseitigen Auge schlecht sehen. Ergibt nun aber die monokulare Prüfung dieses Auges normale Sehschärfe, so darf die Untersuchung der Funktionstüchtigkeit beider Netzhauthälften keinesfalls unterworfen werden.

Orbita.

Ausgedehnte Zerstörungen der knöchernen Wand (s. a. Sehnerv) gehören zu den Seltenheiten. Wird durch eine Verletzung der Sinus maxillaris, frontalis oder ethmoidalis eröffnet, so kann ein Teil des Orbitalsinhaltes in dieselben hineingepreßt werden und es entsteht ein **Enophthalmus traumaticus**. Gewöhnlich treten aber größere **Blutungen** auf, die zu einem Vortreiben des Bulbus (**Exophthalmus**) und weiter durch Kompression des Sehnerven zu einer Herabsetzung der Sehschärfe, Stauungspapille, Atrophie etc. Veranlassung geben können. **Pulsierender Exophthalmus** entwickelt sich gewöhnlich bei Schädelbasisfraktur durch Ruptur der Carotis interna im Sinus cavernosus an der Seite des Keilbeinkörpers, in welchen die Vena ophthalmica hineinmündet. **Eingedrungene Fremdkörper** (Doppelperforation des Bulbus, Röntgenbild!) heilen entweder glatt ein oder führen durch Infektion zur Orbitalphlegmone (starker entzündlicher Exophthalmus), gewöhnlich mit Beweglichkeitsbeschränkung, konjunktivaler Schwellung und hochgradigen Schmerzen einhergehend. Die Prognose ist wegen der Fortleitung der Entzündung auf die Meningen meist sehr ernst. Auch nach einer Spontanheilung entstehen häufig durch die Beteiligung des Sehnerven infolge einer entzündlichen Venenthrombose (Panophthalmitis, Amotio retinae) dauernde schwere Störungen der Funktion. **Verletzungen der Nebenhöhlen** rufen u. a. Hautemphysem an den Lidern hervor (Knistergefühl bei Palpation).

Lider und Konjunktiva.

Traumatische **Fazialislähmung** bedingt mangelhaften Lidschluß mit dem gefährlichen Folgezustand der Austrocknung der Hornhaut (**Keratitis e lagophthalmo**). **Lähmung der Lidheber (Ptosis)** entweder infolge einer Verletzung des oberen Orbitalrandes oder des Okulotorius. **Fremdkörper** unterm Oberlid führen zu schmerzhaften Epithelabschürfungen der Hornhaut (**Erosionen** s. o.). **Wunden** der Konjunktiva heilen gewöhnlich glatt, ohne Beschwerden zu hinterlassen. Gefährlicher sind **Verbrennungen** bzw. **Verätzungen der Bindehaut**, da sie leicht eine Verwachsung ihrer beiden Blätter (**Conjunctiva bulbi und tarsi**) zurücklassen und dadurch eine wesentliche Behinderung der Augenbewegungen im Gefolge haben (**Symblepharon**). Traumatische **Stellungsanomalien** können durch **Entropium** Schleifen der Wimpern auf der Hornhaut (**Keratitis superficialis**), durch **Ektropium** chronische hyperplasierende Konjunktivitis und außerdem durch Eversion der Tränenpunkte störendes Tränenträufeln hervorrufen. **Verletzungen der**

Die Unfallserkrankungen des Auges.

Augenmuskeln

führen immer zu Beweglichkeitsstörungen (Doppelsehen), entweder durch Blutung oder durch direkte Verletzung der Muskeln bzw. ihrer Insertionsstelle am Knochen. Eine Nervenlähmung kann lokalisiert sein in der Orbita, an der Schädelbasis oder im Kerngebiet (s. Kapitel über Commotio cerebri). Andere Ursachen der Beweglichkeitsstörung Bleibt [eine Muskellähmung bestehen und ist sie auch nicht operativ zu beseitigen, dann dürfte in der Mehrzahl der Fälle nach einiger Zeit (bis zu zwei Jahren) dadurch eine Gewöhnung an den Zustand des Doppelsehens eintreten, daß der Verletzte lernt, die von dem gelähmten Auge kortikal gebildeten optischen Eindrücke zu unterdrücken, wodurch das Doppelsehen verschwindet.

Funktionelle Störungen des Auges

entwickeln sich als Teilerscheinung einer allgemeinen Hysterie bzw. Neurasthenie bei nervös Belasteten infolge der seelischen Aufregungen, die das Trauma bzw. die durch dieses veranlaßten therapeutischen Eingriffe ausgelöst haben. Die ersten Symptome stellen sich für gewöhnlich nicht unmittelbar im Anschlusse an die Verletzung ein, sondern erst nach kürzerer oder längerer Zeit. Sie treten auf in der Form von Reizsymptomen (Flimmern, Lichtscheu, Schmerzen in den Augen, Kopfschmerzen) oder von Erschöpfungssymptomen (Herabsetzung und sogar Aufhebung des Visus bei normaler Pupillarreaktion, konzentrische Einengung des Gesichtsfeldes ohne Orientierungsstörungen im Raum leichte Ermüdbarkeit beim Lesen etc.).

Bewußte Simulation.

Die Differentialdiagnose zwischen funktionellen Störungen und der bewußten Simulation ist häufig recht schwer mit Sicherheit zu führen.

Gewöhnlich wird einseitige Blindheit oder hochgradige Schwachsichtigkeit simuliert. Eine prompte direkte Lichtreaktion der betreffenden Pupille macht diese jedoch von vornherein unwahrscheinlich, zumal wenn auch die vorhandenen objektiven Veränderungen keine Erklärung für sie geben.

Methoden zur Entlarvung einseitiger Blindheit:
1. Bei verdecktem normalem Auge läßt man mit dem angeblich blinden auf die emporgehobene Hand des Verletzten sehen. Ein wirklich Blinder sieht in der Richtung seiner eigenen Hand, der Simulant sieht absichtlich vorbei.

2. Läßt man dem Verletzten ein brennendes Streichholz in der Nähe fixieren, während das verletzte Auge mit der Hand verdeckt gehalten wird, dann macht das letztere beim Fortnehmen der verdeckenden Hand unwillkürlich eine Einstellungsbewegung, wenn noch etwas gesehen wird.

Simulation einer einseitigen Sehschwäche entlarvt man dadurch,

1. daß vor das gesunde Auge ein stärkeres Konvexglas (+ 10 Dioptrien) gesetzt wird, und daß man dann mit beiden Augen lesen läßt. Die angegebene Sehschärfe entspricht der des verletzten Auges, da ja das andere durch das Sammelglas künstlich kurzsichtig gemacht ist.
2. Man läßt mit beiden Augen in einem Buche lesen und hält senkrecht in halber Entfernung zwischen Buch und Nasenwurzel einen Bleistift. Wird fließend und ohne Stockung gelesen, so ist die Sehtüchtigkeit des verletzten Auges bewiesen. Die übrigen Simulationsproben erfordern einen besonderen Apparat (Stereoskop, farbige Leseproben etc.).

Doppelseitige simulierte Blindheit entlarvt man am zweckmäßigsten durch stationäre Beobachtung.

Endogen entstandene Bulbusinfektion.

a) Syphilitische Prozesse können sich in seltenen Fällen im Anschluß an einfache Traumen des Auges an der Stelle der Verletzung entwickeln bzw. ausgelöst werden und zu schwereren Veränderungen führen (z. B. Keratitis parenchymatosa), ebenso wie es von anderen Körperstellen bekannt ist.
b) Zweifelhaft ist jedoch jetzt noch der Zusammenhang zwischen endogen bedingten tuberkulösen Veränderungen und Trauma.

Bösartige und gutartige Geschwülste.

Unter den malignen, primär vom inneren Auge ausgehenden Tumoren kommt beim Erwachsenen nur das uveale und das bulbäre Sarkom in Frage. Es gibt in der Literatur aber nur sehr wenige Fälle, in denen sich die Tumorentwickelung unmittelbar an ein lokales Trauma anschloß, in denen also ein kausaler Zusammenhang angenommen werden konnte. Benigne Tumoren, vor allem Zysten der Iris, Papillome

Die Unfallserkrankungen des Auges. 111

der Konjunktiva, Dakryops u. a. sind dagegen keine so seltenen direkten Unfallfolgen, die jedoch die Funktion des Auges nur unwesentlich beeinträchtigen dürften.

Rentenfestsetzung.

Verlust eines Auges.

Bei Verlust eines Auges und normalem anderen Auge wird nach Entscheidung des Reichsversicherungsamtes eine Dauerrente von $25-33^{1}/_{3}\%$ für gewöhnliche Arbeiter gewährt. Im allgemeinen wird man gut tun, für die ersten ein bis zwei Jahre $33^{1}/_{3}\%$ und später nach Eintritt der Gewöhnung dauernd 25% vorzuschlagen[1]). Für qualifizierte Arbeiter, für die ein besonders genaues doppeläugiges Sehen notwendig ist, oder welche durch die Art ihrer Beschäftigung größeren Gefahren ausgesetzt sind, z. B. am offenen Feuer arbeiten, wird man die Dauerrente mit $33^{1}/_{3}\%$ billigerweise berechnen. Tritt durch die Verletzung gleichzeitig eine stärkere Entstellung im Gesicht ein, die die Anstellungsmöglichkeit erschwert, so erhöht sich in beiden Gruppen der Grad der Beeinträchtigung der Erwerbsfähigkeit um 5%.

Einseitige Linsenlosigkeit.

Eine Korrektion des einseitig aphakischen Auges durch Gläser ($+$ 10 bis 12 D bei E) wird von dem Verletzten nicht vertragen. Für seinen Beruf kommt also nur die ohne Glas vorhandene Sehschärfe in Frage, die gewöhnlich weniger als $^{1}/_{10}$ der normalen beträgt. Die Tiefenwahrnehmung ist infolgedessen (in der ersten Zeit wenigstens) ganz aufgehoben. Gegenüber dem völligen Verlust eines Auges besitzt der Aphake aber ein erhaltenes binokulares Gesichtsfeld und eine Reserve an Sehvermögen. Der Grad der Beeinträchtigung der Erwerbsfähigkeit wird daher gewöhnlich auf $15-25\%$ geschätzt, je nach dem für den betreffenden Arbeiter notwendigen Grade des binokularen Sehaktes. Erfahrungsgemäß erlangen nun auch einseitig Aphake nach ein bis zwei Jahren einen gewissen Grad des Tiefenschätzungsvermögens wieder, so daß dann die Rente entsprechend erniedrigt werden kann ($10-20\%$).

---

[1]) Im allgemeinen entspricht die durch die Schiedsgerichte gewährte Rente dem Grade der von dem Begutachter geschätzten Erwerbsbeeinträchtigung. In dem Gutachten vermeide man das Wort Rente und rede nur von einer Erwerbsbeschränkung.

Einseitige Herabsetzung der zentralen Sehschärfe.

Eine Beeinträchtigung der Erwerbsfähigkeit tritt im allgemeinen erst dann ein, wenn das Tiefenschätzungsvermögen in Mitleidenschaft gezogen ist. Als Grenzwert, von dem an im allgemeinen eine derartige Störung eintritt, kann man die Herabsetzung der Sehschärfe auf $1/6$ ansprechen. Eine solche bedingt dann dieselbe Beurteilung wie eine einseitige Aphakie.

Für die geringeren Grade mit erhaltenem binokulare Sehakt (ursächliche Momente: Hornhautnarben im Pupillarbereich, partielle Linsen- und Glaskörpertrübungen, unregelmäßiger und regelmäßiger Narbenastigmatismus der Hornhaut, Verziehungen der Pupille, Kolobom der Iris, traumatische Mydriasis) ist die Erwerbsbeschränkung mehr auf ein das doppeläugige Sehen störendes Blendungsgefühl zu beziehen, so daß man unter Umständen auch in Fällen einer Herabsetzung der Sehschärfe auf nur $1/3 - 1/6$ zunächst eine Rente von 10% gewähren wird, die nach der fast immer im Verlauf von ein bis zwei Jahren eingetretenen Gewöhnung wieder entzogen werden kann. Ist die Sehschärfe bis auf Fingerzählen vorm Auge oder Erkennen von Handbewegungen herabgesetzt, so ist der Zustand dem völligen bzw. fast völligen Verlust eines Auges gleichzusetzen.

Doppelseitige Herabsetzung der zentralen Sehschärfe.

Traumatisch bedingt im allgemeinen selten, gewöhnlich hervorgerufen durch thermische bzw. chemische Schädigungen, Explosionen etc. und sympathische Ophthalmie.

Bei einseitiger als Verletzungsfolge anzusprechender Herabsetzung der Sehschärfe hat naturgemäß eine schon vorher bestehende Herabsetzung der Sehschärfe des nicht verletzten Auges eine große Bedeutung bei der Feststellung des Grades der Erwerbsbeeinträchtigung. Voraussetzung ist dabei jedoch, daß das verletzte Auge bessere oder jedenfalls nicht schlechtere Funktionen gehabt hat als das nicht verletzte. Die Beurteilung dieser Fälle ist recht schwierig und dürfte im allgemeinen wohl dem Spezialisten vorbehalten bleiben. Es kommen hier die mannigfachsten Kombinationen vor, so daß sich allgemeine Regeln kaum aufstellen lassen. Als Hilfsmittel zur Orientierung sind verschiedene Schemata berechnet worden. Von ihnen erscheint mir der von Maschke entworfene Rententarif am geeignetsten (s. Tabelle).

Störungen im peripheren Gesichtsfeld.

Störungen im Gesichtsfeld ohne Beteiligung des zentralen Sehens haben sehr selten eine meßbare Beschrän-

Die Unfallerkrankungen des Auges. 113

kung der Erwerbsfähigkeit im Gefolge. Funktionell bedingte — auch hochgradige — konzentrische Einschränkungen haben an sich keine Beeinträchtigung der Erwerbsfähigkeit zur Folge, da die Orientierung im Raum erhalten geblieben ist. Die durch Hemianopsie hervorgerufenen Störungen kommen ebenfalls für die Beurteilung der Erwerbsbeschränkung allein wohl nur ausnahmsweise in Frage, da durch die schweren Schädelverletzungen andere Körperlähmungen im Vordergrund der Behandlung und Begutachtung stehen. Eine bitemporale Hemianopsie (Sagittalzerreißung des Chiasma) bedingt, wenn die Sehschärfe normal ist, keine Erwerbsbeeinträchtigung. Die homonymen Hemianopsien sind im allgemeinen dem Verlust eines Auges gleichzusetzen, wegen des vorhandenen Reserveauges ist jedoch die Beeinträchtigung der Erwerbsfähigkeit etwas geringer zu bewerten (15—20%). Zentrale Skotome wirken vor allem durch die Schädigung der zentralen Sehschärfe und sind nach diesen Prinzipien zu beurteilen. Isolierte periphere Defekte beeinträchtigen nur dann die Erwerbsfähigkeit, wenn sie in der temporalen Peripherie außerhalb des den beiden Augen gemeinsamen Teil des Gesichtsfeldes liegen und auch nur dann, wenn ein tadelloses peripheres Gesichtsfeld zur Vermeidung beruflicher Gefahren notwendig ist.

Störungen der Augenmuskeln.

Lähmung des Lidhebers schließt das betreffende Auge vom Sehakt aus und ist daher dem völligen Verlust des Auges gleichzusetzen unter Berücksichtigung der bedeutenden die Konkurrenzfähigkeit herabsetzenden Entstellung (25 bis $33^1/_3$%). Andere gleichzeitig vorhandenen Schädigungen derselben Seite (Lähmung anderer Augenmuskeln, intraokulare Veränderungen usw.) werden deswegen auch nicht weiter berücksichtigt. Lähmung der äußeren Augenmuskel bedingt Doppelsehen. Der Grad der Beeinträchtigung der Erwerbsfähigkeit richtet sich nach der Ausdehnung des Doppelsehens im Blickfelde, so daß unter Umständen das eine Auge völlig vom Sehakt ausgeschlossen werden muß (25—$33^1/_3$%). Besteht dagegen Einfachsehen in der gewöhnlichen Arbeitsdistanz und erfordert die Arbeit nur geringe Blickbewegungen, so besteht eine Beeinträchtigung der Erwerbsfähigkeit nicht. Durch Unterdrücken der Bilder des schielenden Auges — also nach Gewöhnung — pflegt im allgemeinen in ein bis zwei Jahren eine Besserung der Erwerbsfähigkeit einzutreten. Lähmung der inneren Augenmuskeln (Sphincter pupillae und Ziliar- bzw. Akkommodationsmuskel) führen bei einer ausgesprochenen Erweiterung der Pupille zu Blendungserscheinungen und damit zu einer Verschlechterung des Sehvermögens und sind unter Umständen bis zur Gewöhnung (1 Jahr) mit $10^0/_0$ zu entschädigen. Ebenso bedingt die Lähmung der Akkommodation eine gewisse Erwerbsbeschränkung, da sie das Tiefenwahrnehmungsvermögen in der Nähe beeinträchtigt. Zu beachten ist dabei das Alter, da mit dem Eintreten der physiologischen Presbyopie die erwerbsbeschränkenden Folgen verschwinden.

Völlige Erblindung.

Bei doppelseitiger völliger Erblindung beträgt die Erwerbsbeschränkung nicht $100^0/_0$, sondern $125^0/_0$, da hier neben der völligen Erwerbsunfähigkeit Hilflosigkeit besteht, die eine dauernde fremde Pflege notwendig macht.

Spätere Verschlimmerung des Leidens.

Bei später auftretender Verschlechterung der Erwerbsfähigkeit ist eine Erhöhung der Rente nur dann zu beantragen, wenn die nachträglich aufgetretenen Veränderungen am Auge in direktem ursächlichen Zusammenhang mit dem Unfall stehen. Betrifft eine Augenverletzung einen bereits wegen eines anderen Leidens Unfallrente Beziehenden, so ist die vor dem Unfall tatsächlich noch vorhanden gewesene Erwerbsfähigkeit gleich 100 zu setzen und nur auf diesen Wert die weiter durch die Augenverletzung bedingte Erwerbsbeschränkung zu beziehen. Hat beispielsweise ein Arbeiter vor dem Augenunfall eine durch eine andere Erkrankung bedingte Herabsetzung der Erwerbsfähigkeit von $50^0/_0$, und erleidet er durch den Augenunfall eine solche von $25^0/_0$, so ist die Gesamtsbeschränkung nicht 50 plus 25 $= 75^0/_0$, sondern 50 plus $50/4 = 62^0/_0$, da zur Zeit des Augenunfalles seine volle Erwerbsfähigkeit nur $50^0/_0$ betrug, die durch ihn eine weitere Einbuße um $^1/_4$ ($25^0/_0$) erleidet.

Aufgabe des Arztes ist es aber auch, bei der Untersuchung und Begutachtung Unfallverletzter dafür zu sorgen, daß diese sich nicht zu Neurasthenikern und Rentenjägern entwickeln. Vielfach wird diese traurige Menschenspezies durch eine unvermutete Herabsetzung der Rente gezüchtet, die sie als Ungerechtigkeit empfindet und darum bekämpfen zu müssen glaubt. Dieses kann vermieden werden, wenn gleich bei der ersten Begutachtung von dem betreffenden Arzt darauf hingewiesen wird, daß durch Gewöhnung mit Sicherheit nach einiger Zeit (ca. 1 Jahr) eine Verminderung der Erwerbsbeschränkung und damit eine Herabsetzung der Rente eintreten wird.

Zu diskutieren ist die Frage, ob man nicht gleich von vornherein denjenigen Prozentsatz für den Grad der Erwerbsbeschränkung annehmen soll, der nach der üblichen Rechtsprechung erst nach eingetretener Gewöhnung zugebilligt wird. Dadurch würde die Rente von vornherein zu einer Dauerrente und spätere Herabsetzungen mit ihren gefährlichen Folgen für das Seelenleben des Verletzten vermieden.

Die Unfallerkrankungen des Ohres.
Von Professor Dr. J. Hegener-Hamburg.

Einleitung.

Die Zahl der Unfallerkrankungen des Ohres könnte man nach statistischen Erhebungen im Verhältnis zu der anderer Körperteile als ziemlich gering ansehen. In Wirklichkeit dürfte sie vielfach größer sein, da man bis vor kurzem nur solche mit meist ganz erheblichen Hörstörungen als Ohrerkrankungen gewertet hat, während die zahlreichen ohne merkliche Schwerhörigkeit vorkommenden Erkrankungen des Vestibularapparates, mit ihren Schwindelerscheinungen, den dadurch angebahnten vasomotorischen Störungen, den unmerklichen Übergängen zur traumatischen Neurose und Hysterie, hier nicht verwertet oder auch ihre Zugehörigkeit zum Ohre nicht erkannt hat. Man kann aber neuerdings sagen, daß kaum ein irgend erheblicher Insult des Schädels stattfindet, ohne das Gehörorgan zu schädigen. Es ist deshalb notwendig, nicht nur bei jeder Kopfverletzung oder Erschütterung, sondern auch bei starken Erschütterungen des Körpers, bei Fall auf die Füße oder das Gesäß eine genaue Untersuchung der Ohren vorzunehmen. Das soll möglichst bald nach dem Unfall geschehen, sogar bei Bewußtlosen, wenn nicht gewichtige Gründe dagegen sprechen. Schon wenige Tage nachher hat sich oft das Bild für den Spiegel, wie für die Funktionsprüfung erheblich geändert. Das Verständnis für die Funktion des Vestibularapparates, die Prüfung desselben und die Kenntnis vieler Läsionserscheinungen haben in den letzten Jahren sehr große Fortschritte gemacht und ermöglichen es schon jetzt, manche Erscheinungen zu objektivieren, die früher diagnostisch nicht zu fassen waren; bei denen man nicht entscheiden konnte, ob man es mit Simulation oder Krankheit zu tun hatte. Damit ist die Beurteilung der vestibularen Läsionen, die auf die spätere Arbeitsunfähigkeit meist von schwerwiegenderem Einfluß wird, als die Schädigung der Hörfunktion, erheblich sicherer geworden und in den Vordergrund vor die Hörprüfung getreten. Doch ist auch diese Untersuchung gerade bei Unfallerkrankungen noch sehr schwierig, weil es sich nur selten um reine, periphere Ohrläsionen, sondern oft um gleichzeitige zentrale Störungen handelt, welche schwer entwirrbare Schwierigkeiten in der Beurteilung des Symptomenkomplexes bieten. So ist die vestibuläre Prüfung trotz ihrer größeren Objektivität nicht weniger voll geheimer Fehlerquellen und Schwierigkeiten, wie die akustische. Sie können beide, so wenig wie das Ohrenspiegeln aus Büchern erlernt werden, sondern fordern einen Arzt, der in jahrelanger spezialistischer Tätigkeit mit ihnen vollkommen vertraut ist. In der Hand des Unerfahrenen führen sie zu Trugschlüssen und ungerechten Urteilen, so können sie geradezu gefährlich werden. In der Mehrzahl der Fälle und gerade bei den scheinbar leichten und harmlosen genügt einmalige Untersuchung nicht, in vielen ist Krankenhausbeobachtung notwendig.

Anamnese und allgemeine Untersuchung.

Die Angaben des Patienten über frühere Ohrenerkrankungen sind meist unzuverlässig. Die tägliche Praxis lehrt, daß auch erhebliche Grade von Schwerhörigkeit bis zur einseitigen Taubheit dem Patienten unbekannt bleiben, ohne daß Täuschungsabsicht vorliegt. Narben, trockene Perforationen, chronische Eiterungen, Cholesteatome, Acusticusdegeneration finden sich bei Leuten, die überzeugt sind, niemals ohrenkrank gewesen zu sein, ebenso wie die Erkrankung ihren nächsten Angehörigen entgangen ist. Die plötzliche Schädigung des bis dahin besseren Ohres bringt den Zustand erst zu Bewußtsein und man braucht in solchem Falle nicht sofort an Simulation zu denken.

Die Anamnese hat, um zu einem Urteil über vor dem Trauma bereits vorhandene oder disponierende Ohrenschädigungen zu gelangen, zu berücksichtigen:

1. Hereditäre Ohrerkrankungen: Taubstummheit (Verwandtenehe), Otosklerose (frühzeitige und Altersschwerhörigkeit?).
2. Früher überstandene Allgemein-Erkrankungen, welche oft zu Erkrankungen des mittleren oder inneren Ohres führen:
    Scharlach, Masern, Diphtherie, Influenza, Typhus, Mumps, Zerebrospinalmeningitis.

Noch bestehende:
Tuberkulose, Syphilis, Diabetes, Nephritis, Anämie, Leukämie, Arteriosklerose.
3. Berufsart, jetzige und frühere. Kesselschmiede, Nieter, Kupferschmiede, Lokomotivheizer und Führer, Dienst bei Artillerie und Kriegsmarine (kurz alle Schallläsionen), Telephongebrauch.
4. Toxische Schäden: Rauchen, Alkohol, Chinin, Salicylsäure.
5. Frühere Unfälle.

Den Unfall selbst mit genauen Begleitumständen läßt man sich auch vom Patienten selbst schildern. Besonders zu beachten: Bewußtlosigkeit oder Benommenheit, Kopfschmerzen, Schwindel, Schwerhörigkeit, Ohrensausen gleich nach dem Unfall. Aussagen gleich nach dem Unfall sind besonders vertrauenswürdig, deshalb möglichst frühzeitig zu erstreben, da später fast stets Beeinflussung zu erwarten ist.

Die Allgemeinuntersuchung hat außer den erwähnten konstitutionellen und Infektionskrankheiten in allen Fällen, wo auch nur der Verdacht einer Kommotion nach dem einleitend Gesagten vorliegen kann, den Status nervosus, besonders auch der Kopfnerven, das Blutgefäßsystem, das psychische Verhalten zur Beurteilung der Ohrläsion festzustellen.

Spezielle Untersuchung.

Am Schädel selbst untersucht man die verletzte Stelle, beobachtet aber besonders auch alle Narben, Impressionen etc. an der Schädeldecke. Dann schreitet man zur Spiegeluntersuchung, hier sind besonders die Anzeichen einer Beteiligung der knöchernen Schädelkapsel beachtenswert, die fast immer auf eine Beteiligung des inneren Ohres oder der Zentralorgane schließen lassen. Die dem Auge oft so auffälligen Läsionen der Ohrmuschel, des Trommelfelles, sind, wenn sie sich auf diese beschränken (bei direkten Verletzungen) meist ziemlich harmlos und ohne dauernden Nachteil.

Die Okularuntersuchung soll sich stets auf beide Gehörgänge, beide Trommelfelle, sowie Nase, Nasenrachen und Mund erstrecken (alte Katarrhe, Nasennebenhöhlen-Eiterungen).

Sie wird vorgenommen mit zentral durchbohrtem Spiegel bei hellem künstlichem Licht. Zerstreutes Tageslicht genügt meist nicht für feine Details. Für Gehörgang und Trommelfell benutze man außerdem stets eine etwa 2 bis 3 mal vergrößernde Lupe (Brennweite 7,5 cm = 13 Dioptrien, zum Augenspiegel vorhanden), ferner den pneumatischen Ohrtrichter.

Zerumen und Blutkoagula werden aus dem Gehörgang in frischen Fällen instrumentell, nicht durch Spülung, entfernt. (Gefahr der Mittelohreiterung mit Folgen!) Ein negativer, otoskopischer Befund gestattet nicht den Schluß, daß kein Trauma des Gehörorganes stattgefunden hat.

Verletzungen der Ohrmuschel.

Durch direkte Gewalt kommt es zu Quetschungen, Zerreißen, teilweiser oder vollständiger Abtrennung (z. B. bei Überfahren). Frakturen des Knorpels führen oft zu Othämatom. Tritt Infektion hinzu, so kommt es zu Perichondritis, die jedoch häufiger nach Verbrennung, Erfrieren entsteht. Sonst noch häufig Verätzung und Verbrühung. Sie hinterläßt unter eventueller Knorpelexfoliation durch Narbenzug manchmal starke Entstellung.

Die mehr oder weniger vollkommene Abtrennung der Ohrmuschel geht meist durch den äußeren Gehörgang. Dieser ist besonders exakt zu nähen, da es sonst zur Gehörgangsatresie kommen kann. Vollkommener Ohrmuschelverlust ist durch Haartracht kaum zu verdecken, kann man noch den Lobulus erhalten, so ist das Verbergen des Defektes leichter. Müssen Teile der Concha geopfert werden, so ist Totalverkleinerung durch Keilexzision besser als Randdefekt. Auf die Hörschärfe hat der Verlust der Ohrmuschel keinen merklichen Einfluß, höchstens auf die Schallorientierung (Eisenbahnpersonal eventuell gefährdet!).

Verletzungen des äußeren Gehörganges.

a) Der häutige Gehörgang wird direkt aus denselben Ursachen wie die Ohrmuschel verletzt, durch Verbrennung (geschmolzenes Eisen, Blei, Schlacke), Verätzung, Verbrühung (strömender Dampf), dann durch Baumzweige, Dornen, Getreidehalme, die im Vorbeigehen in das Ohr gestoßen werden. Indirekte Verletzungen kommen isoliert sehr selten vor.

b) Der knöcherne Gehörgang wird direkt bei Schlag, Stoß oder Fall auf das Ohr bei seiner geschützten Lage nur selten isoliert frakturiert, die Läsion ist meist nur ein Teil der weit ausgedehnteren Schläfenbein- oder Basisverletzung. Indirekte Verletzungen entstehen meist durch Schlag, Stoß oder Sturz auf den Unterkiefer. Trifft die Gewalt

Die Unfallerkrankungen des Ohres. 119

dabei das Kinn, so kann doppelseitiger Gehörgangsbruch mit oder ohne gleichzeitige Kieferläsion vorkommen. Die Fraktur trifft die vordere und untere Gehörgangswand, es kann aber auch nur zur Zerrung des häutigen Schlauches kommen. Oft kommt es zur Absprengung von Knochenstücken, die nach Zerreißen der häutigen Auskleidung im Gehörgang sichtbar werden. Bei der Therapie ist vor allem auf Vermeidung von Atresien zu achten. Ist eine solche entstanden, so muß nach Schwartze die Knochenrinne des Gehörgangs erweitert und plastisch gedeckt werden. Auf das Gehör hat nur vollkommener Verschluß Einfluß. Selbst bei engen Strikturen ist ohne Komplikation durch Zerumen, Eiterungen oder Labyrinthläsion oft normales Gehör vorhanden.

Bei der Gehörgangsbesichtigung ist auf folgendes zu achten:

Schwellung, Einrisse an der unteren Wand deuten auf die eben beschriebene Fraktur. Die Sondenberührung ist meist sehr schmerzhaft.

Risse in der oberen Wand, später strichförmige oder unregelmäßige Narben können auf einfachen Fissuren des' Gehörganges beruhen. Sie gehen häufig bis hinten oben auf den knöchernen Trommelfellrand über und zeigen als direkte Fortsetzung einen Trommelfellriß oder Trommelfellnarbe. Sondenberührung läßt oft einseitig bis zum Frakturrand Gefäßinjektion auftreten, während die andere Seite weiß bleibt (Walb).

Starke injizierte Blutgefäße, ein förmliches Band im innersten Teil meist in der Mitte oder hinten oben, gerade von außen nach innen verlaufend, auch auf das Trommelfell übergehend, deuten mit Wahrscheinlichkeit auf eine Läsion des inneren Ohres oder Schädeltrauma (arteriosklerotischer Prozeß, Müller). Sie sind oft nach Monaten und Jahren noch nachzuweisen. In frischeren Fällen finden sich auch noch kleinste Petechien und Ekchymosen.

Blutungen aus dem äußeren Gehörgang weisen vornehmlich auf Basisfraktur, sie finden sich aber auch: a) bei Läsionen des häutigen Gehörgangs, b) bei Gehörgangsfrakturen, vorne und hinten oben, c) bei Trommelfellrupturen (wenig profus), d) bei Trommelfellruptur, aber aus der Pauke stammend (meist stärker; Jugularis!), e) aus dem Nasenrachen stammend, durch Tube und Pauke.

Man achte darauf, ob nicht das Blut von der äußeren Wunde aus in den Gehörgang gelangt ist.

Abschluß von Liquor cerebrospinalis weist auf Basis-, Labyrinth- oder obere Gehörgangsfraktur, aber nur wenn kopiöser Ausfluß sofort oder in wenigen Stunden nach der Verletzung auftritt. Nach 24 Stunden oder später kann seröse akute Otitis media den Liquor vortäuschen (Liquor gibt mit Ag NO_3 reichlichen Niederschlag!).

Verletzungen des Trommelfells.

Direkt treffen lange, dünne Körper, wie Baumzweige, Strohhalme, Dornen das Trommelfell meist im vorderen Abschnitt. Spitzen setzen meist eine kleine Perforation, die unter dem Blutkoagulum kaum zu erkennen sein kann, doch kann hier auch eine ausgedehnte Zerreißung vorkommen, wenn die Spitze im hinteren Abschnitt auftrifft, perforiert, am Promontorium abgleitet und erst vorne in der Pauke zur Ruhe kommt. Kleine Ästchen setzen meist die ausgedehntesten Zerreißungen. Ferner kommen durch flüssiges Eisen, Blei usw., kochendes Wasser, Dämpfe, ätzende Substanzen ausgedehnte Zerstörungen vor, die meist im äußeren Gehörgang auch Spuren hinterlassen. Doch ist einesteils ausgedehnte Trommelfellzerstörung durch flüssiges Eisen und auch siedendes Wasser, ohne jede Spur von Gehörgangsläsion, andernteils schwere Gehörgangsschädigung bei intaktem Trommelfell beobachtet. Ferner zerreißt das Trommelfell unter dem Luftdruck von Explosionen, seltener bei Caissonarbeitern und Tauchern (hier meist als Berufskrankheit aufzufassen!).

Indirekt zerreißt das Trommelfell ziemlich häufig als Folge einer Fraktur des knöchernen Randes. Diese kann durch die Einwirkung einer schweren Gewalt, auf die Ohrgegend (Schuppe) selbst entstehen, wobei die Grenzlinie der pneumatischen und spongiösen Mittelohrräume gegen die feste Außenschale der Knochen bestimmend sein dürfte. Weiter findet sich Trommelfellruptur als Teil einer Basisfraktur.

Die Okular-Diagnose ist in frischen Fällen meist leicht. Man sieht einen oder mehrere Defekte oft radiär oder zirkulär angeordnet oder Lappenbildung. Blutborken sitzen charakteristisch an den scharfen, meist nicht geradlinigen Rändern, sie können bei Schallrupturen fast fehlen. Daneben finden sich meist Ekchymosen, Gefäßinjektionen im Trommelfell, die oft monatelang sichtbar bleiben. Die gelbe Paukenschleimhaut schimmert durch die Perforationsöffnung. Oft ist die Lupe zur Diagnose notwendig. Tritt Eiterung hinzu, so sind größere Zerfetzungen noch einige Zeit zu erkennen, kleine

Die Unfallerkrankungen des Ohres. 121

nur zu Beginn. Perforationen können ohne jede Spur ausheilen, oft hat die Narbe nichts Charakteristisches. Größere rundrandige Perforationen mit Eiterung, besonders wenn beiderseits vorhanden, sprechen für Eiterung vor dem Unfall. Die Patienten verspüren meist einen Knall, sofortige Schwerhörigkeit, Sausen und Schmerzen. Reine Trommelfellverletzungen geben sich bei starker Schwerhörigkeit funktionell als Leitungshindernis. Sie heilen unter Okklusivverband meist ohne merkliche Funktionsstörung und nachträgliche Beschwerden. (Spülungen oder flüssige Desinfizientien sind durchaus zu vermeiden!) Dauernde Hörstörungen weisen auf gleichzeitiges Labyrinthtrauma (s. dieses) und kommen besonders häufig bei Explosionen vor.

Verletzung der Gehörknöchelchen und der Pauke
entstehen aus denselben Ursachen, wie die Trommelfellrupturen (ausgenommen Luftdruck). Es kommen Frakturen besonders des Hammers, Luxationen der Ossikula, Frakturen des Tegmen, Schleimhautzerreißungen vor. Dadurch entstehen Ekchymosen, Blutungen, Hämatotympanum. Es kommt dabei zu Entzündungen, besonders wenn, wie bei Ästchen, Teile des verletzenden Körpers in der Pauke bleiben, oder bei bereits bestehenden Eiterungen. Die Folgen sind für Funktion und Heilung meist schwerer, als die der Trommelfellverletzungen.

Direkte Verletzungen des inneren Ohres.

Direkte Verletzungen durch den äußeren Gehörgang, Trommelfell und Pauke kommen in seltenen Fällen vor. Luftdruckläsionen bei Explosionen sind häufig, kommen manchmal in Massen vor. Es spielen dabei die Entfernung vom explodierenden Körper, ferner die Brisanz des Sprengstoffes, die zufällige Stellung des Ohres oder die Örtlichkeit (feste reflektierende Wände) eine Rolle. (Eine Knallerbse z. B. kann dicht am Ohr genügen, um schwere Trommelfell- und Labyrinthläsion herbeizuführen.) Es kommt zur Degeneration im Cortischen Organ, den Nervenfasern und Ganglienzellen, die oft schnell fortschreitet, aber auch einen mehr chronischen Charakter zeigen kann.

Auch das Kopftelephon vermag traumatische Schädigungen des inneren Ohres auszulösen.

Indirekte Schädigungen des Ohres durch Schädeltraumen.

Solche durch Luftdruck werden bei der Dekompression der Caissonarbeiter, Taucher beobachtet. Es kommt zu Blutergüssen oder Gasembolie im inneren Ohr, wahrscheinlich aber auch zu Ohrsymptomen zentraler Natur (embolische Nekrosen). Die bei weitem zahlreichsten und wichtigsten Verletzungen des inneren Ohres entstehen durch direktes oder indirektes Schädeltrauma.

Als Teil einer Basisfraktur entstehen im Schläfenbein:
1. Querbrüche, welche die knöcherne Labyrinthkapsel durchsetzen und damit zu schweren Zerstörungen des Labyrinthinhaltes, Zerreißungen, Blutungen Anlaß geben.
2. Längsbrüche, meist durch eine Gewalt, die in der Achsenrichtung der Pyramide wirkt, entstanden, trennen diese von der Basis los, gehen durch Gehörgang und Pauke, eventuell bricht die Pyramidenspitze ab. Das Labyrinth kann dabei uneröffnet bleiben, wird aber stets durch Blutung geschädigt. Der Nervus octavus kann isoliert abreißen, oder mit Nerven der Umgebung zusammen.

Heilung der Frakturen erfolgt langsam. Es kommt zu Bindegewebs- und Knochenneubildung im Labyrinthinnern. Oft ist nach Monaten keine Spur der Konsolidierung zu finden. Hinzutretende Infektionen können nach Monaten noch zur Meningitis führen. Es wird deshalb jetzt zum Teil chirurgisches Vorgehen bei diesen Frakturen befürwortet (Voß).

Zur Entstehung einer schweren Läsion des Labyrinthinhaltes ist aber eine Fraktur der Kapsel nicht ausschließlich Vorbedingung. Nicht einmal die Erschütterung durch eine schwere Gewalteinwirkung ist notwendig, um mehr oder weniger ausgedehnte Blutungen, Druckschwankungen der Endo- und Perilymphe, mit akutem Funktionsausfall mit folgender schneller oder langsamer Degeneration zu veranlassen.

Eine gewisse Disposition zur Degeneration nach dem Insult wird außerdem durch frühere Traumen, bestehende Mittelohrerkrankungen, bereits geschädigten Nervenapparat (sog. Sklerose), die Beschaffenheit der Gefäßwände, Zirkulationsstörungen, labile Vasomotoren gegeben und ist bei der Beurteilung zu beachten.

Eine isolierte Schädigung eines Labyrinthes ist bei indirekter schwerer Gewalteinwirkung fast ebenso ausgeschlossen, wie ein Labyrinthtrauma ohne Schädigung des zentralen Apparates oder der Leitungsbahnen. Meist ist also auch das andere Ohr geschädigt. Die zentralen Schädigungen sind aber schon aus rein mechanischen Gründen so viel erheblicher und deshalb dominierender für Symptomenbild und Krankheitsverlauf, daß man für die meisten Fälle die Labyrinthläsion als sekundäre Teilerscheinung der zentralen Veränderung, und im Rahmen einer solchen zu betrachten hat (Mauthner). Kopftraumen hinterlassen sehr oft erhebliche, anatomisch nachweisbare Veränderungen der Zentralorgane, die vorwiegend Brücke, Wandungen des vierten Ventrikels und verlängertes Mark, seltener Kleinhirn und Rinde befallen. Es kommt zu Blutungen, oft ausgedehnten Degenerationen der Ganglienzellen. Ferner entstehen sekundär Kongestivzustände, die zu arteriosklerotischen Gefäßveränderungen und damit weiterhin zu Ernährungsstörungen und Erweichungsherden führen. Auch Lymphzirkulationsstörungen im subduralen und subarachnoidealen Raum sind beobachtet (Jakob). Da an den oben erwähnten Prädilektionsstellen sich enggedrängt zentrale Akustikus- und Vestibularisbahnen, Deiterscher und Bechterewscher Kern finden, so ist die Wichtigkeit kochlearer und vestibularer Symptome oder Ausfallserscheinungen, als Signal für dort entstandene Läsionen und weiterhin für das stattgefundene Schädeltrauma überhaupt, ohne weiteres einleuchtend (Rhese). Es ist aber auch klar, daß dieses Symptomenbild von Fall zu Fall wechselnd eine fast verwirrende Mannigfaltigkeit zeigen muß, wozu noch die Beimischung funktioneller neurotischer Störungen beiträgt. Man wird daher die objektiv feststellbaren vestibulären Erscheinungen aus dem Gewirr zu isolieren versuchen, um daraus Anhaltspunkte zu gewinnen, die den Komplex als organische Läsion sicherstellen. Die Hörstörungen treten dabei meist als objektiv bei weitem weniger sicher feststellbar in den Hintergrund, ihre genaue Prüfung ist aber für die Diagnose wie für die Beurteilung der Erwerbseinschränkung nicht zu umgehen.

Funktionelle Hörprüfungen.

Hörprüfungen sind in hohem Maße von Zuverlässigkeit, Aufmerksamkeit und Intelligenz des Geprüften abhängig. Bei Hörstörungen kommt bei Unfallerkrankten meist Aggravation, selten Simulation, noch weniger Dissimulation vor. Wichtig ist, daß der Prüfende seine Instrumente kennt. Jede Stimmgabel, jede Taschenuhr ist als Tonquelle ein Individuum für sich und stets von anderen, auch von demselben Fabrikanten, verschieden. Prüfung mit der Sprache fällt je nach dem geprüften Wort der Deutlichkeit, Intensität, dem Prüfungsraum und dem Tagesgeräusch verschieden aus. Deshalb ist stets das Wort, die Hörweite oder

Perzeptionsdauer für ein normales Ohr, neben der des Patienten anzugeben. Akustische Prüfungen sind bei vorhandenen Hörstörungen stets wiederholt anzustellen. Hörprüfungen sollen am Patienten mit verbundenen Augen und Verschluß des anderen Ohres durch den angefeuchteten Finger einer Assistenz gemacht werden.

Hörschärfe.

Die Hörschärfe prüft man

1. mit der **Flüsterstimme**, wobei die Entfernung in Meter und das dabei eben noch gehörte Wort anzugeben sind. Zahlen wie 77, 47, 33 liegen in der Tonskala viel höher als 88, 28, 100 und werden gegenüber den tiefen bei Unfallpatienten oft auffallend schlecht gehört; es läßt sich also mit der quantitativen Hörschärfeprüfung eine qualitative Prüfung vereinigen. Da Zahlen leichter geraten werden, als im Sinne weit verschiedene Wörter, so werden sie auch weiter gehört. Von den Prüfungswörtern empfehlen sich Zusammenstellungen, wie von Bloch gemacht.

2. Mit der **Konversationsstimme**. Sie kann manchmal noch vollständig gut gehört werden, wo die hohe Flüsterstimme deutliche Einschränkung zeigt.

3. Mit der **Taschenuhr**, wobei zu beachten ist: Stets dieselbe Seite (Zifferblatt) der Uhr dem Ohr zuwenden und vorher jedesmal die Entfernung für das normale Ohr feststellen, da die Lautheit mit dem Aufziehen, Ölen etc. sehr erheblich wechselt. Die Uhr gibt meist zwei hohe Geräusche und wird bei guterhaltenem Sprachgehör oft auffallend schlecht nach Kopftraumen gehört.

4. Mit dem Politzerschen Hörmesser (kleiner Hammer fällt stets gleich hoch auf Klangzylinder) zur Kontrolle.

Hörfeld.

5. Am exaktesten, aber mit großem Zeit- und Müheaufwand, mit Stimmgabeln, indem man für die ganze Skala die Perzeptionsdauer für Luftleitung bei dem Patienten mit der für ein normales Ohr vergleicht und meist die Einschränkung (wenn auch akustisch unrichtig) in Prozent der Normaler angibt. Es genügt hierbei, in Oktaven von $C_1 - c^5$

zu prüfen. Die Abklingzeit ist stets in Sekunden mit der Uhr in der Hand festzustellen, schon um die Patienten mit zuverlässigen Angaben von den unsicheren zu scheiden. Trägt man die Resultate in ein Hörfeldschema graphisch ein, so ergibt sich bei Unfällen oft ein charakteristisches Relief mit Einsenkung am oberen und mittleren Teil der Skala (Rhese).

Bei Kopftraumatikern zeigt oft die Prüfung des angeblich gesunden Ohres ein ähnliches, im ganzen höheres Relief, wie das kranke, bei nicht so stark herabgesetzter Hörschärfe. Aus der Form des Hörreliefs läßt sich erfahrungsgemäß auf die zu erwartende Hörfähigkeit für Sprache schließen und damit falsche Angaben des Patienten korrigieren (Rhese).

Bei einseitiger Taubheit gibt die Prüfung des tauben Ohres ein ähnliches, wenn auch im ganzen niedrigeres Relief, wie das bessere Ohr, durch Hinüberhören zur anderen Seite. Damit ist die Hörfeldprüfung zu einem der sichersten Mittel zur Feststellung einseitiger Taubheit resp. Simulation derselben geworden. Traumatiker ermüden oft leicht, dies zeigt sich besonders gegen Ende langer Funktionsprüfungen, es werden dann stets kürzere Perzeptionsdauern angegeben, wie zu Anfang. (Also wiederholt prüfen, einmal oben, einmal unten und in der Mitte in der Skala anfangen.

Die obere Hörgrenze wird mit dem Monochord geprüft, sie ist bei Trauma meist erheblich, oft beiderseits eingeschränkt. Prüfung mit der Galtonpfeife läßt bei oft wiederholtem Pfiff manchmal deutlich die Ermüdung durch Sinken der oberen Grenze erkennen (Bönninghaus). Zur exakten Feststellung der Hörgrenze ist die Galtonpfeife mit Ball angeblasen unbrauchbar. Auch die mit Stimmgabeln festzustellende untere Grenze rückt oft hinauf, ohne daß dies, wie sonst, für Schalleitungsstörung spräche.

Die Prüfung der Knochenleitung, mit C^1 oder C^2 vorgenommen, vom Warzenfortsatz ergibt oft starke Verkürzung bei Kopftrauma, bei normalem Sprachgehör (Wanner-Guddensches Symptom).

Sie kann später spontan wieder normal lang werden. Da die Verkürzung auch bei beschwerdefreien Traumatikern beobachtet wird, so unterstützt sie die Glaubwürdigkeit der Klagen des Patienten, beweist sie aber nicht (Rhese).

Der Rinnesche Versuch ist für uns überflüssig. Der Webersche Versuch kann, wenn der Patient ihn nach dem schwerhörigen Ohr lokalisiert, zur Unterstützung der Glaubwürdigkeit dienen. Diagnostisch ist er wertlos.

Feststellung einseitiger Taubheit.

1. Man schaltet das hörende Ohr durch den Bárány-schen Lärmapparat akustisch aus und versucht nur, ob lautes Sprechen oder Schreien noch gehört wird.
2. Man stellt die Hörweite bei fest verschlossenem, hörendem Ohr fest; schließt man dann auch das taube, so darf sich die Hörweite nicht erheblich ändern (Lucae-Dennert).
3. Durch Feststellen des Hörreliefs, wie oben beschrieben.

Doppelseitige Taubheit ist objektiv nicht sicher feststellbar.

Simulation.

Simulation doppelseitiger Taubheit läßt sich oft nur durch Beobachtung und Überlisten feststellen. (Hinter dem Rücken laut sprechen, nach der Untersuchung fortgehen heißen, Operation notwendig! etc.) Seit einiger Zeit Ertaubte haben monotone Sprache und versuchen vom Munde abzulesen.

Simulation einseitiger Taubheit ist, wie die große Zahl der zur Entlarvung angegebenen Methoden beweist, unsicher, noch schwieriger ist die Aggravation ein- oder doppelseitiger Schwerhörigkeit festzustellen. Auch hier erweist sich die wiederholte Aufstellung eines Hörreliefs als beste Methode. Nur muß man bei Unstimmigkeiten der Angaben, die rasche Ermüdbarkeit der Neurotiker wohl beachten. Es empfiehlt sich, nicht immer derselben Reihe nach die Gabeln verklingen zu lassen, sondern auch einmal regellos durcheinander, um gewitzigten Patienten das Sekunden-Zählen zu verleiden. Stimmen die Hör-Zahlen einigermaßen bei verschiedenen Untersuchungen, so spricht das sehr für Glaubwürdigkeit des Patienten. Daß Hörrelief und Sprachgehör in gewisser Abhängigkeit von einander stehen, wurde erwähnt. Man kann also gröbere Täuschungen bald erkennen. Man kann auch mit zwei oder mehr eingeübten Assistenten, die weit und nahe vom Untersuchten, ohne daß er es weiß, aufgestellt sind, mit Flüsterzahlen schnell abwechselnd prüfen lassen. Hier versagt der Simulant sehr bald. Steckt man bei der Hörprüfung einem Simulanten die Bárány sche Lärmtrommel in das gesunde Ohr und antwortet er, so hört er sicher mit dem angeblich tauben (Marx). Läßt man ihn dabei vorlesen, so wird die Stimme bei wirklich einseitig Tauben sofort lauter.

Schwieriger ist der Versuch von Stenger. Oft ist es zweckmäßig, mit einigem vernünftigen Zureden den Simulanten, besonders den aggravierenden, merken zu lassen, daß er mit falschen Angaben nicht durchkommt, sich schadet, um ihn zu richtigen Angaben zu bringen. Bleibt er hartnäckig, so darf nur ein geübter Untersucher nach wiederholten Prüfungen unter Berücksichtigung aller Fehlquellen sein Urteil fällen.

Vestibularisuntersuchung.

Die Diagnose einer traumatischen Läsion des Vestibularis stützt sich einmal auf die spontanen Reiz- oder Ausfallssymptome, dann auf Abänderungen, welche die normal hervorzurufenden vestibulären Reizsymptome durch das Trauma und seine anatomischen und funktionellen Folgezustände erfahren.

Der vestibuläre Nystagmus.

Er ist charakterisiert durch eine schnelle Hinbewegung der Bulbi nach einer Seite, nach deren Richtung er benannt wird, und eine langsame Rückbewegung, der eigentlichen vestibulären Komponente. Er ist meist gemischt, horizontal-rotatorisch oder rotatorisch, seltener rein horizontal. Er wird durch Blick in die Richtung der schnelleren Komponente verstärkt. Nur bei vollkommener Bewußtlosigkeit fehlt die schnelle Komponente, hier tritt nur die langsame, als konjugierte Deviation auf. (Kongenitaler optischer Nystagmus pendelt gleichmäßig grobschlägig hin und her, optischer rhythmischer Fixations-Nystagmus verschwindet bei Aufhebung der Fixation.)

Prüfung auf spontanen Vestibular-Nystagmus.

Man läßt den Patienten den in ca. $1/_2$ m Entfernung vorgehaltenen Finger fixieren, führt ihn nach rechts, links, oben und unten, aber so, daß ihn der Patient noch gut sehen kann und achtet auf den auftretenden, federnden Vestibular-Nystagmus. In den seitlichen Endstellungen kommt auch bei Normalen, Neurasthenikern, Rauchern geringer Nystagmus vor. Stärkere Exkursionen von 2—3 mm sind pathologisch, vertikaler Nystagmus ist stets pathologisch, zerebral ausgelöst. Den Grenzwinkel, bei dem gerade noch seitlich von der Sagittalen Nystagmus auftritt, bestimmt man durch einen Blickfixator (Kopfbinde mit vor der Stirne befestigtem, seitlich bewegbarem Stab mit Gradteilung und Fixierknopf am Ende (Bárány) oder dem Otogoniometer (Brünings). Nystagmus horizontalis beim Blick gerade aus wird oft durch Fixieren unterdrückt, man setzt deshalb dem Patienten eine undurchsichtige, papierbeklebte Brille auf, über deren oberen Rand man beobachtet.

Besonders wichtig ist Feststellung von Vestibular-Nystagmus bei Schwindelanfällen.

Nystagmus beim Bücken beobachtet man durch einen vorgehaltenem Spiegel bei gutem Licht.

Prüfung der spontanen Zeigebewegungen (Bárány).

Die wichtigste ist die Prüfung der Armbewegung im Schultergelenk. Armführung: Der sitzende Patient streckt einen Arm und Zeigefinger aus (die übrigen Finger sind eingeschlagen) und legt die Hand auf das gleichseitige Knie. Dann schließt er die Augen, führt den gestreckten Arm bis zur Horizontalen aufwärts, wo der Untersucher seinen Zeigefinger von oben auf den des Patienten legt. Nun wird der immer gestreckt bleibende Arm zum Knie zurück und wieder nach aufwärts geführt, um den inzwischen ruhig gehaltenen Zeigefinger des Untersuchers bei normaler Funktion wieder genau zu treffen.

Vorbeizeigen ist ein Zeichen gestörter Vestibularis-Funktion über das Kleinhirn. Stets ist auch bei Vorbeizeigen der Zeigefinger auf den nahenden Finger des Patienten zu legen, sobald dieser die Horizontale wieder erreicht hat, damit er über das Resultat ununterrichtet bleibt und nicht willkürlich die Bewegung korrigiert. Ähnliche Zeigeversuche, angegeben zur lokalen Kleinhirn-Diagnose für Ellenbogen-, Hand-, Hüft-, Fußgelenk, Kopf (mit Stirnbinde und Zeiger armiert), und Rumpf können meist hier entbehrt werden.

Der **Rombergsche Versuch** wird angestellt, indem man den Patienten die Augen schließen, dann aufstehen und die Füße schließen läßt und auf die Richtung des Wankens oder Umfallens (Hilfstellung) prüft. Schwanken bei Neurotikern, auch Simulanten schaltet man aus, indem man in Romberg-Stellung die Pupillen betrachtet und die Augen abwechselnd öffnen oder schließen läßt. Da der Patient Augenuntersuchung annimmt, tritt das Schwanken nicht ein.

Gehen mit geschlossenen Augen vor- und rückwärts läßt oft Abweichen zur kranken Seite erkennen. Die komplizierten Methoden der statischen Prüfung, Goniometer etc. können entbehrt werden.

Die Prüfung der Veränderung der Gegenrollung (Bárány), die bei Patienten mit organisch motiviertem Schwindel große Unterschiede bis zu 16° geben kann, ist wegen des benötigten komplizierten Apparates leider nicht allgemein einführbar.

Prüfung mit vestibularen Reizen.

Kalorische Reizung.

Die kalorische Reizung (Bárány) mit kaltem Wasser ist die wichtigste. Sie beruht darauf, daß bei Spülung des äußeren Gehörganges mit Wasser unter Körpertemperatur in dem vorgelagerten horizontalen (in Wirklichkeit nicht horizontalen, sondern bei aufrechter Kopfhaltung etwas vorne hochstehendem) Bogengang, durch das Heruntersinken der abgekühlten Endolymphe nach hinten eine Lymphbewegung und damit ein adäquater Reiz auf die Ampullarnervenendigung ausgeübt wird. Dadurch wird ein horizontal-rotatorischer Nystagmus zur anderen Seite erzeugt. Neigen des Kopfes um 90° nach vorne dreht die Richtung des Vestibular-Nystagmus um. Es ist also bei der kalorischen Erregung eine isolierte Reizung eines Labyrinthes, und zwar vorwiegend des horizontalen Bogenganges, erreicht. Man benutzt dazu einen Irrigator mit feinem abgerundetem, in den Gehörgang einzuführenden Spül-Röhrchen (Bárány). Die Wassertemperatur betrage zuerst 30°, bei Versagen der Reaktion 20°. Bei Traumatikern empfiehlt es sich, eventuell noch höher zu beginnen, ferner mit möglichst geringem Druck und unter Vermeidung von Luftblasen, sowie in einer Sitzung nur jedesmal ein Ohr zu spülen. Der Patient sitzt auf einem Sessel gegen Herunterfallen geschützt, den Kopf etwas nach hinten geneigt. Auch im Bett läßt sich die Reaktion ohne Schwierigkeit ausführen. Der Vestibular-Nystagmus tritt nach 20 bis 30 Sekunden beim Blick zur anderen Seite auf, dauert 1—2 Minuten in voller Stärke und klingt dann langsam ab. Die Dauer vom ersten Auftreten bis zum Abklingen wird als Grad der Erregbarkeit mit Stoppuhr gemessen. Oder man benutzt das Otokalorimeter von Brünings und mißt durch den Wasserverbrauch die geringste zum Erregen des Vestibularis-Nystagmus notwendige Wärmemenge.

Bei frischen und bei trockenen Trommelfelldefekten benutzt man die Kühlwirkung eines Luftstromes, der durch ein Doppelgebläse in den Gehörgang getrieben wird. Bei Perforationen ist die Kühlwirkung stets eine viel intensivere als bei intaktem Trommelfell, was beim Vergleich beider Seiten wohl zu beachten ist. Verhindert oder geschwächt wird die Kühlung durch Watte, Zerumen, Granulationen im Gehörgang etc. Während der Spülung läßt man den Patienten abwechselnd geradeaus und auf den seitlich gehaltenen Finger blicken. (Eventuell besonders bei spontanem Nystagmus benutzt man den Blickfixator.)

Drehversuche.

Die Reizung durch Drehbewegung erregt beide Labyrinthe gleichzeitig, sie übt deshalb und durch die Stoßwirkung einen energischeren Reiz aus als die kalorische Erregung. Man dreht den gegen Herausfallen gesicherten Patienten auf einem Sessel ca. 10 mal in 20 Sekunden herum, hält plötzlich an und untersucht (zweckmäßig hinter der undurchsichtigen Brille) den durch den Lymphstoß beim Anhalten bedingten Nachnystagmus, der entgegengesetzt der Drehrichtung auftritt und nur kurze Zeit dauert. Auch normal kommen große Differenzen zwischen rechts und links vor.

Galvanische Reizung.

Die galvanische Reizung wirkt auf Nerv und Zentralorgane, sie wirkt also auch bei zerstörtem Labyrinth. Anode vor dem Tragus, Kathode in die anderseitige Hand. Bei 4 Milliampere tritt bei Schluß Vestibular-Nystagmus zur anderen Seite ein. Gesteigerte Erregbarkeit schon bei 1 Milliampere, herabgesetzte erst bei 6—15 Milliampere (oft schmerzhaft).

Außer dem Vestibular-Nystagmus werden bei Labyrintherregung normalerweise noch andere Reaktionen ausgelöst. Diese äußern sich als:

Zeige-Reaktionen.

Im Schultergelenk erfolgt bei kalorischer Erregung Vorbeizeigen entgegengesetzt der Nystagmus-Richtung (also in der Richtung der langsamen, vestibularen Komponente), Änderung der Kopfstellung ändert die Zeigebewegung entsprechend. Ebenso bei der Drehreizung tritt entsprechendes Vorbeizeigen auf.

Fallreaktionen.

Fallreaktionen (am besten bei kalorischer Erregung geprüft, eventuell in Romberg-Stellung). Der Geprüfte fällt entgegengesetzt der Richtung des erregten Vestibular-Nystagmus. Änderung der Kopfstellung ändert die Fall-

Die Unfallerkrankungen des Ohres. 131

richtung (z. B. Kopf geradeaus): Vestibular-Nystagmus nach links, Fallen nach rechts; Kopf nach rechts gedreht — Fallen nach hinten; Kopf nach links gedreht — Fallen nach vorn. Dasselbe tritt auf bei Dreh- und galvanischer Erregung. Fallreaktionen fehlen bei Normalen sehr selten.

Scheinbewegungen.

Scheindrehung und Scheinbewegung, die als Folge der Vestibularreizung auftreten, werden in der Richtung oft unsicher angegeben und sind deshalb diagnostisch nur sehr vorsichtig zu bewerten. Wenn vorhanden, dann in der Richtung der langsamen Komponente. Bei Neurasthenikern, Leuten mit labilen Vasomotoren etc. können die Schwindelerscheinungen heftig auftreten und mit Erbrechen, Erblassen und Erröten, Verlangsamung oder Beschleunigung der Pulsfrequenz verbunden sein. Von hier zu den meisten noch zu beschreibenden pathologischen Nebenerscheinungen bei Traumatikern sind nur unsichere, gleitende Übergänge.

Symptome und Ausgänge der traumatischen Vestibularläsion.

A. **Bei völliger Zerstörung** (Labyrinthfraktur, ausgedehnte Labyrinthblutung).

  a) Kurz nach dem Unfall bei einseitiger Zerstörung: Vestibular-Nystagmus sehr stark in jeder Blickrichtung nach der gesunden Seite hin. Bei vollkommener Bewußtlosigkeit konjugierte Deviation zur kranken Seite. Andauernder heftiger Schwindel. Schwere Übelkeit, Erbrechen (oft als Magenkatarrh gedeutet), Durchfall, Schweiß, Blässe. Jede Bewegung verschlimmert den Zustand, daher ruhige Seitenlage auf der gesunden Seite. Wo prüfbar, fehlt die kalorische Erregung der kranken Seite. Totale Taubheit auf dem erkrankten Ohr.

  b) In 8 bis 14 Tagen pflegt der Schwindel nachzulassen und auch vollständig zu verschwinden. Der Vestibular-Nystagmus ist viel geringer. Kalorisch ist das kranke Ohr unerregbar. Drehung zur gesunden Seite gibt Vestibular-Nystagmus zur kranken, der aber deutlich kürzer und stärker ist als der Vestibular-Nystagmus zur gesunden Seite bei umgekehrter Drehung.

c) In einigen Monaten ist meist vollkommene Kompensation der Gleichgewichtsstörungen eingetreten. Die Taubheit und die kalorische Unerregbarkeit bleibt, aber auch die vestibulare Erregbarkeit der anderen Seite wird geringer. Drehnystagmus nach beiden Seiten gleich vorhanden, aber abgeschwächt. Gleichzeitige intrakranielle Läsionen können diesen Grundtyp natürlich ändern. Dauernder Nystagmus mahnt an posttraumatische Meningitis (auch nach Monaten noch) zu denken. Vollkommene Vestibular-Zerstörung mit sofortiger Bewußtseinsstörung pflegt später selten mit neurotisch-vasomotorischen Störungen und Schwindelanfällen vergesellschaftet zu sein, im Gegensatz zu partiellen Läsionen, einmal, weil vom Vestibularis keine Reize mehr ausgelöst werden, dann, weil der Schreck fehlt (Passow) und auch der Rentenkampf überflüssig wird (Rhese).

B. Bei diffuser Labyrinthläsion (Ruttin)

ist zunächst auch die Hör- und Vestibularis-Funktion erloschen, sie kehrt aber, wenn auch zunächst in geringem Grade, bald wieder, die Symptome sind im Anfang dieselben, wie bei der 1. Form. Der Ausgang ist Taubheit oder Schwerhörigkeit, auch Sausen und Schwindel können bleiben (sie ist ebenfalls auf ein schweres Trauma zurückzuführen).

C. Bei der zirkumskripten Labyrinthläsion

ist die Hörweite herabgesetzt, Sausen, Schwindel, Erbrechen, Gleichgewichtsstörungen und Vestibular-Nystagmus zur gesunden, kranken oder zu beiden Seiten. Die Vestibular-Symptome können schnell schwinden, die Schwerhörigkeit bleibt. Der Ramus cochlearis ist stets leichter verletzlich, als der Ramus vestibularis. Gesellt sich also starke Schwerhörigkeit zu vestibulären Symptomen, so ist der Sitz der Läsion peripher im Labyrinth anzunehmen.

D. Bei retrolabyrinthären und zentralen Octavusläsionen.

Ist dagegen das Sprachgehör nicht nennenswert geschädigt bei vorhandenen vestibulären Symptomen, so liegt die Läsion retrolabyrinthär, und zwar meist zentral (Rhese).

Diese nach leichten Schädeltraumen entstandenen Läsionen sind es, welche meist dem Gutachter zu schaffen machen, da der vestibuläre Charakter oft durch ein Gewirr funktionell-neurotischer Erscheinungen verhüllt wird. Immerhin läßt sich sehr oft durch exakte Vestibularisuntersuchung ein Teil der Symptome als organisch und durch den Unfall bedingt herausschälen und so die traumatische Ursache des Ganzen feststellen.

Schwindelerscheinungen.

Die wichtigste Klage dieser Patienten ist der Schwindel, der oft längere Zeit nach dem Trauma, und zwar stets in Anfällen auftritt, nie andauernd. In schweren Fällen treten die Anfälle ohne bekannten äußeren Anlaß auf, sind sehr heftig, meist von Übelkeit und Erbrechen begleitet. Es findet sich dabei starker Nystagmus meist zur kranken Seite, seltener umgekehrt (Bárány), Fallen entgegengesetzt. In leichteren Fällen findet sich meist eine bestimmte Ursache angegeben, gewöhnlich eine Bewegung nach längerer Ruhe (Aufstehen morgens, Bücken, Kopfwenden, Umdrehen im Bett etc.) oder Anstrengungen, Aufregungen (zirkulatorische Erkrankungen) oder Tabak, Alkohol (toxische Einflüsse). Spontaner Vestibular-Nystagmus kann oft jahrelang bestehen. Geringer Schwindel beim Aufstehen morgens, Bücken, Kopfneigen kommt auch bei Normalen vor, dauert aber nur wenige Sekunden. Neurastheniker haben häufig Klagen über Schwindel bei diesen Bewegungen, dabei Herzklopfen, Schwitzen, also Verstärkung normalen Schwindels durch neurasthenisch-vasomotorische Erscheinungen. Man kann dabei Vestibular-Nystagmus geringen Grades beobachten. (Ganz anders ist der auch bei Unfallkranken nicht seltene Schwindel, der bei Fixieren eines Gegenstandes eintritt, dabei ist Unruhe der Augen zu sehen, auch unbestimmtes Schwanken und Zittern des Körpers.) Die Anamnese wird sich in vorsichtiger Weise nach dem Schwindel und seinen Nebenerscheinungen zu erkundigen haben. Drehung der Umgebung? (Seite meist unsicher). Oder wird der Patient gedreht? Glauben Sie zu fallen, wohin? Müssen Sie sich festhalten, können Sie nicht mehr stehen? Dunkel, undeutlich vor den Augen? Zittern die Gegenstände? Übelkeit? Erbrechen? Angst? Schwitzen? Herzklopfen? Erröten? Blaßwerden? Bewußtseinstrübung? Kopfschmerzen? Wie lange?

Wichtig ist es, wenn man bei der Untersuchung (der Patient soll sofort sagen, wenn er Schwindelneigung verspürt) einen solchen leichten Anfall zu sehen bekommt, der Vestibular-Nystagmus verifiziert ihn dann. Man kann ihn oft auch dadurch hervorrufen, daß man den Kopf plötzlich rückwärts oder zur kranken Seite neigt, es tritt Nystagmus (oft nur kurz dauernd) zur kranken Seite auf, doch läßt sich der Versuch nicht sofort wiederholen. Auch Auftreten des Schwindels mit lebhaftem Vestibular-Nystagmus nach einmaliger Umdrehung macht den organisch bedingten Schwindelanfall glaubhaft. Ferner, wenn geringe kalorische Erregung einen Anfall hervorruft, aber gesichert nur dann, wenn zwischen der Erregbarkeit verletzter und unvelertzter Seite erhebliche Unterschiede sich zeigen. Treten bei der kalorischen Reizung heftige Erscheinungen auf, wie sofortiges Hinstürzen, schwerer Kollaps, Kranksein für Stunden und länger, so ist kein Zweifel, daß es sich um einen Kranken handelt. Oft gesellt sich dazu eine erhebliche Pulsbeschleunigung. Als außergewöhnliche Reaktion treten stets ebenfalls nur von einer Seite auslösbar nicht selten auf: Fazialis-Trigeminuskrämpfe, heftiges Augentränen, profuser Schweißausbruch, konjugierte Deviation, Zwangslachen (Babinski), Dorsalreflex. Die Ursache ist wahrscheinlich darin zu suchen, daß kleine Zerstörungsherde, die an sich keine Erscheinungen auslösen, durch den hinzutretenden Vestibularreiz sich geltend machen können. Die Ursache des persistierenden Schwindels, der normalerweise in nicht langer Zeit mit eingetretener Kompensation verschwindet, ist in der Verhinderung der natürlichen Dekompensation zu suchen (durch unzweckmäßiges Verhalten nach dem Unfall, mangelnde Ruhe, Aufregungen, Alkohol, hysterische, neurasthenische Konstitution, Zirkulationsstörungen.) Es kommt infolge der fortwährenden gegenseitigen Beeinflussung zu einem festen dauernden Zusammenarbeiten der verschiedenen, sonst locker verknüpften Zentren (Rhese).

Änderung der vestibularen Erregbarkeit.

Die verletzte Seite bei organischer Läsion ist weniger stark erregbar, als die unverletzte. Letztere kann ebenfalls untererregbar oder auch übererregbar sein. Diese Feststellung beweist aber allein keine Erwerbseinschränkung. Es muß dazu die objektive Feststellung von Schwindelanfällen kommen. Der erregte kalorische Nystagmus kann auf der untererregbaren Seite länger dauern, als auf der anderen (Fortfall von Hemmungen), auch kann der so erregte Nystagmus beeinträchtigt sein, während die anderen Erscheinungen noch vorhanden sind. Fallreaktion wird teils beiderseitig, teils nur von der untererregbaren Seite ausgelöst. Die Fallrichtung in der Richtung der langsamen Komponente, des vorhandenen Vestibular-Nystagmus, nicht selten aber stets zur verletzten Seite hin.

Die Unfallerkrankungen des Ohres. 135

Drehnystagmus zeigt häufig im ersten Jahr verlängerte Dauer nach Drehung zur verletzten Seite. Nachher, bei leichten Fällen schon früher, tritt gewöhnlich Kompensation ein, sie kann aber auch jahrelang auf sich warten lassen. Die Richtung der Scheinbewegung, wie des Fallens, findet gewöhnlich in der der langsamen Nystagmus-Komponente, also nach der verletzten Seite statt: Bei Verletzungen des Hinterkopfes, besonders bei frischen Verletzungen, oft sowohl bei Links- wie bei Rechtsdrehung zur verletzten Seite. Simulation, Hysterie oder psychogene Ursache können ebenso stets Fallen nach der verletzten Seite hin auftreten lassen, also Vorsicht bei der Beurteilung! Kontrolle: Die kalorische und galvanische Reaktion, wobei dann gewöhnlich bei organischer Ursache dasselbe Verhalten wie bei dem artefiziellen Reiz (Rhese).

Die galvanische Reaktion kommt auch bei zerstörtem Endorgan zustande und verläuft meist in der oben angegebenen Weise. Stärkere Ströme werden bei organischer Läsion, besonders auf der verletzten Seite meist gut vertragen. Starke Begleiterscheinungen bei Strömen von $^1/_4 - 1$ Milliampere finden sich bei Hysterikern, Neurasthenikern und Simulanten. Doch tritt öfters eine parodoxe Reaktion insofern auf, als Vestibular-Nystagmus nach der Gegenseite von beiden Seiten auslösbar ist (Rhese).

Die Fallrichtung geht meist zur langsamen, selten zur schnellen Komponente. Es kommt zuweilen auch vor, daß während der Stromdauer der Fall stets zur verletzten Seite hingeht (wie bei kalorischer und Dreh-Erregung). Wichtig ist, daß jedes Öffnen des Stromes, wenn auch nur angedeutet durch Kopfneigung zu einer Fallbewegung nach der verletzten Seite hinführt.

Der Zeigeversuch

zeigt Abweichungen von der Norm einmal als spontanes Vorbeizeigen nach außen entsprechend dem stärker erkrankten Ohr, oder selten: es fehlt die normale Reaktion. Meist ist gleichzeitig Unerregbarkeit oder starke Untererregbarkeit vorhanden. Öfters finden sich dabei Adiadochokinesis, Händezittern, Romberg-Phänomen, Gangstörungen.

Allgemeine Begleitsymptome.

Oft Steigerung der tiefen Reflexe, also des Patellar-, Achillessehnenreflexes, Fußklonus.

Fehlen der oberflächlichen Reflexe (Konjunktival-, Kremaster-, Bauchdecken-, Fußsohlenreflex, sowie des Hustenreflexes bei Gehörgangsberührung (kommt aber auch bei

Hysterie vor), und zwar in 70% auf der verletzten Seite. Auch diese Symptome lassen sich ungezwungen, wie der Ausfall des Zeigeversuches, die paradoxen Reizerscheinungen, als Herdsymptome traumatischer Läsion in Pons und Medullagegend auffassen (Rhese). Sie können sich als solche besonders auch infolge von posttraumatischer Arteriosklerose öfters erst ziemlich lange nach dem Trauma entwickeln.

Man wird also, um zu der Diagnose traumatisch-organischer Läsion durch den Unfall zu kommen, im wesentlichen auf folgende Erscheinungen zu achten haben:

Gehörgangshyperämie, Vestibular-Nystagmus bei plötzlichen Kopfbewegungen und im Schwindelanfall. Kalorische Unerregbarkeit, besonders einseitig, oder Untererregbarkeit. Öffnungsfallreaktion zur kranken Seite. Spontanes Vorbeizeigen.

Weit übernormal starke und lange dauernde, besonders einseitig auslösbare Nebenerscheinungen meist vasomotorischer Art. Außergewöhnliche, normal nicht vorkommende Reaktionen. Einseitig veränderte Reflexerregbarkeit.

Dazu kommt noch — bei normalem Sprachgehör — schlechtes Hören der Uhr, verkürzte Knochenleitung und Einschränkung der oberen, oft auch der unteren Hörgrenze.

Kalorische Unerregbarkeit und Untererregbarkeit, verbunden mit Taubheit oder hochgradiger Schwerhörigkeit, legen den Hauptsitz der Läsion in das Labyrinth und bedeuten stets eine schwere Läsion.

Die Abgrenzung gegen Hysterie, welche keinen Vestibular-Nystagmus verursachen kann, mit dem sprunghaften Wechsel der Erscheinungen, den atypischen Gleichgewichtsstörungen, dürfte demnach ebenso, wie die gegen traumatische Neurose und die Simulation ganz erheblich gegen früher erleichtert sein; um so mehr, als die objektiven Merkmale Unter- und Unerregbarkeit, Nystagmus große Konstanz haben, sogar dauernd bleiben können.

Erwähnenswert wäre noch die traumatische Hysterie der Telephonistinnen, welche eine außergewöhnlich ungünstige Prognose gibt.

Beurteilung der Erwerbsfähigkeit.

Bei der Hörstörung sind folgende Grade in Vorschlag gebracht worden.

Taubheit doppelseitig 50—100%; einseitig 20—30%.

Schwerhörigkeit: hochgradig (Flüstern unter 2 m) doppelseitig 50%, einseitig 15%, mittelgradig (Flüstern 2—4 m), doppelseitig 20%, einseitig 10%.
Ohrenmuschelverlust 5—10%; Fazialislähmung 10%; chronische Eiterung 10—20%.

Diese Werte geben einen ungefähren Anhalt, dürfen aber nicht schematisch verwendet werden.

Zur endgültigen Beurteilung muß man oft bis zu 1 Jahr nach dem Unfall warten. Wichtig ist es, das plötzliche Eintreten der Schwerhörigkeit zu beachten, welches durch den Verlust der akustischen Orientierung in bestimmten Betrieben (Eisenbahn, Bauten) die Erwerbsfähigkeit stark herabsetzt. Ferner ist das Mitvorhandensein starker subjektiver Geräusche zu berücksichtigen, das dem Patienten oft erheblich mehr schädigt, als die bloße Hörstörung.

Die Vestibularstörungen sind für die Beurteilung der Arbeitsfähigkeit noch bedeutsamer, als die des Gehörs.

Plötzliche Schwindelanfälle, wie sie nach leichtem Traumen gar nicht selten auf Jahre hinaus stattfinden, machen für alle Arbeiten in der Höhe, an Maschinen, sowie in gefährlichen Betrieben vollständig arbeitsunfähig.

Unfallnervenkrankheiten.

Von Oberarzt Dr. W. Cimbal-Altona.

Allgemeines.

Die traumatische Entwickelung von Nervenkrankheiten hängt auch bei den organischen Verletzungsfolgen nicht hauptsächlich von der Art und Schwere des erlittenen Unfalls ab, sondern in viel stärkerem Maße von der angeborenen oder erworbenen Empfänglichkeit des betroffenen Nervensystems. Greisenalter, Arterienverkalkung, Alkoholismus, psychopathische und asthenische Konstitutionen bilden die Grundlage vielgestaltiger, wenig charakteristischer Krankheitsformen, für welche die entschädigungspflichtige Körperverletzung wenig mehr als die letzte den nervösen Zusammenbruch auslösende Ursache bildet.

Im Gesetz ist die besondere Wertung all dieser Teilursachen weder vorgesehen, noch ausgeschlossen. Nach der Rechtsprechung wird in der Praxis eine auf Grund von krankhaften Dispositionen nach einem Unfall entstandene Krankheit nur dann als entschädigungspflichtig gewertet, wenn

die Verschlimmerung durch den Unfall eine so erhebliche ist, daß erst durch sie die Arbeitsunfähigkeit oder Fähigkeitsbeschränkung eingetreten ist. Bei der Begutachtung streng auseinander zu halten sind demnach:
1. die unmittelbaren organisch nachweisbaren Folgen der Verletzung, also z. B. bei Schädelverletzungen Narben, Knochendellen und etwaige durch direkte Verletzungen des Gehirns entstandene Lähmungen;
2. die Allgemeinstörungen des Zentralnervensystems, bei denen die subjektiven Beschwerden, welche die eigentliche Ursache der Erwerbsbeschränkungen bilden, durch objektive, nach klinischer Erfahrung entsprechende Befunde glaubhaft gemacht werden;
3. die Zeichen der Erkrankungen, die neben den Unfallsfolgen bestehen und deren Erscheinungen eventuell durch den Unfall ausgelöst sind, oder aber selbständig und völlig unabhängig von ihm die Erwerbsfähigkeit beeinflussen.

Es ist nun weiter keinem Zweifel unterworfen, daß im Charakter der obengenannten Veranlagungen die Neigung zur Übertreibung und selbst zur eigensüchtigen Ausnützung der wirtschaftlichen Vorteile liegt, die die dehnbaren Bestimmungen unserer sozialen Gesetzgebung ihnen bieten.

Nach alledem scheint die Forderung gerade bei Nervenkrankheiten doppelt berechtigt, die Fragen der Entstehung des Leidens und der Abmessung der Erwerbsbeschränkung ausschließlich oder doch hauptsächlich auf objektiv nachweisbare Befunde zu stützen und dort, wo subjektive Beschwerden einem völlig normalen Befunde gegenüberstehen, nur auszusprechen, daß das behauptete Leiden nach dem allgemeinen Eindruck vielleicht glaubhaft sei, daß die ärztliche Untersuchung jedoch keine Anhaltspunkte für sein Bestehen ergeben habe. In der Regel wird dann eine klinische Beobachtung und die genaue Ermittelung des Vorlebens den Widerspruch zu lösen vermögen.

Subjektive Störungen und ihre erwerbsbeschränkende Bedeutung.

Schmerzen.

Die Lokalisation der Schmerzen ist nur zum Teil von ihrer Ursache abhängig, etwa so, daß eine Schädelnarbe durch Verwachsung und Reizung der Knochenhaut einen dauernden Schmerz auslöst. Weit häufiger strahlen die

Schmerzen nach Gebieten aus, die bei dem Betroffenen infolge früher erlittener Schädigungen überempfindlich geworden sind, so daß z. B. ältere Neuralgien, Ischias, Lumbago nach einer heftigen Erschütterung in der gleichen Form oder auch mit anderem Charakter des Schmerzes rezidivieren. Die häufigsten Schmerzzonen betreffen den Kopf, den Nacken, die Schulterblattgegend, die Seiten der Brust und die Lendengegend.

Nach dem Charakter des Schmerzes unterscheiden sich: dauernde, fest lokalisierte Schmerzen und anfallsweise Schmerzen von schmerzempfindlichen Muskel- und Nervengruppen, die nur bei gewissen Bewegungen, bei Druck und Erregung Schmerz auslösen, aber sehr intensive Schmerzgrade erreichen können.

Der dauernde Schmerz (nach Commotio cerebri besonders an Stirn und Scheitel), entweder als Helmgefühl oder Narbenschmerz empfunden, verrät sich objektiv durch gespannten Gesichtsausdruck mit gerunzelter Stirn, vorsichtiger Kopfhaltung, Appetitlosigkeit und Gewichtsverlust. Die Narbe braucht nicht klopf- oder zugempfindlich zu sein, zur Kontrolle prüft man den Druckschmerz der Nervenaustrittspunkte und das Bückphänomen, das den Schmerz gewöhnlich steigert. Nach Kontusion der Gelenke und der Wirbelsäule bleiben sehr heftige hyperalgetische Muskelbezirke zurück, die wesentliche Einflüsse auf die Körperhaltung und die Bewegung des Gelenkes gewinnen und zu Inaktivitätsatrophien der Gelenkmuskulatur führen können. Die erwerbsbeschränkende Wertung der Schmerzen richtet sich nach ihrer Intensität, die sich am besten im Allgemeinbefinden verrät, nach der Lokalisation, nach den dadurch etwa bedingten Störungen der Funktionen und nach ihrer Häufigkeit (Schätzung wie bei anfallsweisen Bewußtseinstrübungen und Krampfanfällen). Schmerzen, die zu dauernder Schlaflosigkeit und erheblicher Gewichtsabnahme führen, machen erwerbsunfähig.

Anfallsweise Schmerzen werden seltener angegeben, sie äußern sich in plötzlicher auffallender Rötung des Kopfes, Blässe, Schweißausbruch, Pulsbeschleunigung, Zittern, Erweiterung der Pupillen.

Hyperalgetische Nervenstämme, Muskel- und Hautbezirke sind sowohl bei den traumatischen wie bei den endogenen Neurosen die häufigste Ursache des Schmerzes. Man wertet ihre Bedeutung 1. nach ihrem Sitz und der sich aus diesem ergebenden besonderen Arbeitsbeschränkung und 2. nach ihrer Intensität, die man durch die Ausbreitung der obenerwähnten unwillkürlichen Schmerzzeichen und durch den Reizgrad mißt, der erforderlich ist, die Schmerzreaktion auszulösen.

Zur Reizung von überempfindlichen Hautbezirken zupft man vereinzelte Haare oder kneift eine Hautfalte. Überempfindliche Muskelgruppen reagieren vermehrt auf das Überstreichen mit leichten, sonst unbemerkbaren faradischen und galvanischen Strömen und zeigen außerdem eine Vermehrung des Muskeltonus, die man durch passive Drehung des entspannten Muskels bei tiefer Palpation (Ölen der Haut) leicht als Knoten und Stränge fühlt.

Schwindel.

Da der anfallsweise Dreh- und Fallschwindel fast die gleiche Erwerbsbeschränkung hervorruft wie echte epileptische Anfälle, das einfache nervöse Unsicherheitsgefühl aber überhaupt keine Bedeutung hat, ist eine häufig wiederholte Schilderung von den Untersuchten zu verlangen und genau jedesmal zu protokollieren. Widersprüche der Schilderung sind verdächtig, da echte Schwindelanfälle sich in genau der gleichen Form wiederholen.

Leichtes andauerndes Taumelgefühl ist bei genauer Befragung die üblichste Form des nervösen traumatischen Schwindels. Er beeinträchtigt die Erwerbsfähigkeit nur insofern, als die Betroffenen nicht auf Stellagen arbeiten können (bei Malern, Schiffs-, Werftarbeitern um 10—30%).

Das gleiche gilt vom Höhenschwindel, der meist mit dem ersteren verbunden ist; Nachprüfung gelingt leicht durch den Drehversuch, bei dem Nystagmus und Taumel schon nach 3—5 Umdrehungen zustande kommt und den Brauch Rombergschen Versuch, bei dem die Kranken Unruhe, Lidflattern, Pulsbeschleunigung, leichtes Zittern und Schwanken zeigen.

Dreh- und Anfallsschwindel (eventuell der Menièresche Symptomenkomplex, Ohrensausen, Erbrechen) werden vom Labyrinth und Kleinhirn ausgelöst. Die Anfälle machen den Betroffenen ebenso wie epileptische Anfälle unbrauchbar für alle gefährlichen Betriebe. Einschätzung nach der Häufigkeit wie bei epileptischen Anfällen. Die Nachprüfung ist im otologischen Teile von Herrn Professor Dr. Hegener, Seite 133 geschildert.

Bück- und Anstrengungsschwindel ist eine der häufigsten Folgen der Hirnerschütterung und der verwandten Unfallsformen. Die Kranken halten beim Bücken den Kopf ängstlich steif nach oben, hüten sich vor raschen Drehbewegungen des Kopfes und Kehrtmachen, gehen meist deutlich taumelig.

Längere Arbeit, Bücken und Augenschluß lösen Schwindelanfälle mit Pulsveränderungen, Blässe, Schweißausbruch und längere Schwächeanfälle aus.

Schlaflosigkeit.

Die Schlaflosigkeit ist, falls sie durch mehrwöchentliche klinische Beobachtung im Wachsaal mit stündlicher Kontrolle als dauernd bewiesen ist, ein Zeichen so schwerer nervöser Erschütterung des gesamten Nervensystems, daß schwere, anderweitig wenig gestützte Klagen durch sie glaubhaft werden und die Erwerbsfähigkeit durch sie bis auf geringe Grade aufgehoben wird.

Hemmungs- oder Erschöpfungsgefühle,

oft mit den verschiedenen Schmerz- und Schwindelformen verbunden, sind stets als Folge dauernder Schlaflosigkeit — aber auch ohne diese drei Störungen als selbständige Willenshemmung nach Hirnerschütterung, Schreck und erschöpfenden Sorgen zu beobachten. Die einfache Behauptung, nicht arbeiten zu können, ist lediglich Arbeitsverweigerung. Besonders in klinischer Beobachtung gehen krankhaft Gehemmte und Erschöpfte auf einen Arbeitsversuch stets gern ein.

Die krankhafte Ermüdbarkeit

äußert sich nach übermäßig kurzer Zeit in Haltung, Puls- und Atembeschleunigung, gespanntem Gesicht, Schwitzen der Stirne, und zwar gleichmäßig bei körperlicher wie geistiger Arbeit. Die Erwerbsbeschränkung richtet sich nach dem Ausfall des Arbeitsversuchs.

Verstimmungen.

Die häufigste Stimmung der Unfallverletzten ist eine schwermütige Verzweiflung, bald mehr mit Angst, bald mehr mit Gereiztheit gemischt, je nach der Konstitution des Betroffenen. Die Verstimmungen äußern sich in Haltung, Stimme, Mimik und Ausdrucksbewegungen — bei allen erwerbsbeschränkenden Graden in Störungen des Allgemeinbefindens, Gewichtsabnahme, Blässe, weiten Pupillen, oft auch in Blutdrucksteigerung und Schlafstörungen.

Objektive Befunde der Unfallnervenkrankheiten.
Schädelverletzungen.

Die Entscheidung, ob ein Unfall direkte Verletzungen des Gehirns oder der Hirnhäute veranlaßt hat, ist die wichtigste, die bei Nervenkrankheiten überhaupt zu treffen ist.

Dementsprechend sind Verletzungen, die angeblich oder zweifellos den Schädel getroffen haben, mit äußerster Sorgfalt und den feinsten Methoden nachzuprüfen. Derartige Verletzungen brauchen keine Narben in der Oberhaut erkennen zu lassen und können trotzdem schwere Erschütterungen des Gehirns oder Splitterungen und Verwachsungen der Schädelkapsel zur Folge gehabt haben. Wo Narben der äußeren Kopfbedeckungen sichtbar oder fühlbar sind, werden sie nach Länge, Breite und Lokalisation bestimmt und beschrieben. Schwer auffindbare entdeckt man leichter durch Zurückstreichen des Haares gegen die Wachstumsrichtung.

Die Verwachsung der Hautnarbe mit der Knochenhaut wird durch sanftes Verschieben, Verletzungen des Knochens selbst und wallartige Auftreibungen werden durch zartes Palpieren über der eingeölten Kopfhaut und durch sorgfältiges Vergleichen mit der gegenüberliegenden Schädelstelle geprüft. Man hüte sich, die Auftreibungen der Knochennähte und individuelle Knorren und Knochenleisten für traumatische Veränderungen zu halten.

Verwachsungen der inneren Schädelfläche mit der harten Hirnhaut äußern sich dadurch, daß der Stimmgabelschall der gleitend über sie weggeführten Stimmgabel im Bereich der Verwachsung verkürzt erscheint, und zwar sowohl subjektiv dem Verletzten (Gudden-Wanners Symptom), wie objektiv dem Untersucher, wenn dieser ein Phonendoskop auf die Scheitelmitte aufsetzt. Auch bei dieser Prüfung müssen stets entsprechende Teile des Schädels miteinander verglichen werden, da die Schädelkapsel je nach ihrer Struktur verschieden leitet.

Die Prüfung der Schmerzempfindlichkeit über der Narbe und in deren Umgebung wird in ihrer Bedeutung meist überschätzt. Verwertbar sind nur objektive Zeichen des Schmerzes, Pupillenerweiterung auf Druck (Parrot), Pulsbeschleunigung (Mannkopf) und Tränenträufeln. Einfache Ausweichbewegungen hängen zu sehr von der Willkür und der Selbstbeherrschung des Untersuchten ab. Häufiger ist bei Hirnerschütterungen eine bleibende und sehr erhebliche Schmerzempfindlichkeit der sensiblen Nervenaustrittspunkte und einzelner auch sonst bei Nervösen auftretender Druckpunkte, insbesondere auf der Höhe des Scheitels und an beiden Seiten der Schläfen.

Über die Prüfungsmethoden des Auges und Ohres und der auf diesem Gebiet sich äußernden Begleiterscheinungen der Hirnerschütterung s. die betr. Abschnitte.

Unfallnervenkrankheiten. 143

Die einseitige oder beiderseitige Störung des Riechvermögens ist häufig von großer diagnostischer Bedeutung, weil sie eine sehr erhebliche Schädigung der Hirnteile an der Schädelbasis beweist.

Arbeitsvermögen.

Beweisend für geleistete Arbeit sind Handflächenschwielen. Sie bilden sich um so stärker, je rauher das Arbeitsgerät war. Ihr Nachweis beweist geleistete Arbeit in den letzten 4—6 Wochen, da sie nach dieser Zeit verschwinden. Bei Lähmungs- und Schwächezuständen der Beine sind die Stock-Schwielen der Hand stärker als die Schwielen des Fußes, wenn der Stock wirklich dauernd als Stütze gebraucht worden ist.

Die vorhandene Kraft prüft man am besten mit der eigenen Hand, indem man gegen rasch zu wiederholende Bewegungen des Untersuchten unvorhergesehenen Widerstand leistet (Handdrücken, Armbeugen und -Strecken, Heben der Arme und Beine). Ungenügende Leistungen, partielle Schwächezustände und psychogene Lähmungen einzelner Bewegungsgruppen prüft man (nach von Hößlin) durch den Auftrag, die betreffende Bewegung mit aller Kraft auszuführen. Man setzt dann der Ausführung einen mäßigen federnden Widerstand entgegen und läßt plötzlich los. Bei bewußt oder unbewußt ungenügender Leistung fällt die normale Ausschnellbewegung aus.

Um Zahlen zu gewinnen, sind Dynamometer zum Ziehen und Drücken brauchbar, jedoch nur dann, wenn sie geaichte Kilogramm-Einteilung tragen und wenn man sich durch gleichzeitiges Betasten des Muskels von dessen energischer tatsächlicher Zusammenziehung überzeugen kann. Im allgemeinen wird beim Dynamometerversuch fast stets aggraviert.

Gesteigerte Ermüdbarkeit des Muskels prüft man entweder durch fortgesetzte Arbeit am Ergographen oder Dynamometer. Eine Form der Vortäuschung geschieht gewöhnlich durch zu kleine Anfangsleistungen; man kann bei ihr die mangelnde Arbeitsspannung durch die ungenügende Kontraktion des Muskels und durch das völlige Ausbleiben der objektiven Ermüdungserscheinungen nachweisen. Eine andere, besonders am Ergographen geübte, ist die, daß der Untersuchte nach anfänglich guten Leistungen plötzlich versagt, ohne die objektiven Ermüdungszeichen zu bieten. Dauernde Kontrakturen einzelner Muskeln, Muskelfasern oder Muskelgruppen prüft man dadurch, daß man das kontrakturierte Glied frei in der Luft schweben läßt, so daß die Schwere des unteren Gliedabschnittes und die Ermüdung dem kontrakturierten Muskel genau entgegenwirken. Bei willkürlicher Vortäuschung wird der gespannte Muskel schon nach kurzer Zeit zunächst zittern und dann erschlaffen, bei organischen Kontrakturen und ebenso bei nervösen und psychogenen Reizzuständen des Muskels wird die Kontraktur durch den Ermüdungsschmerz eher verstärkt und keinesfalls aufgehoben.

Zittern.

Kleinschlägiges, rasches, gleichmäßiges Zittern der Zunge, der Finger, des Kopfes, des Rumpfes und der erhobenen Beine ist eines der häufigsten Zeichen der allgemeinen Nervosität und in der oben geschilderten Umgrenzung nicht willkürlich nachzuahmen.

Nachahmungsfähig sind Zitterbewegungen, die grobschlägig, wechselnd rasch bis zu höchstens 10 Schlägen in der Sekunde, unkoordiniert und ungleichmäßig durch abwechselndes Zusammenwirken antagonistischer Muskeln entstehen. Die entsprechenden Muskelgruppen sind dann palpatorisch als stark gespannt zu fühlen und ermüden im Laufe der Beobachtung — nach Schuster in 5 Minuten, nach Pelnar in spätestens einer Stunde so, daß das Zittern seinen Charakter, die betroffene Muskelgruppe und die Schlaggeschwindigkeit mehrmals ändern muß. Auch sobald man (nach Fuchs) durch komplizierte Bewegungen der freien Extremität, z. B. Schreiben von Zeichen und Buchstaben in die Luft oder durch Festhalten eines Teiles der zitternden Extremität (Erben) oder durch Lageänderung (Seeligmüller) die Muskelspannung unmöglich macht, ändert das vorgetäuschte Zittern seinen Charakter oder hört auf. Bei affektiv reizbaren Neurotikern entsteht bei der Untersuchung ein Zittern, das dem willkürlich vorgetäuschten sehr ähnlich ist, jedoch im Laufe der Untersuchung immer stärker wird, ohne daß Ermüdung eintritt. Ablenkung der Aufmerksamkeit und affektive Beruhigung vermögen hier gleichfalls oft das Zittern zu beseitigen. Doch darf dies nicht als Zeichen der Vortäuschung gewertet werden.

Außer den eben genannten Zitterformen bezeichnet Pelnar die Pseudoparalysis agitans hysterica, besonders an den Händen, im Ruhezustande, die pseudospastische Paraparese Fürstner-Nonne, den monoplegischen Tremor als die drei häufigsten Formen des Zitterns nach Unfällen.

Die Schlaggeschwindigkeit der Pseudoparalysis agitans ist langsam 3—8 Schläge in der Minute, aber regelmäßig, breitet sich auf Kopf, Rumpf und Hände aus und besteht

Unfallnervenkrankheiten. 145

andauernd auch außerhalb der Beobachtungszeit. Derartige Fälle, die ich beobachtet habe, beließen auf der Höhe der Krankheit noch die Möglichkeit für kleine Botendienste und beschränkten die Erwerbsfähigkeit auf etwa ein Drittel.

Der monoplegische Tremor der oberen Extremität im Ruhezustand (Typus Neubert) zittert viel rascher als der erst geschilderte, 7—9 Schläge in der Sekunde. Er ist meist monosymptomatisch, oder mit psychogenen Zügen kombiniert, läßt oft außerhalb der Beobachtung nach und hat viele Verwandtschaft mit den rein affektiven anfallsweisen Formen des hysterischen Zitterns.

Das Zittern der pseudospastischen Parese ist gleichfalls langsam, hat 3—7 Schläge in der Sekunde, betrifft besonders den Fuß, unterscheidet sich aber vom Fußklonus leicht dadurch, daß es bei ruckweiser Streckung des Fußes aufhört.

Andere Überreizungszeichen der Muskeln.

Außer den oben geschilderten Kontrakturen findet man feinere Tonussteigerungen einzelner Muskelbündel leicht durch passive Dehnung des entspannten Muskels und tiefe Palpationen unter der geölten Haut. Auf mechanische Reize, z. B. leichtes Klopfen mit dem Perkussionshammer, reagieren überreizte Muskelgebiete durch das Hervorspringen von Muskelbäuchen, die je nach dem Grade der Überreizung kürzere oder längere Zeit bestehen bleiben. Auch bei faradischer und galvanischer Reizung überempfindlicher Muskelgebiete ist die Reaktion eine vermehrte und meist schmerzhafte, nach dem Bestreichen bleibt ein fibrilläres „Muskelwogen" zurück, das mehrere Minuten anhalten kann.

Empfindungsvermögen.

Das Ergebnis der Sensibilitätsprüfung bei Unfallverletzten soll als objektiver Befund nur dann gewertet werden, wenn es durch objektive Reaktionen (z. B. für feine Berührungen: Kitzel-, Blinzel- oder Hautreflex) erzielt ist. Beide, sowohl die Kitzel- wie die Hautreflexe, beweisen, daß an den gereizten Stellen die Sensibilität erhalten ist. Schmerzreaktionen, die beim Druck auf angeblich schmerzempfindliche Punkte zustande kommen, dürfen als objektive Befunde nur dann gelten, wenn der Reiz unvermutet war, die Reaktion blitzartig geschah und wenn sie sich in Formen äußern, die der Willkür des Untersuchten entzogen sind. Eine allgemeine gesteigerte Schmerzempfindlichkeit des ganzen Körpers oder bestimmter Regionen, besonders des Rumpfes, ist ein Zeichen der allgemeinen nervösen Konstitution und als Unfallsfolge nicht anzuerkennen. Die Sensibilitätsausfälle nach Zerreißung, Durchschneidung oder Quetschung gemischter Nerven sind stets von vornherein weniger ausgebreitet als die motorischen Störungen, weniger schwer, weniger scharf umrissen und bessern sich sehr viel rascher als die motorischen.

Umschriebene Analgesien sind verwertbar nur dann, wenn der Grad der Herabsetzung der Schmerzempfindung im Vergleich mit der gesunden Körperhälfte angegeben werden kann und wenn der Prüfungsreiz so stark war, daß der entstehende Schmerz zweifellos nicht unterdrückt werden konnte. Zu derartigen Reizungen ist die Durchstechung einer Hautfalte mit einer Nadel erfahrungsgemäß nicht ausreichend, dagegen genügt stumpfer Druck mit einer Spitze von 1 Quadratmillimeter Grundfläche und etwa einer Belastung von 10 kg, um auch die stärkste Willenskraft zu durchbrechen. Ein kleiner, hierfür sehr brauchbarer Apparat, „die Sensibilitätswage", ist bei E. Zimmermann, Berlin, zu mäßigem Preise käuflich.

Echte Analgesien sind ungemein selten, so daß ich in meiner Unfallpraxis sie nur zweimal unter 280 zusammengestellten Fällen sah. In beiden Fällen handelte es sich um psychotische Prozesse von psychogenem Charakter.

Wo Störungen der Schmerzempfindung mit solchen des Lagegefühls und des Hautsinns kombiniert sind, ist die wichtigste Prüfung die, ob die Verteilung der Störung nach den Sensibilitätszonen der Rückenmarkssegmente oder nach denen der peripheren Nerven oder aber schließlich nach äußerlichen Abgrenzungen ausgebreitet sind.

Reflexe.

Bei den meisten Nervösen, zu denen auch die Unfallnervenkranken mit organischen Befunden ihrer Konstitution nach gehören, findet sich eine vermehrte Lebhaftigkeit der Sehnenreflexe, die sich nicht selten zu Doppelschlägen, kurzem Fuß- oder Kniescheibenzittern und selbst zu anhaltenden Klonis steigern.

Auf psychogenem Wege kommt außerdem häufig ein nachträgliches übermäßig starkes Ausfahren des geprüften Gliedes vor. Die Haut- und Schleimhautreflexe sind nur selten aufgehoben, auch bei Krankheitsbildern, bei denen man es wegen ihres psychopathischen Charakters erwarten könnte, pflegt eine Überreizung des Reflexes häufiger zu sein, als die Herabsetzung. Nicht selten findet sich nach Überwindung eines starken Blinzelreflexes bei Annäherung des Prüfungsobjektes an das Auge ein fehlender Kornealreflex.

Körperhaltung und Gleichgewicht.

So häufig die Klagen Unfallverletzter über Schwindel sind, ebenso häufig sind die bei der objektiven Untersuchung zutage tretenden Störungen der Körperhaltung und des Gleichgewichts.

In beiden Fällen jedoch handelt es sich fast durchweg um psychogene Störungen verschiedenen Charakters, während der echte organische Drehschwindel oder das echte Rombergsche Phänomen verhältnismäßig selten zur Beobachtung gelangen.

Die meisten Nervösen, auch die ohne traumatische Schädigung, geraten beim Schließen der Augen und dem Zusammenstellen der Fußspitzen bald oder nach einigen Sekunden in eine leichte Unsicherheit und Angst, zittern zunächst in den Augenlidern, dann oft am ganzen Körper und öffnen schließlich mit einem leichten Taumelgefühl und dem Ausdruck der Unsicherheit plötzlich die Augen. Bei erheblicheren Graden der nervösen Schwäche können sich an diese Anstrengung Schwächeanfälle mit Pulsänderung, Blässe, Schwitzen und selbst mit kurzen Bewußtseinstrübungen anschließen. Derartige Beobachtungen würden also einen erheblichen Grad der nervösen Schwäche beweisen, der ernstere Arbeit wohl unmöglich machen könnte. Er kommt sowohl bei der endogenen Nervosität vor, wie bei den traumatischen und Schreckneurosen, als schließlich und vor allem als Endzustand der Gehirnerschütterung.

Unter der Bezeichnung des Rombergschen Phänomens versteht man demgegenüber eine organische Störung des Gleichgewichts durch ungenügende Leitung der Haut- und Lageempfindungen der unteren Extremitäten; eine Ausfallserscheinung, die sich in eindeutigem Schwanken und Balancesuchen äußert und schließlich zum Fallen führen kann, wenn nicht die Unterstützung des Auges dem Gleichgewichtssinn zu Hilfe kommt. Diese Störung, die weder äußerlich noch in ihrer Entstehung mit dem oben geschilderten nervösen Phänomen etwas zu tun hat, äußert sich am feinsten dann, wenn man zunächst nach Fuß- und Augenschluß dem Körper noch eine Hilfe seines Gleichgewichts in der Berührung der ausgestreckten Finger gibt und diese langsam löst. Der organisch Gestörte, z. B. der Tabiker, hält sich bis dahin ziemlich sicher, um sogleich beim Verlieren der Unterstützung hilflos zu werden. Für die vorstehend geschilderten nervösen Reizzustände ist das auslösende Moment der Erwartungsaffekt bei geschlossenem Auge; die Unterstützung des Fingers macht für sie deshalb keinen Unterschied.

Verwandt mit der nervösen Taumelreaktion ist das nervöse Bück- und das nervöse Drehphänomen. Bei dem ersteren kommt es zu Kongestionen, Schwanken und Pulsänderung bei längerem Stehen (in gebückter Stellung am besten beim Ankleiden zu prüfen). Bei dem letzteren bemerkt man leichte nystagmiforme Zuckungen nach drei- bis viermaligem Drehen um die eigene Achse, ohne Unterschied einer Drehrichtung. Die Unterscheidung von den nach Kopfverletzung zustande kommenden chronischen Erkrankungen des Labyrinths conf. S. 129.

Echte glaubhafte Gleichgewichtsstörungen machen die Arbeit in allen gefährdeten Betrieben unmöglich, gleichgültig ob die Störungen anfallsweise oder nur unter bestimmten Verhältnissen auftreten. Der geschilderte nervöse Taumel ist dagegen in der Regel nur ein Ergebnis des Untersuchungsaffektes und durchaus nicht erwerbsbeschränkend. Die großen Anstrengungen, die zahlreiche Unfallverletzte also machen, um den schulgerechten Romberg zu erlernen, sind völlig überflüssig. Es ist vielmehr vielleicht besser, um die Verführung zur Vortäuschung zu vermeiden, die Gleichgewichtsprüfung nur durch starkes Verdunkeln des Zimmers anzustellen, wobei dann auch der nervöse Taumel in Wegfall kommt.

Schlafstörungen

bedürfen zu ihrer Prüfung der Aufnahme in eine klinische Wachabteilung. Der Schlaf, der in der zweiten und dritten Nacht beobachtet wird, wenn der Kranke den Tag über beschäftigt worden ist, kann als das tatsächliche Maß angesehen werden.

Puls- und Blutdruckstörungen.

Sie gehören zu den häufigsten objektiven Zeichen sowohl der Hirnerschütterungen, als der traumatischen Nervosität. Die häufigste Form ist die Pulsbeschleunigung. Zu ihrer Prüfung ist es erforderlich, den Untersuchten in einer Wachabteilung 2—3 Tage lang in zeitweiliger Bettruhe in zweistündigen Pausen prüfen zu lassen, am Beginn jeder größeren Untersuchung, nach jeder größeren Anstrengung und am Ende der Untersuchung die Herzgeschwindigkeit zu messen und die Daten miteinander zu vergleichen. Diese Vorsichtsmaßregeln sind nötig, um Vortäuschungen zu verhüten, die besonders durch Tabakkauen und Kaffeetrinken vor der Untersuchung gern erzielt werden.

Unfallnervenkrankheiten. 149

Blutdruckstörungen haben die gleichen Vorsichtsmaßregeln nötig wie die Pulsveränderungen. Es findet sich sowohl Erniedrigung des Pulsdrucks, wie isolierte Erhöhung des systolischen oder des diastolischen Druckes.

Pulsverlangsamung

kann ein Zeichen erhöhten Hirndrucks sein und dann Kopfschmerz, Schwindel, nervöse Schwäche und Ohrensausen glaubhaft machen. In einem Fall mit 36—48 Pulsen, der jahrelang deswegen als Kommotionsneurose gegolten hatte und mit $60^0/_0$ entschädigt war, ließ sich durch einen Zufall erweisen, daß die Pulsverlangsamung schon jahrelang vor dem Unfall bestanden hatte und mehreren Familienmitgliedern eigentümlich war. Ebenso ist

Pulsbeschleunigung

sehr häufig familiär oder konstitutionell und in mäßigen Grenzen keineswegs erwerbsbeschränkend. Ihr Nachweis in pathologischen Graden wird ebenso wie die pathologische Ungleichmäßigkeit des Blutdrucks lediglich als Zeichen allgemeiner nervöser Überreizung zu werten sein, wobei es der weiteren Untersuchung vorbehalten bleibt, die Frage der endogenen oder traumatischen Entstehung zu unterscheiden.

Nachweis psychischer Störungen.

Eigentliche Störungen des Urteilsvermögens, der Merkfähigkeit und des Kombinationsvermögens gehören weder zum Bild der traumatischen Psychosen, noch der Neurosen, noch der Hirnerschütterungsfolgen. Dagegen bleibt nach schweren Hirnerschütterungen fast stets eine Störung der geistigen Spannkraft, des Auffassungsvermögens und des Erlernens zurück.

Die geistige Spannkraft prüft man durch kleine fortlaufende Arbeiten, z. B. durch fortlaufendes Abziehen, durch Unterstreichen eines bestimmten Buchstabens in einem Text und dergleichen. Die krankhaft beschleunigt eintretende Ermüdung äußert sich in Rötung der Stirn, Pulsbeschleunigung, Zittern und Zuckungen im Gesicht.

Die Verminderung der Auffassungsfähigkeit und des Lernvermögens sind die vielleicht maßgebendsten seelischen Störungen, die das Versagen Unfallnervenkranker im bürgerlichen Leben erklären. Eine grobe Prüfung ist möglich, indem man dem Untersuchten komplizierte Situationsbilder zeigt oder ihn einen mit verschiedenen Dingen belegten Tisch kurz überblicken läßt. Zur Prüfung der Merkfähigkeit kann man ein kurzes Gedicht auswendig lernen lassen oder sechs unter sich zusammenhanglose Worte zum Merken aufgeben. Für feinere Prüfungen sind Auffassungsapparate für kürzeste Zeiten erforderlich[1]), die auch eine ziemlich gute Unterscheidung organischer, nervöser und vorgetäuschter Störungen ermöglichen.

Verletzungen und Erkrankungen des Gehirns und seiner Häute.

Die Gehirnerschütterung.

Allgemeines über die Gehirnerschütterung und ihre Folgezustände.

Die Gehirnerschütterung (akute Gehirnpressung nach Kocher). Sie entsteht meist durch Kopfverletzung, wobei es gleichgültig ist, ob eine Verletzung der äußeren Weichteile sichtbar ist oder nicht. Selbst Brüche des Schädels und der Schädelbasis können ohne die Zeichen der Gehirnerschütterung einhergehen, während stumpfe Gewalten mäßiger Kraft zu den schwersten zerebralen Krankheitsfolgen führen können. Außer den direkten Kopfverletzungen können Hirnerschütterungen zustande kommen bei hohem Fall auf die Füße, bei Stößen, die die Wirbelsäule treffen, und selbst bei plötzlichen Schwankungen des Blutdrucks innerhalb der Schädelhöhle, z. B. bei Husten, Niesen, Blutungen, Lumbalpunktionen und anderen Formen plötzlicher Hirndruckvermehrung.

Unmittelbare Folgeerscheinungen.

Blässe, tiefe Bewußtlosigkeit, verlangsamter, ausnahmsweise auch beschleunigter Puls, oberflächliche mehr oder weniger verlangsamte Atmung, Pupillenstarre, Blasen- und Mastdarmschwäche, bald oder nach dem Erwachen aus der Bewußtlosigkeit Erbrechen. Später Schwindel, Unfähigkeit zur Aufrechthaltung, in leichteren Fällen Ohrensausen, Funkensehen. Die Reflexe sind in den schwersten Fällen herabgesetzt oder aufgehoben, in leichten Fällen entsprechend dem am stärksten verletzten Hirnzentrum gesteigert. Für die Verletzung selbst, für die letzte Zeit vor derselben und für die Zeit der Bewußtseinstrübung im ersten Stadium besteht eine Erinnerungstrübung, die durch klare Momente

---

[1]) Erhältlich bei E. Zimmermann, Berlin.

Unfallnervenkrankheiten. 151

unterbrochen sein kann, insbesondere durch die Erinnerung an Operationen und an den Transport. Scheinbar klare Zeiten, in denen die Verletzten nach dem Unfall geordnet nach Haus oder zum Verbandsplatz gehen und erst dann bewußtlos werden, widersprechen also der Annahme der Hirnerschütterung nicht.

Körperliche Dauerfolgen.

Die häufigsten körperlichen Dauerfolgen sind Reizerscheinungen seitens des Kleinhirns, Schwindel, häufig Drehschwindel, gewöhnlich aber nur ein Taumelgefühl beim Bücken, Husten, Alkohol-, Tabakgenuß und beim Steigen auf Stellagen. Nachweis nach Baranny durch Zeige- und Drehversuch und kalorische Methoden (cf. Unfallkrankheiten des inneren Ohres von Professor Hegener).

Von den Störungen seitens der Gehirnnerven sind weiter die häufigsten die der Augenmuskeln, insbesondere die verschiedene Höhenstellung des Auges und die ungenügende Konvergenz. Blutungen in die Bindehäute und in den Augenhintergrund treten insbesondere bei Schädelbasisbrüchen auf.

Zentrale Taubheit ist eine häufigere Begleiterscheinung als Folge von Brüchen des Felsenbeins.

Seltener sind Lähmungen des Gesichtsmuskelnerven (Fazialis), des Gesichtsempfindungsnerven (Nervus trigeminus), des Geschmacks und des Geruchs. Die Pulsverlangsamung oder Beschleunigung kann als direkte Folge der Hirnerschütterung jahrelang andauern.

Der Spinaldruck kann erhöht sein, doch ist der Befund nicht beweisend und die Lumbalpunktion als diagnostisches Hilfsmittel wegen ihrer oft ungünstigen Nachwirkungen außerhalb der Kliniken dringend zu widerraten.

Seelische Dauerfolgen.

Dieselben werden in der Literatur eingeteilt in primäre Verworrenheitszustände, in sekundäre Defektzustände und Kommotionsneurosen. Die Unterscheidung ist jedoch nur eine grobsystematische, da sich in unmittelbarem Anschluß an Gehirnerschütterungen sowohl ängstliche und verworrene Erregungszustände als katatonische Prozesse mit Sinnestäuschungen und Inkohaerenz entwickeln können, wie weiter endgültige einfache Verblödungen und nervöse Überreizungsprozesse, ohne daß in einem der 4 Fälle die früheren Stadien passiert werden müssen oder nach Überstehen eines der ersteren Stadien die späteren Formen zustande kommen. Eine Stufenfolge ist also möglich, jedoch nicht bindend. Auch ein völlig freies, selbst mehrwöchentliches Stadium

schützt nicht vor der Entwickelung einer späteren Kommotions-Psychose oder Neurose, deren einzelne Form in überwiegendem Maße von der körperlichen und seelischen Leistungsfähigkeit und Disposition der betroffenen Konstitution abhängt.
1. Primäre Psychosen — traumatische Delirien. Beginn im Anschluß an die unmittelbaren Kommotionsfolgen, spätestens eine Woche nach Ablauf derselben. Charakterisiert durch Verworrenheit, Erregung oder Stupor, Lösung des Zusammenhangs der Ideenverbindung, Angst, massenhafte Sinnestäuschungen, Schwindel und Störungen in der Koordination der Bewegungen.
2. Das sekundäre traumatische Irresein, sowie die posttraumatische Demenz, das die verschiedensten klinischen Bilder bieten kann, charakterisiert sich durch eine allgemeine Veränderung der Stimmungslage in depressiv reizbarer Richtung und der nervösen Funktionen im Sinne der akuten nervösen Überreizung.

Intellektuell finden sich meist schwere Verluste der Merkfähigkeit und des Gedächtnisses für die jüngste Vergangenheit, vor allem aber des Konzentrationsvermögen. Prüfung unauffällig, etwa durch Kartenspiel, da bei direkten Methoden gern aggraviert wird.
3. Psychoneurosen nach Hirnerschütterung. Beginn meist einige Wochen nach dem Unfall, oft erst $1/4$—$1/2$ Jahr danach. Charakterisiert, abgesehen von den oben erwähnten allgemeinen, körperlichen Reststörungen der Hirnerschütterung durch Überempfindlichkeit aller Sinnesorgane, insbesondere des Ohrs für Geräusche, des Auges für Lichteindrücke und des Kopfes für den galvanischen Strom.

Psychisch findet sich dabei gleichgültiger oder hypochondrischer Affekt, Störung des Auffassungsvermögens, Übermüdbarkeit und schläfrige Schlaflosigkeit.

Alle die genannten psychischen körperlichen und nervösen Störungen können sich untereinander verbinden und ergeben in der Praxis sehr vielgestaltige Krankheitsbilder.

Zerstörungen abgegrenzter Hirnteile.

Hirnquetschung (Contusio cerebri).

Sie äußert sich in Herderscheinungen, Lähmungen oder Krampfzuständen, der von dem betroffenen Zentrum abhängigen Körperabschnitte. Der knöcherne Schädel braucht nicht verletzt zu sein. Die Stellen der stärksten Quetschung sind erstens die der äußeren Verletzung, zweitens durch „Contre-Coup" der in der Schlagrichtung der Verletzung gegenüberliegende Gehirnabschnitt. Die gefährlichsten Hirnverletzungen sind die des Kleinhirns und des verlängerten Marks, sodann die der Hirnkammern, der Brücke, schließlich die des Großhirns.

Akute eiterige Hirnhautentzündung (Meningitis purulenta).

Sie schließt sich meist unmittelbar der Verletzung an, die Keime wandern besonders bei Schädelbasisbrüchen von der Nase oder dem Ohr ein, bei den tuberkulösen Formen auf dem Blutwege.

Chronische Hirnhautentzündungen.

Sie äußert sich in zwei Formen:

Meningitis serosa.

Allgemeiner Reizzustand der Hirnhäute mit starker Vermehrung der Hirnflüssigkeit und Erhöhung des Hirndrucks, der klinisch durch Anwachsen des Intraspinaldrucks bei der Lumbalpunktion auf mehr als 250 Hg. nachweisbar ist.

Der ursächliche Zusammenhang dieser Hirndruckvermehrung mit einer Kopfverletzung muß durch die zeitliche Folge der klinischen Erscheinungen und das Fehlen anderweitiger Ursachen, insbesondere Alkoholismus, Arteriosklerose, Nephritis, konstitutionelle Neuropathie begründet werden.

Meningitis fibrosa.

Die abgegrenzten Reiz- und Entzündungszustände äußern sich als Verwachsungen und Verklebungen der Hirnhaut untereinander und mit der Schädelkapsel. Meningitis chronica fibrosa und Pachymeningitis externa. Sie führen klinisch zu Krampfleiden, Schwindel, Narbenkopfschmerz.

Die Krampfzustände können alle Krampfformen der echten Epilepsie, wie der Jacksonschen Rindenepilepsie, als auch die der Affektkrämpfe zeigen. Die Kopfschmerzen strahlen meist von der Narbe aus. Druckempfindlich kann die Umgebung der Narbe sein, noch häufiger sind es die Austrittspunkte der sensiblen Hirnnerven. Der Schwindel kann als Anfallsschwindel, nach Bücken, Husten, Änderung der Kopfhaltung, Stellagenschwindel geschildert werden. Er ist nachweisbar durch den Drehversuch, den Bückversuch und die Rombergschen Gleichgewichtsprüfungen.

Die Verwachsung läßt sich zudem direkt durch Änderung des Perkussionsschalls und der Schädelresonanz nachweisen.

Der Zusammenhang mit einem Unfall ist anzunehmen:
1. Wenn der Unfall direkt den Schädel oder, wie im Kapitel Hirnerschütterung erörtert, durch Fortleitung des Stoßes das Gehirn nachweislich ziemlich erheblich geschädigt hat;
2. wenn vor dem Unfall keine Tumorerscheinungen bestanden haben;
3. wenn die Geschwulst innerhalb zweier Jahre entstanden oder ihre Verschlimmerung sich im Laufe des ersten Vierteljahres des Unfalls gezeigt hat und
4. wenn zwischen Unfall und Entwickelung eindeutige Brückenerscheinungen nachweisbar sind.

Die gleichen Grundsätze gelten für die Neubildungen des Gehirns und der Gehirnhäute auf syphilitischer und tuberkulöser Grundlage.

Gehirnabszeß und Hirnzysten.

Für den Zusammenhang mit Unfällen gelten im allgemeinen die gleichen Grundsätze wie bei den Hirntumoren.

Weiter ist zu bedenken:

Bei komplizierten Schädelbrüchen ist der Zusammenhang besonders wahrscheinlich, dabei kann die Fissur äußerst fein und kaum zu entdecken sein.

Ohrenentzündungen können nach Jahren völliger Ruhe durch eine Kopfverletzung aufflackern und zu Abszessen führen.

Hirnabszesse können, wenn gut abgekapselt, besonders lange ohne klinische Erscheinungen bleiben.

Verkalkung der Hirnarterien.

Die Arteriosklerose ist eine von Unfällen allgemein unabhängige und nicht wesentlich beeinflußte Krankheit.

Dagegen disponiert sie in hohem Grade zu nervösen und psychischen Störungen nach leichten Unfällen, die sich dann mit den arteriosklerotischen zu einem klinisch schwer trennbaren Bild vereinigen. Auf den Unfall kann man trotz bestehender Arteriosklerose als wesentliche Verschlimmerung derselben beziehen:

1. Nervöse Störungen, die sicher vor dem Unfall nicht bestanden haben und die im ersten Jahre mit sicheren Brückensymptomen begonnen haben, insbesondere Schwindel, ängstliche Schwermut und Kopfdruck.

Unfallnervenkrankheiten. 155

2. Blutungen, welche durch eine plötzliche starke Blutdrucksteigerung, eine Überhitzung, seelische Erregung oder eine nicht zu geringe Hirnerschütterung in unmittelbarem Anschluß an den Unfall hervorgerufen werden.
3. Blutungen und Thrombosen, die im Zeitraum von höchstens $^3/_4$—1 Jahr (Mendel) nach solchen Unfällen entstehen, welche besonders schwere Gewebs- oder Gefäßveränderungen oder Blutdruck- und Hirndrucksteigerung hervorgerufen haben.

Verletzungen und Erkrankungen des Rückenmark und seine Häute.

Allgemeines über Rückenmarksverletzungen.

Zur traumatischen organischen Schädigung des Rückenmarks sind, abgesehen von Stich- und Schußverletzungen, infolge seiner besonders geschützten Lage im Wirbelkanal und seiner frei beweglichen Aufhängung im Liquor cerebrospinalis ungewöhnlich schwere Verletzungen erforderlich.

In Betracht kommen hierfür: Fall auf den Rücken, auf das Gesäß oder auf die Füße aus großer Höhe, Erschütterung oder Anprall in sitzender Stellung mit übermäßiger Beugung der Wirbelsäule, Stoß und Schlag auf den Rücken.

Die Entstehung von Blutungen und dergleichen durch schweres Heben, durch Zerrung des Brachialplexus, wenn etwa der Körper an einem Arm hängend geschleudert oder geschleift wird, ist nicht sicher erwiesen, aber wahrscheinlich.

Rückenmarkserschütterung (commotio spinalis).

Reine Rückenmarkserschütterungen analog der Gehirnerschütterung sind außer in Tierversuchen nur sehr selten beobachtet. Die klinische Diagnose der Rückenmarkserschütterung ist angängig, wenn unmittelbar nach einem schweren das Rückgrat ohne Wirbelverletzung treffenden Unfalle doppelseitige Lähmung beider Beine, beider Arme, Blasen- und Mastdarmstörungen, Parästhesien der Gliedmaßen Aufhebung der Reflexe entstehen, die sich nach wenigen Tagen restlos wieder zurückbilden. Eine größere Reihe von Autoren verneinen das Zustandekommen einer der Commotio cerebri gleichartigen Rückenmarkserschütterung überhaupt.

Rückenmarksblutungen (Hämatomyelie, Apoplexia spinalis).

Über die Entstehungsbedingungen cf. 1. Allgemeines.

Reine meningeale Blutungen werden meist rasch absorbiert, machen daher plötzliche Querschnitte oder Wurzelerscheinungen mit rascher, völliger Heilung, oder — beim Halsmark — eventuell Exitus.

Intramedulläre Hämatomyelie — meist in die graue Substanz, die Hinterhörner, Umgebung des Zentralkanals, oft röhrenförmig. Klinisch daher: Plötzlich eintretende Paraplegie vom Typus der Myelitis transversa, selten dem des Brown-Séquard oder der Syringomyelie.

Entzündung der Rückenmarkshäute.

Nach Quetschung der Wirbelsäule kommt eine Pachymengitis cervicalis fibrosa hypertrophica vor. Klinisch: Schmerzen und Parästhesien im betroffenen Wurzelgebiet, beim Fortschreiten des Leidens Kompressionserscheinungen der Medulla spinalis.

Allgemeines über den Einfluß von Unfällen auf Systemerkrankungen des Rückenmarks.

Der Unfall bildet stets nur die Veranlassung zum Ausbruch der Erkrankung, die eine angeborene oder erworbene Veranlagung voraussetzt.

Die Rückenmarksleiden können ausgelöst werden besonders

a) durch akute Infektionskrankheiten,
b) durch Abkühlungen oder Verbrennungen,
c) durch schwere mechanische Verletzungen des Rückgrates.

Weiter ist für die Annahme eines Zusammenhanges von Unfall und Rückenmarksleiden erforderlich, daß die ersten Erscheinungen des Rückenmarksleidens frühestens einige Wochen und spätestens einige Monate nach dem Unfall beginnen, da die Entwickelung eines Rückenmarksleidens langsam vorschreitet und die ersten Erscheinungen eine gewisse Zeit bedürfen, ehe sie wahrnehmbar werden.

Verschlimmerung oder Beschleunigung des Verlaufes eines schon in der Entwickelung begriffenen Leidens muß sich dagegen bald nach dem beschuldigten Unfall unmittelbar und unauffällig bemerkbar machen.

Unfallnervenkrankheiten. 157

Polyomyelitis anterior acuta, subacuta et chronica, progressive Muskelatrophie, spastische Spinalparalyse und amyotrophische Lateralsklerose.

Ihr ursächlicher Zusammenhang mit Unfällen ist selten. Er ist eventuell anzunehmen

1. wenn Rückenmarksabschnitt und Schädigung einander entsprechen. Bei peripherem Trauma muß die Atrophie in dem verletzten Gliede beginnen.
2. wenn bei unmittelbarer Schädigung des Rückenmarkes die Krankheitserscheinungen schon bald nach dem Unfall manifest werden.

Rückenmarksdarre (Tabes dorsalis).

Dem Unfall kann auch hier nur die Bedeutung einer auslösenden Ursache für die Entstehung der Tabes oder häufiger einzelner tabischer Krankheitserscheinungen zukommen, da als eigentliche Ursache derselben stets eine vorangegangene syphilitische Infektion anzusehen ist. Unter den schädigenden äußerlichen Einflüssen sind neben eigentlichen Traumen auch Strapazen, körperliche Überanstrengungen, Erkältungen als begünstigende Hilfsursache anzuführen. Malum perforans, Arthropathien und Knochenbrüche können bei Tabikern durch geringe Verletzungen und — infolge der pathologischen Analgesie — fast ohne daß es der Verletzte bemerkt, entstehen. Auch Spontanfrakturen sind wiederholt (Thiem, Molski Siebold, Heine u. a.) beschrieben und von uns nicht selten beobachtet. Plötzliche Erblindung bei einem Tabiker durch Luftzug in Verbindung mit Überanstrengung der Augen haben Goldscheider und Gräff nachgewiesen.

Ataxie kann sich an allgemeine schädigende Ursachen und Überanstrengungen schließen, lanzinierende Schmerzen, Krisen und Blasenstörungen entstehen besonders häufig nach Durchnässungen, Erkältung und Schreck.

Rückenmarksentzündung (Myelitis transversa).

Von der primären Myelitis transversa sind die schon erwähnten mechanisch-traumatischen Rückenmarksveränderungen abzutrennen. Als primäre Myelitis sind nur die entzündlichen Prozesse der Rückenmarkssubstanz zu bezeichnen, die durch örtliche Einwanderung irgend welcher Krankheitserreger entstehen. Als ursächliche Unfälle sind außer direkten Gewalteinwirkungen aufs Rückgrat starke Erkältungen, starke Durchnässungen und besondere Körperüberanstrengungen, z. B. Kriegsstrapazen anzuerkennen.

Multiple Sklerose.

Sie ist in ihrer Beziehung zu Traumen sehr zweifelhaft, Pierre Marie hat ihr auffallend häufiges Auftreten im Anschluß an akute Infektionskrankheiten beobachtet, Oppenheim und Gerhardt geben Metallvergiftungen als ursächliche Momente an. Weiter sind von Traumen Kopfverletzungen, Fall auf den Rücken, ausgedehnte Verbrennungen bei Feuersbrünsten, also ein Zusammentreffen schwerer körperlicher und seelischer Schäden als auslösende Ursachen der Krankheit anerkannt, die im übrigen wie die Myelitis transversa und die spinale Kinderlähmung als spezifische Infektionskrankheit des Zentralnervensystems anzusehen ist (Siemerling und Raecke).

Syringomyelie.

Akute entschädigungspflichtige Verschlimmerungen schließen sich gern an heftige Rückgratserschütterungen, Durchkältungen, vielleicht Schreck. Die klinisch ähnlichen Zustände der Hämatomyelie sind direkte Unfallsfolgen und durch den plötzlichen Beginn sogleich nach der Verletzung gut zu unterscheiden. Die Entstehung aus peripheren Verletzungen durch Neuritis ascendens wird jetzt durchweg abgelehnt.

Caissonkrankheit.

Ausgesprochene Unfallkrankheit der Taucher, Unterwasser- und Untererdarbeiter, die meist bei dazu Disponierten, also bei der ersten Einschleußung oder durch übermäßig raschen Ausgleich der hoch gespannten Caissonluft mit der Außenatmosphäre entsteht.

Die vorgeschriebene Ausgleichsdauer beträgt 15 Minuten für jede Atmosphäre Überdruck.

Angeblich multiple Gasembolie der Hirn- und Rückenmarksgefäße. Klinisch: sich rasch entwickelnde Paraparese der Beine, mit Blasen- und Mastdarm- und Sensibilitätsstörungen, oft auch Parese eines der beiden Arme. Fast stets verbunden mit zerebralen Reizerscheinungen: Kopfdruck, Erbrechen, Übelkeit, Pulsverlangsamung, Ohrensausen.

Pseudospastische Parese mit Tremor (Fürstner-Nonne).

Paraparesen und Hemiparesen mit Reflexsteigerung bis zum Klonus mit steifem, breitbeinig spastischem Gang.

Andauernder Tremor, der aber in seiner Intensität psychogen beeinflußbar ist. Im übrigen mit den klinischen Zeichen der traumatischen Neurosen.

Verletzungen und Erkrankungen der peripheren Nerven nach Unfällen.

Die einfache, entzündliche Neuritis

kann in mannigfacher Weise durch Trauma ausgelöst werden; Quetschung, Stoß, Zerreißung und Druck, Verletzung der Umgebung des Nerven durch Stich, Zerreißung durch gebrochene Knochen können ebenso wie Entzündungen in der Nachbarschaft (besonders phlegmonöse Entzündungen) eine Neuritis verursachen; auch Giftwirkung, Erkältung oder Überanstrengung können die Ursachen einer Neuritis bilden.

Die sog. aszendierende Neuritis entsteht nach kleinen infizierten peripheren Verletzungen, besonders an der Hand, und entwickelt sich, allmählich fortschreitend, zunächst unter Schmerzen, dann unter Lähmungen zu schweren degenerativen Neuritiden des Nerven, in dessen Innervationsbereich die Wunde lag. Ein Übergreifen auf das Zentralorgan ist früher behauptet worden, aber als irrtümlich nachgewiesen.

Die gleichzeitige Entzündung mehrerer Nerven — multiple Neuritis, Polyneuritis — tritt traumatisch nach verschiedenen Infektionskrankheiten auf.

Als unmittelbare Unfallfolge ist die Polyneuritis nur dann anzusehen, wenn die Infektion durch eine äußere Wunde nachgewiesen werden kann.

Wichtig ist, daß die professionelle Neuritis und Polyneuritis nach den Reichsversicherungsamtsentscheidungen als Unfall aufgefaßt werden kann, so u. a. die Entzündung des Nervus ulnaris durch berufsmäßige Überanstrengung bei Glasbläsern, Bäckern, Telegraphenbeamten; ferner die Neuritis nervi mediani, die bei Zigarrenwicklern, gewerbsmäßigen Teppichklopfern u. a. beobachtet ist, ferner die Neuritiden bei Schlossern und verwandten Berufen, bei Tischlern, Näherinnen, Landarbeitern (Nervus tibialis und peroneus). Auch die sog. Krückenlähmung gehört als mittelbare Unfallfolge hierher.

Die arthritische Muskelatrophie (periphere traumatische Trophoneurose der Extremität, Sudeck)

entwickelt sich in der Regel nach schweren und entzündlichen Reizen eines Gelenkes. Sie führt meist schon in der ersten Woche zu auffallend starken Atonien der dem Gelenk zugehörigen Streckmuskeln mit atrophischen Störungen der Haut (hartes traumatisches Ödem oder Glanzhaut), der Knochen (akute Atrophie) und der Gelenkkapsel

(Hydrops), später rasch zu schweren Atrophien. Betroffen werden besonders oft und stark
1. das Kniegelenk (Atrophie des Quadriceps), dann
2. das Schultergelenk (Deltoideus, supraspinatus infraspinatus), dann
3. der Ellbogen (Triceps) und
4. die Hüfte (Glutaei).

Gleichzeitig findet sich meist eine rasch zunehmende Kontraktur der Beuger (z. B. des M. pectoralis im Schultergelenk). Die Atrophie tritt rascher ein, ist umfangreicher und schwerer (4—6 cm Differenz), als selbst nach Durchschneidung der peripheren Nerven. Die atrophischen Muskeln zeigen fibrilläre Muskelzuckungen und Muskelbrüche nach faradischer, galvanischer, mechanischer Reizung, die faradische und galvanische Reizbarkeit vom Nerven aus ist bis zum Erlöschen herabgesetzt.

Den Nachweis auch nur einzelner Symptome der peripheren traumatischen Trophoneurose macht anatomische Verletzungen im regionären Gebiet wahrscheinlich und beweist eine Herabsetzung der verwertbaren Kraft, die weit schwerer ist als die Abnahme der Muskelvolumes (Cave: Übungstherapie).

Die traumatische Gelenktrophoneurose (Boettiger)

unterscheidet sich von der ersteren dadurch, daß die elektrischen Veränderungen nicht den Nerven und Muskel selbst betreffen, sondern insbesondere den Hautwiderstand, der über dem erkrankten Gebiet außerordentlich vermehrt ist. Es sind auf diese Weise viel größere Mengen Stromes zur Reizung nötig, während die Galvanometernadel einen viel geringeren Ausschlag gibt. Die Atrophie der Muskeln ist eine vorwiegend quantitative. Die Krankheit tritt überwiegend bei Nervösen auf, ist jedoch keineswegs an objektiv nachweisbare Gelenkstörungen gebunden.

Hysterische Gelenkneurosen (Binswanger).

Sie charakterisieren sich durch außerordentliche Überempfindlichkeit der Haut über dem betroffenen Gelenk, durch krampfhafte Spannung aller zugehörigen Muskelgruppen ohne Veränderung der elektrischen Erregbarkeit und wenigstens in den wenigen Fällen, die ich gesehen habe, ohne Inaktivitätsatrophie.

Quetschung und Durchtrennung peripherer Nerven.

Die Durchschneidung, Verrenkung, Quetschung oder Drehung eines motorischen Nerven kann zu seiner teilweisen oder völligen Lähmung führen. Der Grad der Lähmung und ihrer Wiederherstellung hängt nur zum Teil von der Gewalt der Einwirkung, mehr von der konstitutionellen Widerstandskraft des betroffenen Nervensystems ab. Die Aussichten für Heilung und Wiederherstellung ergeben sich verhältnismäßig am besten, aber keineswegs schulgemäß, aus den elektrischen Veränderungen der betroffenen Muskel und Nerven. Die Heilung erfordert meist 2 bis 12 Monate.

Die häufigsten Nervenletzungen sind die des Radialis (Musculus supinator, triceps, indicator, abductor pollicis longus, extensores carpi, rad. et ulnaris, digit. commun., digit. I long. et. brevis, digit. V). Danach die des Plexus brachialis (obere Plexuslähmung: Deltoideus, Biceps brachialis, supinator longus. Untere Plexuslähmung: Interossei, Daumen und Kleinfingerballen, aber auch in jeder anderen Kombination der Armmuskeln vorkommend). N. ulnaris (Musc. flexor carpi ulnaris, interossei, abductor pollic., abductor digit. V). N. medianus (Musc. pronator teres, palmaris long., opponens, flexores carpi radiales, digitorum sublimis, pollic. brev. et long.). Alle anderen Nerven werden seltener betroffen.

Außer der Muskellähmung ist als erwerbsbeschränkend auch noch die Störung der Sensibilität zu werten.

Neuralgien

(anfallsweise blitzartige Schmerzen im Gebiet eines Nerven) sind seltener als Meralgien (schmerzhafte Kontraktur einzelner Muskeln, kombiniert mit radikulär angeordneten hyperästhetischen Zonen der Haut), die häufigste von ihnen ist der „traumatische Lumbago", die schmerzhafte Kontraktur der Strecker des Hüftgelenks, der kurzen Rückenmuskeln der Lende und des radikulär zugehörigen Hautgebiets im Bereich des 2. und 3. Lumbalnerven.

Der angebliche Unfall besteht meist darin, daß der Schmerz bei einer mäßig starken Anspannung der Hüftstrecker zum ersten Male zum Bewußtsein kommt, während das Gebiet selbst aus anderen Ursachen (Muskelrheumatismus — Genitalleiden — Blasenleiden — sexuelle Reizung) schon vorher im Sinne Heads überreizt war.

Entschädigungspflichtig sind derartige schmerzhafte Muskelkontrakturen nur, wenn für ihre Entstehung eine erhebliche direkte Schädigung als auslösender Unfall nachweisbar ist.

Psychoneurosen.

Allgemeines über Psychoneurosen.

Die von den meisten Gutachtern mit gutem Grund gefürchtete Begutachtung der Psychoneurosen erfordert vom Arzt einerseits die Verleugnung des natürlichen, jedem echten Arzt innewohnenden Vertrauens in die Zuverlässigkeit der ihm geäußerten Beschwerden und Klagen; andererseits aber macht sie es erforderlich, die immer wieder auflodernde Empörung über die nun einmal allgemein gebräuchlichen Täuschungsversuche bei der Untersuchung, über die nach der Untersuchung mit Sicherheit zu erwartenden Beschimpfungen zu unterdrücken. Handelt es sich doch bei den Forderungen dieser Kranken fast nie um völlig erfüllbare, bei ihren Klagen und Angaben fast nie um zweifelsfreie Tatsachen und Schilderungen, die einfach registriert werden könnten. Dazu bringt die Untersuchung nur selten eindeutige Befunde zutage, die ein unbestrittenes Krankheitsbild ergeben, und erfordert fast stets komplizierte funktionelle Messungen und Schätzungen, welche die ganze Aufmerksamkeit und nüchterne Unparteilichkeit des Gutachters erfordern.

Daß andererseits die überwiegend gutachtliche Betätigung zu einer gewissen Einseitigkeit verleitet, ist erfahrungsgemäß und wohl nur dadurch zu umgehen, daß der Untersucher sich die sorgfältigste Nachprüfung aller, auch der scheinbar unwahrscheinlichsten Beschwerden des Verletzten zur Pflicht macht. Die gutachtliche Stellungnahme der beschäftigteren Untersucher wird rasch ortsbekannt und, wenn sie besonders scharf oder milde ist, entweder von den Berufsgenossenschaften oder von den Arbeitersekretariaten ausgenutzt.

Schließlich sei man sich klar, daß der Untersuchte das Gutachten früher oder später wahrscheinlich zu lesen bekommt. Selbst wer einwandsfrei einer Täuschung überführt wird, darf noch nicht als Simulant bezeichnet werden und hat vor allem noch nicht das Recht verloren, seine Klagen unparteiisch nachgeprüft zu sehen. Lediglich die Glaubhaftigkeit seiner subjektiven, objektiv ungestützten Angaben ist widerlegt. Die Unterscheidung, ob die Täuschung aus Überlegung oder aus krankhaften Gründen begangen wurde, ist dabei aber überflüssig, da sie in beiden Fällen die Glaubhaftigkeit des Kranken zerstört.

Die zweite Schwierigkeit bei der Begutachtung von Psychoneurosen liegt darin, daß die subjektiven, nervösen

Beschwerden jeden, der nicht große Selbstbeherrschung besitzt, tatsächlich erheblich in der Arbeitsbetätigung hindern. Durch Willensspannung und Gewöhnung ist diese Beeinträchtigung im Laufe der Zeit fast stets völlig zu überwinden, wie die Erfahrung an zahlreichen ungemein erwerbstüchtigen Nervösen ergibt. Die notwendige Willensspannung zur Überwindung der Unbequemlichkeiten ist jedoch in den unfallversicherten Kreisen von vornherein meist ungenügend vorgebildet und wird durch die Aussicht auf Rente und durch die suggestive Beistimmung der Umgebung schließlich bis zu böswilliger Arbeitsscheu herabgedrückt. Immerhin liegt keine gesetzliche Veranlassung vor, diese mehr sozialen Folgen des Unfalls noch zu verschlimmern und die subjektiven, wenn auch noch so glaubhaften Beschwerden höher einzuschätzen, als sie es nach ihrer erwerbsbeschränkenden Bedeutung bei Nichtversicherten, sozial Vollwertigen verdienen. Inwieweit ein Befund lediglich bei der Untersuchung vorhanden gewesen, d. h. durch die Erregung hervorgerufen oder vorgetäuscht war, ist nur durch Beobachtung zu entscheiden. Die beste Überwachung geschieht nicht so sehr in einer Klinik oder in einem Krankenhause, sondern weit geeigneter durch unvermutete Besuche in der Wohnung oder an der Arbeitsstelle. Man mache derartige Besuche stets in Begleitung, einmal um einen Zeugen seiner Beobachtungen zu haben, dann aber um sich vor dem leicht entflammten Zorn dieser reizbaren Charaktere zu schützen, die im Falle drohender Entlarvung gern zu Tätlichkeit schreiten.

Die Rechtslage der Versicherungsordnung ist für die Psychoneurosen ebenso klar, wie für die organischen Unfallkrankheiten und bedarf durchaus nicht der so vielfach erörterten Gesetzesänderungen. Entschädigungspflichtig ist nach § 555 der R.V.O. nur der Schaden, welcher durch Körperverletzung entsteht — nervöse Schädigungen ohne organische Grundlagen also nur insoweit, als sie durch Auslösung schwerer affektiver Reize zu sofortigen und nachweisbaren körperlichen Veränderungen geführt haben. Nervöse Folgezustände des Rentenkampfes und andere Autosuggestionen kommen also schon nach dem Wortlaut des Gesetzes nicht in Frage, werden aber auch durch die höchstinstanzlichen Entscheidungen von der Entschädigungspflicht ausgeschlossen.

Schließlich ist es die klinische Unsicherheit, die auch außerhalb der Unfallbegutachtung die ärztliche Verständigung über Psychosen und Psychoneurosen erschwert. Ich habe mich deshalb für berechtigt gehalten,

Die erworbene Neurasthenie,

d. h. eine lediglich aus krankhafter Ermüdbarkeit und Erschöpfung unter Gewichtsverlust auf völlig gesunder Grundlage eintretende Erkrankung ist nach Unfällen selten. Zwar kann die Kommotionsneurose neben ihren organischen Störungen hauptsächlich aus neurasthenischen Befunden bestehen, auch die Depressionszustände können der Neurasthenie sehr nahe kommen. In ihren reinen Formen kommt sie wohl nur dann vor, wenn sich an den Unfall ein langes erschöpfendes Krankenlager angeschlossen hat.

Die endogene Nervosität.

Die Grundlage der weitaus meisten Unfallneurosen ist die neuropathische und psychopathische Konstitution, d. h. die ungemein große Gruppe der Veranlagungen, die in ihren körperlichen und geistigen, vor allem auch in ihren moralischen Fähigkeiten den Anforderungen ihrer wirtschaftlichen Lage nicht ausreichend gewachsen sind.

Das nervöse Gebiet, das dem Versagen besonders ausgesetzt ist, pflegt von familiären Veranlagungen abhängig zu sein. Es äußert sich im Laufe des Lebens durch wechselnde Reizerscheinungen, die stets zum Teil auch von Vorstellungen abhängig und beeinflußbar sind, die unter normalen Verhältnissen durch den sozialen Arbeitswillen beherrscht werden und schließlich durch die Ablenkung verschwinden.

Demgegenüber bleiben die Reizerscheinungen, die nach entschädigungspflichtigen Verletzungen entstehen, schon deshalb konstant, weil die Ablenkung fehlt, die Aufmerksamkeit des Nervösen vielmehr dauernd auf sie gelenkt ist. Durch den dauernd gespannten Erwartungsaffekt bilden sich weiter die besonderen vasomotorischen und trophischen Störungen aus, die der Nervosität des vegetativen Systems eigentümlich sind, die Labilität des Pulses und des Blutdrucks, die Störungen des Schlafs und der Ernährung. Bei besonderer Disposition kann es ebensogut aber auch zu Hyperazititätsbeschwerden, Reizerscheinungen der Schweißsekretion, Tiks, Krampfzuständen, sexuellen Störungen, Verdauungsstörungen kommen, bei denen der Verletzte, weil sie sich für seine Vorstellung im Anschluß an den Unfall entwickelt haben, durchweg annimmt, daß sie eine entschädigungspflichtige Folge des Unfalls seien.

In der gleichen Weise entstehen Reizerscheinungen der sensiblen Muskelinnervation, umschriebene Muskelschmerzen, leichte Kontrakturen und hyperalgetische Zonen, die lokal oft in keinen irgendwie vernünftigen Zusammenhang mit der Unfallstelle zu bringen sind und sich doch zeitlich lückenlos an diesen anschließen. Es handelt sich dabei um vorgebildete latente Reizzustände, die durch die psychischen Erregungen des Verfahrens und die gesteigerte Selbstbeobachtung aufs neue zum Krankheitsgrade gesteigert werden.

Der hier geschilderte Vorgang ist keine Schädigung, die durch die ursprüngliche Körperverletzung veranlaßt ist (Wortlaut des Unfallgesetzes cf. S. 7), also nicht entschädigungspflichtig. Was entschädigungspflichtig ist und was nicht, hängt also auch bei der schwersten endogenen Veranlagung von der Intensität und dem Charakter der ersten Verletzung, viel weniger von dem aus zahlreichen Ursachen zusammengesetzten Krankheitsbilde ab.

Psychogene und Komplexneurosen (Hysterie).

Nach Unfällen, die mit einem starken Schreck verbunden sind, z. B. den Versicherten selbst unverletzt lassen, seinen Mitarbeiter aber neben ihm in grauenhafter Weise töten, kommen als unmittelbare entschädigungspflichtige Unfallsfolgen vor:
1. Chronische Störungen des vegetativen Systems, meist von sympathikotonem Charakter,
2. Psychogene Lähmungen der Sinnesorgane, einzelner oder mehrerer Extremitäten oder einzelner Funktionen.
3. Angstneurosen, die sich in der Regel gegen Beschäftigungen richten, die den Erschreckten in die gleiche Situation wie beim Unfall bringen können. Die letztere Störung macht lediglich einen Berufswechsel nötig und ist als Erwerbsbeschränkung etwa zu werten, wie der Höhenschwindel der Stellagearbeiter.

Bei den psychogenen Lähmungen, die von außerordentlicher Hartnäckigkeit sein können, ist es üblich geworden, sie etwa halb so schwer zu werten, als beim Ausfall der gleichen Funktion aus organischen Gründen. Die psychologische Begründung dieser Schätzung liegt in der Erfahrung, daß die psychogene Lähmung außerhalb der Untersuchung auch ohne alle bewußte Täuschungsabsicht doch nur eine teilweise Gebrauchsunfähigkeit des betroffenen Körperteils zur Folge hat.

Die vorwiegend vegetativen Schreckneurosen, die außerordentlich häufig auch mit den später geschilderten psychischen Ausnahmezuständen einhergehen, sind die einzigen der vorstehenden Störungen, bei denen unter Umständen eine zielbewußte Sanatoriumstherapie angebracht ist. Falls sie trotz derselben bleibend werden, gilt für ihre Schätzung die Beeinträchtigung des Allgemeinbefindens als entscheidender Maßstab.

Geisteskrankheiten.

Gehirnerweichung.

Die Zurückführung paralytischer Erkrankungen auf einen Unfall ist nur unter denselben Gesichtspunkten möglich, wie die Annahme der Entstehung einer syphilitischen Gehirngeschwulst. Man würde also zur Annahme des Zusammenhangs fordern:
1. Unmittelbaren zeitlichen Zusammenhang (die Entstehung eines endarteritischen oder gummösen Prozesses dürfte auf höchstens $^3/_4$ Jahr zu veranschlagen sein);
2. Akuter Charakter der Störungen;
3. Lokalisation der anatomischen Veränderungen in Gegenden, an denen nach der Art des Unfalls eine Hirnquetschung zu erwarten war (cf. diese). Eine von uns beobachtete eindeutig nach einer Hirnerschütterung entstandene Hirnerweichung wies ein völlig unabhängiges Nebeneinander anatomischer Veränderungen auf, die einerseits der Paralyse, andererseits der traumatischen Demenz angehörten.

Senile Seelenstörungen.

Nur anzuerkennen unter den gleichen Bedingungen, wie bei der Arteriosklerose. Relativ häufiger ist jedoch die unmittelbare Auslösung seniler Verworrenheitszustände auch durch geringe, ohne Hirnerschütterung einhergehende Unfälle.

Trinkerdelirium.

Eine durch einen Unfall hervorgerufene körperliche Erkrankung, insbesondere Lungenentzündung und Knochenbruch, kann sekundär auch bei mäßiger Trunksucht typische Trinkerdelirien hervorrufen, die ziemlich häufig zum Tode führen. Abgesehen von diesem, als indirekte Unfallfolge anzuerkennenden Zusammenhang kann die durch eine

Unfallskrankheit leichterer Natur notwendig werdende Abstinenz, wenn sie ohne die nötige Vorsicht plötzlich durchgeführt wird, gleichfalls ein Delirium hervorrufen.

Dementia praecox, manisch-depressives Irresein, paranoische Seelenstörungen

sind endogener Natur und entwickeln sich in ihrer einwandsfreien klinischen Form unabhängig von äußeren Schädigungen. Dagegen gibt es klinisch ähnliche Formen, die unmittelbare oder mittelbare Unfallsfolgen sind, nämlich:

Traumatische Depressionszustände,

mit Hemmung, reizbarer Verstimmung, hypochondrischen Vorstellungen. Sie entstehen meist im ersten Vierteljahr nach der Verletzung trotz anfänglich völlig freiem seelischem Befinden, unter langsamem Gewichtsverlust, deutlicher Änderung des Gesichtsausdrucks, Beteiligung des vasomotorischen Systems und des allgemeinen Befindens. Ihre Unterscheidung von vorgetäuschten Klagen ermöglicht der Nachweis der Schädigung des Allgemeinzustandes, insbesondere Gewicht, Schlaf und Gefäßsystem. Auf psychischem Gebiet finden sich an objektiven Befunden besonders gesteigerte Ermüdbarkeit und Willenshemmung bei fortlaufenden Arbeitsversuchen. Hier unterscheidet sich die krankhafte Störung von der Vortäuschung dadurch, daß beim Kranken der Beginn des Versagens durch die Zeichen der Anstrengung: Rötung der Stirn, Beschleunigung von Puls und Atmung, Tränen der Augen eingeleitet wird, während der Simulant sich unter mehr oder minder nichtigen Vorwänden weigert, zu arbeiten oder die Arbeit plötzlich unterbricht.

Traumatische Verworrenheitszustände.

Verworrenheitszustände von amentem oder katatonischem Charakter entstehen in der Mehrzahl der Fälle als primäre Kommotionspsychosen (cf. diese S.), insbesondere auch nach Überhitzung, Sonnenstich, Intoxikationen im Laufe der ersten Monate nach dem Unfall. Sie unterscheiden sich von den endogenen Formen der Dementia praecox durch die fast immer vorhandene Orientierungsstörung, insbesondere auf zeitlichem und örtlichem Gebiet, die der typischen Dementia praecox fehlt. Ihre Vortäuschung ist wegen der Schwere der Symptome unmöglich. Der Nachweis des Zusammenhanges mit dem Unfall ist in den Fällen, die sich nicht an eine Gehirnerschütterung anschließen, oft schwierig. Der Abderhaldensche Abbau von Hoden, Eierstöcken oder Schilddrüse spricht für eine vom Unfall unabhängige Entstehung des Leidens, die von mir untersuchten traumatischen Formen bauten sämtlich nur Gehirn ab. Die Beteiligung des Labyrinths oder der Augenmuskelnerven spricht auch bei fehlendem Nachweis anderer Kommotionserscheinungen für den Zusammenhang mit einer Gehirnerschütterung. Dagegen sind für die selbständig endogene Form charakteristisch: reine, affektiv nicht weiter verarbeitete Phoneme, logisch systematisiertes Wahnsystem, heitere Verblödung. Katatone Stellungen, Katalepsie, krankhafte Eigenbeziehung, Sinnestäuschungen, auf die affektiv oder paranoisch reagiert wird, Stupor ebenso wie Bewegungsdrang, Nahrungsverweigerung und Negativismus können sowohl den traumatischen wie den endogenen Formen eigentümlich sein.

Nach dem Ablauf akuter Perioden zeigen die traumatischen Formen häufig einfache oder retrograde Amnesie, die endogenen Prozesse neigen mehr zu einer wahnhaften Verarbeitung der krankhaften Erinnerungen.

Epileptisches Irresein.

Charakterisiert durch die Kombination mit Krampfzuständen der verschiedensten Art. Der Zusammenhang, wenn er behauptet wird, kann nur widerlegt werden, wenn der Nachweis epileptischer Anfälle vor dem Unfall erbracht werden kann, oder eine schwerere Verletzung des Zentralnervensystems ganz auszuschließen ist oder wenn die Anfälle auf ein drittes vom Unfall sicher unabhängiges Leiden zurückgeführt werden können. Auch alte, scheinbar völlig reizlose Narben der Hirnhäute vermögen noch nach unbegrenzter Zeit durch geringe neue Schädigungen (z. B. leichte Kopfverletzungen ohne Hirnerschütterung, starken Schreck, Alkoholmißbrauch, Überhitzung), echt epileptische allgemeine oder Jacksonsche Anfälle hervorzurufen.

Psychogenes Irresein.

Die psychogenen vulgo hysterischen Krankheiten nach Unfällen unterscheiden sich:

> In die echten Schreckpsychosen, die bei völlig gesunden oder leicht nervösen, durch ein affektiv stark betontes Erlebnis, z. B. Einschlagen des Blitzes in der nächsten Umgebung, Hochreißen von Arbeiterinnen, die von der Transmissionswelle an den Kleidern oder am Haar erfaßt werden. Sie äußern sich gleich nach dem Erlebnis in den schweren körperlichen Folgen des Schrecks: Ohnmacht,

Krampf, mehrtägige Verworrenheit. Später entweder in der Form der Depression, oder am häufigsten als Zwangsirresein. Auch den Übergang in die echte Amentia (Meynert) und in die vorstehend geschilderten Defektpsychosen habe ich wiederholt beobachtet.

Diese Krankheiten sind trotz ihres rein psychogenen Charakters und des Mißverhältnisses zwischen Reiz und Reaktion unmittelbare Unfallsfolgen und entschädigungspflichtig.

Nicht entschädigungspflichtig sind alle rein konstitutionell entstandenen und Rentenhysterien, d. h. alle ohne sofortige Schreckreaktion oder ohne organische Schädigung, lediglich aus der Konstitution und aus dem Wunsch nach Rente weiter entwickelten Psychosen, auch wenn die tatsächlich vorhandene Erwerbsbeschränkung durch die Psychose zweifelsfrei ist.

Bemerkungen zur pathologischen Anatomie der posttraumatischen Schädigungen des Zentralnervensystems.

Von Dr. A. Jakob, Hamburg-Friedrichsberg.

Die Untersuchung des Zentralnervensystems von Unfallverletzten, insbesondere von solchen, bei denen sich nach einer Gehirnerschütterung deutliche psychische und nervöse Symptome eingestellt haben, ist nicht nur für die speziell vorliegende Rentenfrage, sondern auch ganz im allgemeinen für die pathogenetische Auffassung ähnlich gelagerter Fälle in Anbetracht der Objektivität der Beurteilung von großer praktischer Bedeutung. In diesem Zusammenhang dürften vielleicht die von mir vornehmlich zur Lösung der Kommotionsfrage ausgeführten experimentellen Untersuchungen über die posttraumatischen Schädigungen des Zentralnervensystems von Interesse sein, welche durch die Gleichförmigkeit und Regelmäßigkeit der anatomischen Befunde überraschten. Bei allen Tieren, Affen und Kaninchen, bei denen ich durch einzelne stärkere Schläge auf den Kopf oder die Wirbelsäule Kommotionserscheinungen mit mehr oder weniger ausgesprochenen nachfolgenden motorischen Störungen erzeugen konnte, fanden sich ganz charakteristische Veränderungen im Gehirn und Rückenmark, die direkt auf die traumatische Einwirkung bezogen werden müssen; sie bestehen neben pialen Hämorrhagien vornehmlich in primären, diffusen Nervenfaserdegenerationen, in Rand- und sekundären Strangdegenerationen in der weißen Substanz, in mikroskopischen Quetsch- und kleineren Erweichungsherden, besonders an der Grenze zwischen grauer und weißer Substanz, in einer erhöhten Disposition der Gefäße zu Blutungen und in chronischen Parenchymerkrankungen der grauen Substanz. Auch Nachblutungen in primäre Erweichungsherde (Bollingersche Spätapoplexien) kommen zur Beobachtung. Der Hauptsitz der parenchymatösen Veränderungen ist im Tierversuche die Randzone des Zentralnervensystems, namentlich die Medulla oblongata und der Boden der Rautengrube.

Diese Befunde sprechen eindeutig für eine organische Grundlage der Kommotio, bei der es sich nach unserer Auffassung um eine traumatische, durch die akute Hirnpressung (Kocher-Ferrari, Horsley, Hauptmann u. a.) ausgelöste, anatomisch bedingte, ihrer Natur nach passagere Schädigung der nervösen Elemente, vornehmlich der Nervenfasern in der Großhirnrinde, handelt, eine Störung, die anatomisch wie funktionell größtenteils und zumeist in Erholung übergehen kann. Weiterhin geht aus den Untersuchungen hervor, daß jedes Trauma, das eine Kommotio hervorruft, regelmäßig eine diffuse Parenchymschädigung des zentralen Nervensystems bedingt, das Gehirn und Rückenmark organisch schädigt und funktionell schwächt. In dieser Tatsache, die zugleich die prinzipielle Sonderstellung der Kommotionsneurose fordert, finden die postkommotionellen nervösen Zustände ihre anatomische Erklärung.

Anatomisch — und auch klinisch — sind jene Fälle der menschlichen Pathologie verhältnismäßig leicht zu beurteilen, bei denen es im Anschluß an das Trauma zu gröberen Gewebszerstörungen, oft mit Frakturen des Schädeldachs kombiniert, gekommen ist. Hier finden sich in der Hauptsache neben hämorrhagischen pialen Prozessen kleinere und größere Erweichungsherde in Rinde und Mark mit den gewöhnlichen reaktiven gliösen Narbenvorgängen (Schmaus, Hartmann, Kocher, Hauser, Köppen, Weber, Rosenblüth, Wohlwill u. a.), welch letztere häufig auffallend schleppend verlaufen. Schwieriger in der anatomischen Beurteilung sind aber jene Beobachtungen, bei denen gröbere Substanzdefekte fehlen und sich nur feinere Strukturveränderungen nachweisen lassen. Friedmann hat in derartigen Fällen Gefäßveränderungen beschrieben, die aber nicht eindeutig genug erscheinen und im Tierexperiment vermißt wurden. Weber und Dreyfuß machen auf die durch die Kommotio ausgelöste traumatische Lähmung der Hirngefäße aufmerksam, die zu miliaren Blutungen in der verschiedensten Form und Ausdehnung führen kann. Wie ich experimentell nachweisen konnte, sind gerade die nervösen Zentren am Boden der Rautengrube und der Vagus-Kern ein Prädilektionssitz pathologischer Veränderungen, und es scheint nicht ausgeschlossen, daß hierin die kommotionell bedingten Vasomotoren-Störungen ihre Ursache haben, wie auch weiterhin die Entwickelung einer zerebralen Arteriosklerose durch solche Umstände begünstigt werden könnte. In einem Falle, bei dem eine Kommotio eine progrediente Psychose mit Halluzinationen, Wahnideen und psychomotorischer Erregung auslöste, fand ich im Gehirn in der Hauptsache mikroskopische Erweichungsherde am Übergang von Rinde und Mark, zirkumskripte Ganglienzellausfälle in · der Rinde, ältere piale Hämorrhagien, frische Blutaustritte im Marklager bei an sich intakten Gefäßwänden und eine allgemeine Ganglienzellverfettung der Ganglienzellen in der Rinde und mancher nervöser Zentren im verlängerten Mark. Ich bin geneigt, gerade mit Rücksicht auf die experimentellen Ergebnisse, diese Parenchymveränderungen als traumatischen Ursprungs zu deuten und auf Grund der anatomischen Befunde die Rentenfrage zu bejahen.

Besonders betont sei aber noch, daß durch traumatische Einwirkungen nur reine Parenchymdegenerationen ausgelöst werden können, und daß entzündliche Veränderungen in jedem Falle eine andere Ätiologie verraten. Freilich kommen Beobachtungen vor, bei denen sich traumatische Veränderungen mit solchen anderer Genese kombinieren. Ich konnte ein Gehirn untersuchen, wo neben schweren traumatisch bedingten Rinden-Narben eine paralytische Gehirnerkrankung vorlag; klinisch war das Krankheitsbild als reine posttraumatische Demenz aufgefaßt worden. Es kann nicht im Rahmen dieser gedrängten Erörterungen liegen, vom anatomischen Standpunkte aus das Trauma als begünstigendes und auslösendes Moment bei Gehirn- und Rückenmarksleiden anderer Ätiologie zu würdigen; die vorstehenden kurzen Ausführungen sollten nur zeigen, daß es eine pathologische Anatomie der posttraumatischen Zustände gibt, und daß die mikroskopisch am Zentralnervensystem erhobenen Untersuchungsergebnisse für das Urteil des Klinikers und Begutachters eine wesentliche Förderung und Unterstützung bedeuten.

Rententabellen.

Die nachfolgenden Beispiele sind meist Entscheidungen des R.V.A., entnommen über Gutachten, die für die oberen Spruchbehörden erstattet sind. Sie sind trotzdem in keiner Weise bindend und sollen möglichst nicht schematisch verwandt werden. Die Unterscheidung zwischen qualifizierten Arbeitern und ungelernten, die bis vor kurzem allgemein üblich war, soll neuerdings nur dort herangezogen werden, wo die Störung wirklich nur einen Berufswechsel nötig macht.

Kopf.

Commotio cerebri,	Defektpsychose nach Fall auf den Hinterkopf	100%
,,	,,	Defektpsychose eines psychisch Minderwertigen nach Zwangswaschen des Kopfes durch Mitarbeiter	100%
,,	,,	Kleinhirn und Vestibularsymptome	100%
,,	,,	Impression, nach Fall, Schwindel, Schlaflosigkeit, leichte Lähmung des Gesichts	50%
,,	,,	Schädelbasisbruch, Epilepsie	66^2/$_3$%
,,	,,	Meningitis serosa, Blutdruck 250 mm Hg., Puls 48, Schwindel, Bückkopfschmerz	66^2/$_3$%
,,	,,	Schädelbruch, handgroßer Knochendefekt mit geringen Schmerzen, Bückschwindel, erwirbt früheres Gehalt, eingeschätzt trotz Vollerwerb vom R.V.A. auf	50%
,,	,,	Neurose mit Schwindel, Kopfschmerz	50%

Sehstörungen.

Die linke senkrechte Kolonne zeigt die Sehschärfe des einen, die obere horizontale die Sehschärfe des anderen Auges an. Die übrigen Quadrate geben in Prozenten den Grad der Erwerbsbeschränkung an. Ist das eine Auge normalsichtig (S. 115, ^{2}/$_3$—1), so zeigt die Zahl der zweiten linken Kolonne, die in der Höhe der vorhandenen Sehschärfe des verletzten Auges steht, den bestehenden Grad der Erwerbsbeschränkung, z. B. $^1/_3 = 10^0/_0$). Sind beide Augen befallen, so sucht man das Quadrat, in welchem die beiden den vorhandenen Sehschärfen entsprechenden Reihen sich schneiden, z. B. Vis. $^1/_3$ und $^1/_4$: Erwerbsbeschränkung $= 20^0/_0$.

Rentenentwurf nach Maschke.

S = ‖	$^2/_3$—1	$^1/_2$	$^1/_3$	$^1/_4$	$^1/_6$	$^1/_{10}$	$^3/_{50}$	0
$^2/_3$—1	0	0	5	10	10'	15	20	25
$^1/_2$	0	5	10	10'	15	20	25	30
$^1/_3$	5	10	15'	20	20'	25	30	35
$^1/_4$	10	10'	20	30	30'	35	40	45
$^1/_6$	10'	15	20'	30'	45	45'	50	55
$^1/_{10}$	15	20	25	35	45'	60	65	70
$^3/_{50}$	20	25	30	40	50	65	80	90
0	25	30	35	45	55'	70	90	100 125

Das Häkchen hinter der Zahl bedeutet, daß der nächst höhere oder ein Mittelwert angemessen ist.

Dieser Tarif bezieht sich im allgemeinen auf Arbeiter mit geringeren optischen Ansprüchen. Im anderen Falle erhöhen sich die Prozentzahlen um $5^0/_0$ bis $10^0/_0$.

Weitere Ausführungen vgl. S. 112—115.

Hörstörungen.

Taubheit doppelseitig 50—100%,
 einseitig 20—30%.
Schwerhörigkeit, hochgradige (Flüstern unter 2 m), doppelseitig 50%,
 einseitig 15%.
Schwerhörigkeit, mittelgradige (Flüstern 2—4 m), doppelseitig 20%,
 einseitig 10%.
Weitere Ausführungen vgl. S. 136—137.

Äußere Entstellung des Gesichtes.

Bierbrauer, Entstellung des Gesichts durch im allgemeinen hochgerötete, fast die ganze linke Gesichtshälfte einnehmende und sich auch auf einen Teil des Halses erstreckende Narben sowie durch völlige Verkrüppelung der linken Ohrmuschel . 25%
Straßenreiniger, leichte Auswärtsstülpung des rechten unteren Augenlides sowie auffallende entstellende Röte in der rechten Gesichtshälfte 10%
Pferdebahnstallmann, Verlust der Nasenspitze . . 10%
Minderjähriger Bergmann, Zertrümmerung des knöchernen Nasengerüstes, infolgedessen beschränkte Wegsamkeit bzw. zeitweise Unwegsamkeit des Tränennasenkanals, verbunden mit Tränenträufeln . . . . 33$^1/_3$%

Zähne.

Kiefersperre, erschwerter Kauakt, Pseudarthrose
 des Unterkiefers . . . . 20—33%
Verlust weniger Zähne 0%
Tragen eines künstlichen Gebisses 0%

Verletzungen des Rumpfes und der Wirbelsäule.

Lungenhernien . . . . 15—20%
Pleuraschwarten . . . . 10—20%
Mehrfache Rippenbrüche . . . . 10—30%
Brustbeinbrüche . . . . 10—20%
Herzerweiterung und Herzvergrößerung . . . . 60—75%
Lungenemphysem und Vergrößerung beider Herzhöhlen (bei einem Bergmann) 70%
Brustfellverwachsung mit chronischem Luftröhrenkatarrh 33%

Hauer, Bruch der Wirbelsäule. Verletzter muß
Stützapparat tragen, durch welchen ihm das
Bücken fast unmöglich gemacht sowie auch
sonst seine Bewegungsfähigkeit beeinträchtigt
wird. 90%
Arbeiter, Verstauchung des Halsringes, die die
völlige Hemmung der Bewegungsfähigkeit
des Kopfes, insbesondere nach oben und unten
zur Folge hatte 70%
Kutscher, operative Entfernung der Milz. In der
Gegend der Operationsnarbe befindet sich
noch eine zum Bauchbruch neigende Körperstelle, die den Verletzten zwingt, eine Bandage
zu tragen und ihn hindert, schwere Arbeit
zu verrichten. 50%

Rückenmarkskrankheiten.

Gehen nur mit Krücke und Stock 100%
Oberkörper frei, Gehen mit 2 Stöcken . . . . . $66^2/_3$%
Gehen mühsam mit einem Stock oder ohne solchen 50%
Hämatomyelie (tiefer Fall, Heben 4 mm, 50 kg) 100%
Beiderseits tabische Sehnervenatrophie, ungewöhnliche Hitze, Überanstrengung des Auges,
dann Zugluft 100%
Tabische Ataxie nach Fall auf gepflasterten
Boden 80%
Multiple Sklerose nach elektrischem Unfall . . . 100%
Caisson-Krankheit (Paraplegie) 100%
Halbseitenlähmung nach heftigem Rudern in gebeugter Haltung 100%
Halbseitenlähmung nach Anstrengung und starker
Hitze vor der Maschine 75%
Paralysis agitans (Verbrennung, Schreck, Kopfverletzung) . . . . 50—75%
Dystrophia muscular. progress. (Verbrennung,
Schreck) 66%
Arbeiter, völlige Lähmung vom Nabel abwärts,
verbunden mit Druckbrand, welcher nicht nur
tiefe Höhlenwunden am Gesäß verursacht, sondern auch das Sitzfleisch fast ganz zum
Schwinden gebracht hat 100%
Bergmann, Schenkelhalsbruch rechts sowie starke
Quetschung der Kreuz-Lendengegend. Absolute Unfähigkeit, sich selbst fortzubewegen 100%

Bergmann, durch Wirbelsäulenbruch bedingtes deutliches Vorspringen sowie Verdickung der Dornfortsätze des ersten Lendenwirbels, Druckempfindlichkeit dieser Stelle, Einschränkung des Bückvermögens sowie leichte Steigerung der Patellarsehnenreflexe (unabhängig von Unfall bestand alter doppelseitiger Leistenbruch) 60%

Stukkateur, Verletzung der Wirbelsäule, infolge deren der rechte Fuß nicht völlige Brauchbarkeit besitzt und Verletzter nur leichte Arbeiten abwechselnd im Gehen, Stehen und Sitzen zu verrichten vermag 60%

Matrose, Verletzung der Wirbelsäule. Beim Heben, Tragen und Schieben schwerer Gegenstände werden auch erhebliche Beschwerden ausgelöst. Außerdem bestehen noch, jedoch nicht als Unfallsfolgen, Muskelschwäche des rechten Unterschenkels, Verkalkung der Gehirnarterien, Veränderungen im Nierengewebe 30%

Lähmung einzelner Muskel und Nerven.

Serratus antic. major. (Unfähigkeit den Arm zu heben) . . . . links 20—40, rechts 40—60%

Obere Plexuslähmung, je nach dem betroffenen Muskel . . . . . . links 20—40, rechts 40—60%

Nerv. axillaris ⎫
Nerv. radialis   ⎪ Hand und Arm etwa $1/3$ brauchbar,
Nerv. medianus ⎬ links 30—40, rechts 40—50%.
Nerv. ulnaris   ⎭

Untere Plexuslähmung (Medianus und Ulnaris) links 50%, rechts 65%

Nerv. femoralis   ⎫ Unfähigkeit zur Arbeit im Stehen
Glut. infer. et super. ⎭ und Gehen, etwa 30—50%.

Nerv. ischadicus ⎫ Erschwerung und Ermüdbarkeit des
Peroneus, tibialis ⎭ Ganges, 25—60%.

Rechtsseitige Ischias plus Arthritis deformans . . 35%

Männliche Geschlechtsorgane.

Verlust eines oder beider Hoden 0%
Verlust des Penis 0%
Traumatische Hydrozele, je nach Größe . . . 10—25%
Harnröhrenverengung (Sätze nach Witzel-Liniger), leichter Art, je nach Beschwerden,

Verhalten der Urinentleerung und Beschaffenheit des Urins. . . . . 10—25%
Häufiges schmerzhaftes Urinlassen . . . . . . 25—33$^1/_3$%
Harnfisteln mit leichtem Harnträufeln . . . . 20—30%
Harnfisteln mit leichtem Harnträufeln nach Angewöhnung 15%
Häufiges schmerzhaftes Harnlassen, stärkeres Harnträufeln, starker Blasenkatarrh . . . 40—66$^2/_3$%
Unfreiwilliger Harnabgang, Blasenentleerungen durch Katheterismus . . . . 75—100%

Weibliche Geschlechtsorgane.

Einfache Lageveränderungen der Gebärmutter (Retroflexio uteri) . . . . 10—20%
Scheiden- und Gebärmuttervorfall, die durch Ringe gut zurückzuhalten sind . . . . . 10—30%

Bauch.

Narbenbrüche (je nach Größe) . . . . 10—30%
Bauchfellverwachsungen . . . . 20—33$^1/_3$%
Einfache Eingeweidebrüche, die nicht zu groß, leicht operabel und durch Bruchband gut zurückzuhalten sind 10%
Doppelseitige Eingeweidebrüche . . . . 15—20%

Obere Gliedmaßen.

Verlust beider Arme, beider Hände, aller 10 Finger 100%
Verlust des ganzen Armes je nach Stumpflänge . . . . r. 66$^2/_3$—80, l. 60—70%
Völlige Ankylose des Schultergelenks r. 50%, l. 40—50%
Bewegung in der Schulter nur bis zur Horizontalen . . . . . . r. 30%, l. 20—25%
Habituelle Luxation der Schulter r. 20—33$^1/_3$, l. 15—25%
Oberarmpseudarthrose . . . . . . 30—50%
Verlust des Unterarms mit Erhaltung des Ellenbogens . . . . r. 60—66$^2/_3$, l. 50—60%
Ellenbogenversteifung, rechtwinklig, supiniert . . . . r. 30%, l. 25%
Ellenbogenversteifung, stumpfwinklig, gestreckt, spitzwinklig, Schlottergelenk . . . . r. 50—60, l. 40—50%
Ellenbogenversteifung in pronierter Stellung mit fehlender Supination . . . . r. 33$^1/_3$%, l. 25—30%

Verlust der Streckfähigkeit des
  Ellenbogens . . . . r. 20—25%, l. 20%
Unterarmpseudarthrose . . . . . . r. 20—50, l. 10—40%
Verlust der ganzen Hand = sämt-
  licher Finger . . . . r. 60—66²/₃, l. 50—60%
Handgelenks-Versteifung in günstiger
  Stellung . . . . r. 25%, l. 20%
Handgelenks-Versteifung in un-
  günstiger Stellung . . . . . r. 50—60, l. 40—50%
Finger. Verlust des Daumens und
  Mittelhandknochens . . . r. 30—33¹/₃, l. 25—30%
  Verlust des Daumens . . . r. 25—30, l. 20—25%
  ,,   ,, Zeigefingersr. . r. 10—20, l. 10—15%
  ,,   ,, Mittelfingers . r. 10—15, l. 10%
  ,,   ,, Ringfingers . . r. u. l. 10%
  ,,   ,, Kleinfingers . . r. 0—10, l. 0—10%
Ungünstige lokale Verstei-
fung eines Fingers in Beuge-
oder Streckstellung bzw.
gänzlicher Ausfall einer
Beuge- oder Streckachse r. 15—20, l. 10—15%
Verlust von Daumen und
  Zeigefinger . . . . r. 30—40, l. 30%
Verlust von Zeige- und
  Mittelfinger. . . . . . . r. 25—33¹/₃, l. 20—30%
Verlust von Mittel- und Ring-
  finger . . . . r. 20—25, l. 15—20%
Verlust von Ring- und Klein-
  finger . . . . r. 15—20, l. 10—15%
Verlust der drei ersten
  Finger . . . . r. 50—60, l. 50%
Verlust der drei mittleren
  Finger . . . . r. 33¹/₃—40, l. 25—30%
Verlust der drei letzten
  Finger . . . . r. 25—33¹/₃, l. 25—30%
Verlust von Zeige- und
  Kleinfinger . . . . r. 60, l. 40—50%.

Untere Gliedmaßen.

Verlust beider Ober- oder Unterschenkel . . . 80—100%
Verlust von einem Arm und einem Bein . . . 100%
Verlust eines Beines 75%
Verlust eines Beines mit Erhaltung des beweg-
  lichen Knies . . . . 50—66²/₃%
Hüftgelenkversteifung in günstiger Stellung . . 25—33¹/₃%

Hüftgelenkversteifung in ungünstiger Stellung 50—66²/₃%
Schlottergelenk, Pseudarthrose . . . . 50—66²/₃%
Versteifung beider Hüften bzw. beider Kniee 80—90%
Verkürzung eines Beines bis zu 3 cm 0%
Kniegelenksversteifung in günstiger Stellung . 33¹/₃—50%
Kniegelenksversteifung in ungünstiger Stellung,
    starkes Wackelgelenk . . . . 50—75%
Kniegelenksarthritis leichter Art . . . . 10—30%
Kniegelenksarthritis schwerer Art . . . . . . 33¹/₃—50%
Kniegelenkslockerung leichter Art, Meniscus-
    schädigung . . . . 20—30%
Verlust der Streckfähigkeit im Knie . . . . . 30—40%
Beugung im Knie nur bis 90° . . . . 15—20%
Beugung im Knie nur bis 120° . . . . 20—30%
Krampfadern und Beingeschwüre. . . . . . . 10—30%
Unterschenkelpseudarthrose . . . . 50—60%
Verlust eines Fußes 50%
Verlust des Vorderfußes (Lisfranc, Chopart) 33¹/₃—40%
Fußgelenksversteifung, rechtwinklig . . . . 20—25%
Fußgelenksversteifung in ungünstiger Stellung,
    Spitz- und Hackenfuß . . . . 40—50%
Traumatischer Plattfuß . . . . 10—20%
Verlust der Großzehe . . . . 0—15%
Verlust mehrerer Zehen . . . . 10—15%
Verlust sämtlicher Zehen . . . . 15—20%
Verlust sämtlicher Zehen inkl. Mittelfußköpfchen 20—40%

Neurosen und Psychoneurosen.

Subjektive Symptome.

Höhenschwindel, bei Stellagenarbeitern, Bück-
    schwindel bei Schmieden und Erdarbeitern
    30%, sonst . . . . 10—20%
Mattigkeit, krankhafte Ermüdbarkeit . . . . 30—60%
Zwangsvorstellungen, die den Beruf betreffen 10—30%

Objektive Symptome.

Zur leichten Arbeit fähig, oder mit schlechtem
    Arbeitsmarkt . . . . 50—66²/₃%
Zu mittelschwerer Arbeit fähig, oder mit gutem
    Arbeitsmarkt . . . . 20—33¹/₃%
Schlaflosigkeit durch Schmerz 50%
Herzneurose nach Rauchvergiftung 50%
Schmerzen mit starker Beeinträchtigung des
    Allgemeinbefindens 60%

Schmerzen mit geringer Beeinträchtigung des
Allgemeinbefindens . . . . 20—30%
Krampfanfälle bis alle 2 Tage 100%
Krampfanfälle alle 3 Wochen und seltener . . 40—60%
Ebenso, aber mit genügender Aura so, daß der
Betroffene sich in Schutz begeben kann . 20—30%

Beispiele:

Bergmann, Empfindlichkeit, rasche Ermüdbarkeit,
Niedergeschlagenheit, beschleunigte Herz-
tätigkeit, allgemeine Nervenschwäche . . . . $33^1/_3$%
Tischler, narbige Bauchfellverwachsungen und
hierdurch bedingte Viszeralneuralgie, welche
sich namentlich in Kreuz und Leibschmerzen
äußert . . . . $33^1/_3$%
Arbeiter, nervöse Störungen, Erregbarkeit des
Gefäßsystems. 20%
Arbeiter, Nervosität, sowie Herzaffektion durch
Einatmen von Mentolmutterlaugedämpfen 30%
Arbeiter, Verdickung des linken Schienbein-
knochens, der säbelförmig verbogen ist.
Verkürzung des linken Beines um 2 cm und
chronische linksseitige Kniegelenkentzün-
dung, welche eine Kniebeugung nur zu
etwa 45° zuläßt. Außerdem Schüttel-
lähmung, die sich in einem groben an-
dauernden Zittern des linken Beines im
Hüftgelenk und des linken Fußes im Sprung-
gelenk äußert, zeitweise auch auf das rechte
Bein und den Rumpf übergeht 100%
Lehrhauer, Beschleunigung der Herztätigkeit . 15%
Arbeiter, schwere Neurasthenie infolge einer
Rückenverletzung 50%
Maler, Schütteltremor (Pseudoparalysis agitans) 100%

Geisteskrankheiten.

Zimmermann, schwere seelische Verstimmung . 100%
Arbeiter, chronische Verwirrtheit mit Erregungs-
zuständen und Selbstmorddrang 100%
Maschinenführer, Verblödung und Stumpfheit,
verbunden mit zeitweiliger Erregbarkeit . 80%
Bergmann, gemeingefährliche paranoische Geistes-
krankheit . . . . 80%.

Tabellen
über den Einfluß der Gewöhnung an einzelne Unfallsfolgen.

(Aus: „Die Gewöhnung als Besserung", bearbeitet von L. Claus, herausgegeben vom Vorstand der Sekt. I der Nordwestl. Eisen- und Stahl-Berufsgenossenschaft, Hannover 1910.)

Beschäfti- gungsart des Verletzten	Vom Unfall be- troffen wurde	Folge der Ver- letzung	Ur- spr. Ren- ten bew.	Renten- bewilligung nach Gewöhnung seitens des Sch.G.	R.V.A
		A. Finger- verletzungen. **I. Rechte Hand.** (einzelne Finger).			
Arbeiter	Daumen	Steifheit des ersten Gliedes	10%	0%	0%
Zuschläger	desgl.	desgl.	10%	0%	0%
Maschinist	desgl.	desgl.	10%	0%	0%
Schmied	desgl.	Verlust der Hälfte des ersten Gliedes	10%	10%	0%
Modell- tischler	desgl.	Verlust von $^2/_3$ des ersten Gliedes	15%	0%	0%
Tischler	desgl.	Verlust des größten Teiles des ersten Gliedes	10%	10%	0%
Arbeiter	desgl.	Verlust des ersten Gliedes	15%	0%	0%
desgl.	desgl.	desgl.	10%	0%	0%
desgl.	desgl.	desgl.	10%	10%	0%
desgl.	desgl.	desgl.	10%	10%	0%
desgl.	desgl.	desgl.	10%	0%	0%
Arbeiterin	desgl.	desgl.	10%	0%	0%
Dienstmagd	desgl.	desgl.	15%	15%	0%
Fuhrknecht	desgl.	desgl.	10%	10%	0%
Knecht	desgl.	desgl.	10%	0%	0%
Hilfsarbeiter	desgl.	desgl.	$16^2/_3$%	0%	0%
Holzhauer	desgl.	desgl.	10%	10%	0%
Maurer	desgl.	desgl.	10%	10%	0%
Rangierer	desgl.	desgl.	10%	0%	0%
Techniker	desgl.	desgl.	10%	10%	0%
Zimmer- mann	desgl.	Verlust von $1^1/_2$ Glie- dern	25%	25%	15%
Arbeiter	desgl.	Verlust von $1^2/_3$ Glie- dern	20%	20%	15%
Kutscher	desgl.	Verlust des Dau- mens bis auf einen geringen Rest	15%	0%	10%

Beschäftigungsart des Verletzten	Vom Unfall betroffen wurde	Folge der Verletzung	Urspr. Rentenbew.	Rentenbewilligung nach Gewöhnung seitens des	
				Sch.G.	R.V.A.
Arbeiter	**Daumen**	Verlust des Grund- u. Nagelgliedes d. Daumens	30%	20%	20%
Tischler	desgl.	Verlust des größten Teiles des Daumens	33⅓%	15%	15%
Bierfahrer	**Zeigefinger**	Steifheit des Zeigefingers im ersten u. zweiten Gliede in halber Beugestellung	10%	10%	0%
Schlosser	desgl.	Steifheit im 1. und 2. Gelenk in gebeugter Stellung	10%	10%	0%
Schmied	desgl.	Steifheit des Zeigefingers	10%	0%	0%
Arbeiterin	desgl.	Verlust des ersten Gliedes	10%	10%	0%
desgl.	desgl.	desgl.	10%	0%	0%
Spinnereiarbeiterin	desgl.	desgl.	10%	10%	0%
Nieter	desgl.	Verlust von 1¼ Gliedern	10%	10%	0%
Hobler	desgl.	Verlust von 1½ Gliedern	10%	10%	0%
Fräser	desgl.	desgl.	10%	10%	0%
Maschinenarbeiter	desgl.	desgl.	10%	10%	0%
Schlosser	desgl.	desgl.	10%	10%	0%
Schmiedemeister	desgl.	Verlust von fast zwei Gliedern	15%	15%	0%
Ackerer	desgl.	Verlust zweier Glieder	10%	10%	0%
Arbeiter	desgl.	desgl.	10%	0%	0%
desgl.	desgl.	desgl.	10%	10%	0%
Arbeiterin	desgl.	desgl.	20%	0%	0%
Dreher	desgl.	desgl.	10%	0%	0%
Dienstmagd	desgl.	desgl.	10%	10%	0%

Tabellen.

Beschäftigungsart des Verletzten	Vom Unfall betroffen wurde	Folge der Verletzung	Urspr. Rentenbew.	Rentenbewilligung nach Gewöhnung seitens des Sch.G.	R.V.A	
Fuhrmann	**Zeigefinger**	Verlust zweier Glieder	15%	0%	0	0%
Klempner	desgl.	desgl.	10%	10%	0	0%
Maschinenbauer	desgl.	desgl.	15%	15%	0	0%
Arbeiter	desgl.	desgl.	10%	0%	0	0%
Kreissäger	desgl.	Verlust des Zeigefingers	15%	0%	0	0%
Maschinist	desgl.	desgl. (Bei der Entscheidung berücksichtigt: alte Verletz. am Daumen, Ring- u. Kleinfinger der linken Hand)	33⅓%	33⅓%	20	20%
Müller	desgl.	Verlust des Zeigefingers	10%	0%	0	0%
Steinbrucharbeiter	desgl.	desgl.	15%	0%	0	0%
Braumeister	**Mittelfinger**	Teilweise Steifheit (Finger sperrt b. Faustschluß um 4 cm)	10%	10%	0	0%
Ackerer	desgl.	Steifheit des Mittelgelenks in rechtwinkliger Beugung (bei kompensator. Überstreckung d. Grundgliedes)	10%	10%	0	0%
Zimmermann	desgl.	Steifheit in den beiden ersten Gelenken	10%	10%	0	0%
Brauer	desgl.	Steifheit und gekrümmte Stellung des ersten und zweiten Gliedes mit Verdickung d. zweiten Gelenks	5%	0%	0	0%

Tabellen.

Beschäftigungsart des Verletzten	Vom Unfall betroffen wurde	Folge der Verletzung	Urspr. Rentenbew.	Rentenbewilligung nach **Gewöhnung** seitens des Sch.G.	R.V.A.
Arbeiter (Hobler)	**Mittelfinger**	Verlust des ersten Gliedes	7½%	7½%	0%
Arbeiter	desgl.	Verlust von 1½ Gliedern	15%	0%	0%
Modelltischler	desgl.	Verlust zweier Glieder	10%	0%	0%
Kreissägenschneider	desgl.	desgl.	7½%	0%	0%
Schlosser	desgl.	desgl.	10%	0%	0%
Arbeiter	desgl.	Verlust des Mittelfingers	20%	0%	0%
desgl. gel. Schloss.)	desgl.	desgl.	10%	10%	0%
Bautischler	desgl.	desgl.	10%	10%	0%
Carderie-Öler	desgl.	desgl.	10%	0%	0%
Deckmann	desgl.	desgl.	10%	10%	0%
Dreher	desgl.	desgl.	10%	0%	0%
desgl.	desgl.	desgl.	10%	0%	0%
Maurer	desgl.	desgl.	15%	0%	0%
Pferdeknecht	desgl.	desgl.	10%	0%	0%
Schmied	desgl.	desgl.	10%	10%	0%
Eisendreher	**Ringfinger**	Steifheit im ersten u. zweiten Gelenk	10%	0%	0%
Platzarbeiter	desgl.	Verlust von zwei Gliedern	10%	0%	0%
Dreher	desgl.	Verlust von 2½ Gliedern	10%	10%	0%
Tagelöhner	desgl.	Verlust des Ringfingers bis auf einen geringen Stumpf	10%	10%	0%

Beschäftigungsart des Verletzten	Vom Unfall betroffen wurde	Folge der Verletzung	Urspr. Rentenbew.	Rentenbewilligung nach Gewöhnung seitens des	
				Sch.G.	R.V.A
Brauer	**Ringfinger**	Verlust des Ringfingers mit einer bis in die Hohlhand verlaufenden eingezogenen Narbe von 6 cm Länge	10%	0%	0%
Arbeiter	desgl.	Verlust des Ringfingers	10%	0%	0%
Bohrer	desgl.	desgl.	15%	0%	0%
Arbeiter	**Kleinfinger**	Verlust des Kleinfingers	10%	10%	0%
desgl.	desgl.	desgl.	10%	0%	0% nach 10 M
Fuhrmann	desgl.	desgl.	15%	10%	0%
Dreher	desgl.	desgl.	15%	10%	0%
desgl.	desgl.	desgl.	5%	5%	0%
Fuhrknecht	desgl.	desgl.	10%	0%	0%
Hilfsarbeiter	desgl.	desgl.	10%	0%	0%
Wärmer	desgl.	desgl.	10%	0%	0%
Maschinenbauer	desgl.	desgl.	10%	10%	0%
Arbeiter	desgl.	Verlust des Kleinfingers mit einem Teil des Mittelhandknochens	10%	0%	0%
Müller	Daumen u. Zeigefinger	**(Mehrere Finger rechts.)** Verlust zweier Glieder des Zeigefingers und eine Verkrüppelung d. ersten Gliedes des Daumens	10%	10%	0%

Beschäftigungsart des Verletzten	Vom Unfall betroffen wurde	Folge der Verletzung	Urspr. Rentenbew.	Rentenbewilligung nach **Gewöhnung** seitens des Sch.G.	R.V.A.	
Tischler	Daumen und Zeigefinger	Verlust eines Drittels des ersten Daumengliedes u. zweier Glieder v. Zeigefinger	10%	0%	0%
Schneidemüller	Daumen, Zeige- und Mittelfinger	Verlust des Daumens und Zeigefingers und teilweise Steifheit des Mittelfingers (der Mittelfinger bleibt beim Faustschluß 2½ cm von den Hohlhand entfernt)	55%	55%	45%
Maschinist	Daumen, Mittel-, Ring- und Kleinfinger	Verlust des ersten Gliedes des Daumens. Verlust des Mittel- und Ringfingers und der 2½ Glieder des Kleinfingers	45%	40%	40%
Klempner	Daumen, Zeige-, Mittel-, Ring- und Kleinfinger	Verlust des Ringfingers, Verlust zweier Glieder des Mittelfingers, Verlust des Kleinfingers bis auf einen Teil des Grundgliedes und Verkrüppelung d. Nagelglieder von Daumen u. Zeigefinger	40%	40%	30%

Beschäftigungsart des Verletzten	Vom Unfall betroffen wurde	Folge der Verletzung	Urspr. Rentenbew.	Rentenbewilligung nach Gewöhnung seitens des Sch.G.	R.V.A
Schreiner (Tischler)	Daumen, Zeige-, Mittel-, Ring- und Kleinfinger	Verlust des Daumens u. Daumenballens, Steifheit des Zeigefingers u. Bewegungsbeschränkung der übrigen Finger	60%	45%	50%
Dreher	Zeige- und Mittelfinger	Verlust des ersten Gliedes des Zeigefingers bis auf $1/3$ und zweier Glieder des Mittelfingers	25%	25%	15%
Schreiner (Tischler)	desgl.	Verlust des Nagelgliedes des Zeigefingers und von $1^1/_2$ Gliedern des Mittelfingers	15%	15%	10%
Küfer	desgl.	Verlust von je $1^1/_2$ Gliedern v. Zeige- und Mittelfinger	10%	0%	0%
Fleischer	desgl.	Verlust des Zeige- und Mittelfingers	40%	30%	30%
Modelltischler	Zeige- und Ringfinger	Verlust zweier Glieder des Zeige- u. eines Gliedes des Ringfingers	20%	20%	10%
Arbeiter	Zeige- und Kleinfinger	Verlust der Nagelglieder vom Zeige- und Kleinfinger	$7^1/_2$%	0%	0%
Vorarbeiter	Zeige-, Mittel- und Ringfinger	Verlust des Nagelgliedes des Zeige- und Mittelfingers und der Spitze des Ringfingers	20%	20%	15%

Beschäftigungsart des Verletzten	Vom Unfall betroffen wurde	Folge der Verletzung	Urspr. Rentenbew.	Rentenbewilligung nach **Gewöhnung** seitens des Sch G.	R.V.A.	
Vorarbeiter	Mittel- und Ringfinger	Steifheit des Mittel- und Ringfingers	33⅓%	33⅓%	25%
Maschinenbauer	desgl.	Verlust der Hälfte des Nagelgliedes des Mittelfingers und des ganzen Nagelgliedes des Ringfingers	10%	0%	0%
Arbeiter	desgl.	Verlust der Nagelglieder vom Mittel- und Ringfinger	10%	10%	0%
Zimmermann		Verlust des ersten Gliedes v. Mittel- und Ringfinger	10%	0%	0%
Kupferschmied	desgl.	desgl.	15%	0%	0%
Formereiarbeiter	desgl.	Verlust des ersten Gliedes des Mittel- und etwas mehr als des ersten Gliedes des Ringfingers	10%	10%	0%
Schiffszimmermann	desgl.	Verlust v. 1⅓ Gliedern des Ring- und Steifheit und gekrümmte Stellung des Nagelgliedes d. Mittelfingers	10%	10%	0%
Maschinenwärter	desgl.	Verlust eines Teiles vom ersten Gliede des Mittel- und eines Gliedes des Ringfingers	10%	0%	0%

Beschäftigungsart des Verletzten	Vom Unfall betroffen wurde	Folge der Verletzung	Urspr. Rentenbew.	Rentenbewilligung nach Gewöhnung seitens des	
				Sch.G.	R.V.A
Magazinier	Mittel-, u. Ringfinger	Verlust von je 2½ Gliedern v. Mittel- und Ringfinger	33⅓%	33⅓%	20C
Arbeiter	desgl.	Verlust des rechten Mittelfingers, angeblich geringe Steifheit d. Ringfingers u. geringe Schwäche des Armes (die Muskulatur bleibt um 1 cm hinter der Norm zurück)	10%	10%	0%
Stellmacher	Mittel-, Ring- und Kleinfinger	Verlust zweier Glieder vom Mittel- und Ringfinger u. eines Gliedes vom Kleinfinger	40%	33⅓%	30%
Zimmerpolier	desgl.	Verlust des Kleinfingers, Verlust zweier Glieder des Ringfingers und Steifheit d. Nagelgliedes des Mittelfingers in Streckstellung	35%	15%	15%
Arbeiter	desgl.	Verlust des 4. und 5. Fingers u. Steifheit des 3. Fingers im zweiten Gelenk	30%	20%	20%
desgl.	desgl.	Verlust des Ring- und Kleinfingers u. zweier Glieder des Mittelfingers	50%	35%	35%
desgl.	desgl.	Verlust des Mittel- und Ringfingers u. zweier Glieder des Kleinfingers	50%	50%	40%

Beschäftigungsart des Verletzten	Vom Unfall betroffen wurde	Folge der Verletzung	Urspr. Renten bew.	Rentenbewilligung nach **Gewöhnung** seitens des Sch.G.	R.V.A.
Zimmermann	Ring- u. Kleinfinger	Verlust von 2 Gliedern des Ring- und 1½ Gliedern des Kleinfingers	30%	10%	10%
Brauer	desgl.	Verlust des Ringfingers u. geringe Steifheit des Kleinfingers	10%	0%	0%
Stanzer		**Beide Hände.** Vom Zeige- und Mittelfinger beider Hände fehlen je 1½ Glieder und vom linken Ringfinger außerdem 1 Glied	50%	50%	40%
Arbeiter Pumpenwärter)		Verlust von 1½ Gliedern vom rechten Zeige-, je zwei Gliedern v. Mittel- und Ringfinger u. geringe Verkrümmung des Kleinfingers und Steifheit des linken u. rechten Zeigefingers im Mittelgelenke	50%	33⅓%	33⅓%
Schlosser		**B. Handverletzungen.** **Rechte Hand.** Bewegungsbeschränkung des Handgelenks um die Hälfte	12%	0%	0%

Beschäftigungsart des Verletzten	Vom Unfall betroffen wurde	Folge der Verletzung	Urspr. Rentenbew.	Rentenbewilligung nach **Gewöhnung** seitens des Sch.G.	R.V.A
Schmied		Völliger Verlust der Hand	75%	75%	65%
Weißbinder (Maler)		desgl.	66²/₃%	60%	50%
		Linke Hand.			
Maschinenschlosser		Verlust der Hand bis zur Hälfte der Mittelhandknochen	60%	50%	50%
Fleischer		Verlust der Hand	66²/₃%	50%	50%
		C. Armverletzungen.			
		Rechter Arm.			
Bergmann		Verlust des Vorderarms im unteren Drittel	70%	60%	60%
		D. Fußverletzungen.			
		I. Zehen rechts.			
Kolonnenführer	Großzehe	Verlust des ersten Gliedes der Großzehe	15%	0%	0%
Schmied	desgl.	desgl.	10%	10%	0%
desgl.	desgl.	Verlust der Großzehe	10%	0%	0%
Fuhrmann	desgl.	desgl.	20%	10%	0%
Arbeiter	desgl.	desgl.	10%	0%	0%
desgl.	zweite Zehe	Verlust des Endgliedes der zweiten Zehe	10%	10%	0%

Tabellen.

Beschäftigungsart des Verletzten	Vom Unfall betroffen wurde	Folge der Verletzung	Urspr. Rentenbew.	Rentenbewilligung nach Gewöhnung seitens des	
				Sch.G.	R.V.A.
Fuhrmann	große und zweite Zehe	Verlust der Endglieder der großen und zweiten Zehe	15%	10%	0%
Arbeiter	2., 3., 4. und 5. Zehe	Verlust der 3., 4. u. 5. u. Steifheit der 2. Zehe in den beiden ersten Gelenken	20%	0%	0%
desgl.	1., 2., 3., 4., 5. Zehe	Steifheit sämtlicher Zehen und Abflachung des Fußes nach Mittelfußbruch	20%	0%	0%
		II. Zehen links.			
Kutscher	Großzehe	Verlust der Großzehe	10%	0%	0%
Kesselschmied	desgl.	desgl.	10%	0%	0%
Arbeiter	zweite Zehe	Verlust der zweiten Zehe	10%	0%	0%
desgl.	desgl.	desgl.	20%	20%	0%
Strecker	kleine Zehe	Verlust der kleinen Zehe	10%	10%	0%
Kesselschmied	große und zweite Zehe	Verlust der großen und der Kuppe der zweiten Zehe	10%	10%	0%
Arbeiter	desgl.	Verlust der großen u. der zweiten Zehe	10%	10%	0%
Formerlehrling	alle Zehen	Verlust der großen u. zweiten Zehe u. Verlust der dritten bis fünften Zehe bis auf die Grundglieder	33^1/$_3$%	10%	10%

Beschäftigungsart des Verletzten	Vom Unfall betroffen wurde	Folge der Verletzung	Urspr. Rentenbew.	Rentenbewilligung nach Gewöhnung seitens des	
				Sch.G.	R.V.A.
Schlosser	1., 2., 3., 4. Zehe	Verlust der drei mittleren und der halben Großzehe	20%	10%	10%
		Füße.			
Arbeiter	r. Fuß	Verlust der Hälfte des Fußes	60%	40%	30%
Brauer	desgl.	Verlust des Fußes	55²/₃%	45%	45%
Arbeiter	l. Fuß	Verlust des vorderen Teiles des Fußes	50%	33¹/₃%	33¹/₃%
Bauarbeiter	desgl.	Geringe Behinderung in der Rollbewegung und Wadenumfangdifferenz von 3 cm	10%	0%	0%
Kutscher	desgl.	Teilweise Steifheit des Fußgelenks u. Abmagerung der Wadenmuskulatur	15%	15%	0%
Häuer	desgl.	Erhebliche Steifheit des Fußgelenks u. Schwäche der Wadenmuskulatur um 2¹/₂ cm	35%	0%	10%
		E. Beinverletzungen.			
Arbeiter	r. Bein	Verkürzung d. Beines um 1,5 cm u. Schwäche der Wadenmuskulatur um 1,2 cm nach Bruch des Unterschenkels	7%	7%	0%

Beschäftigungsart des Verletzten	Vom Unfall betroffen wurde	Folge der Verletzung	Urspr. Rentenbew.	Rentenbewilligung nach Gewöhnung seitens des	
				Sch.G	R.V.A.
Knecht (jetzt Weber)	r. Bein	Verkürzung des Beines um 5—6 cm nach Bruch des Oberschenkels	15%	0%	0%
Bauarbeiter	l. Bein	Verkürzung des Unterschenkels um 3 cm und erhebliche Verdickung an der Bruchstelle	15%	0%	0%
Arbeiter	desgl.	Verkürzung des Beines um 2 cm und Schwäche der Wadenmuskulatur um 2 cm nach Oberschenkelbruch	10%	10%	0%
Fuhrmann	desgl.	Verkürzung des Beines um 3½ cm nach Oberschenkelbruch	15%	0%	0%
Bohrer	desgl.	Verkürzung des Beines um 4 cm	10%	10%	0%
Fuhrmann	desgl.	Verlust des Beines	75%	75%	66⅔%

F. Augenverletzungen.

Schlosser	l. Auge	Herabsetzung der Sehkraft auf 1/10 bis 1/12 der Norm	25%	25%	15%
Arbeiter	desgl.	desgl. bis auf 1/5 der Norm	25%	15%	15%
Schweißer	desgl.	desgl.	20%	15%	10%
Former	desgl.	desgl. bis auf 1/4 der Norm	20%	10%	10%
Kesselschmied	desgl.	desgl. auf 1/3 bis 1/2 der Norm	20%	0%	0%

Beschäftigungsart des Verletzten	Vom Unfall betroffen wurde	Folge der Verletzung	Urspr. Renten bew.	Rentenbewilligung nach Gewöhnung seitens des	
				Sch.G.	R.V.A.
Bierabfüller	r. Auge	Herabsetzung d. Sehschärfe auf $^1/_3$ d.N.	0%	0%	0%
Kesselschmied	desgl.	desgl. auf $^1/_3$ der Norm	25%	25%	15%
desgl.	desgl.	desgl. auf $^2/_3$ der Norm	10%	0%	0%
Schlosser	l. Auge	Herabsetzung der Sehkraft d. linken Auges auf $^5/_{20}$ bis $^5/_{15}$ bei nicht ganz normalem rechten Auge	10%	0%	0%
Hilfsmonteur	r. Auge	Herabsetzung der Sehkraft des rechten Auges auf $^3/_5$ der Norm b. hochgradiger Schwachsichtigkeit des linken Auges. Mit dem Auge werden nur Finger in 2 m Entfernung gezählt	30%	15%	15%
Maurer	desgl.	Herabsetzung der Sehschärfe auf $^5/_{12}$	10%	0%	0%
Techniker	desgl.	Verlust der Hälfte der Sehkraft	10%	10%	0%
Kesselschmied	l. Auge	desgl.	15%	0%	0%
Schlosser	r. Auge	desgl.	0%	0%	0%
Maurer	l. Auge	desgl. und geringes Tränen	10%	0%	0%
Stemmer	l. Auge	Linsenlosigkeit des Auges	25%	25%	15%
Kesselschmiedelehrling	desgl.	Verlust der Sehkraft bis auf Fingerzählen in 2 m Entfernung	40%	40%	20%

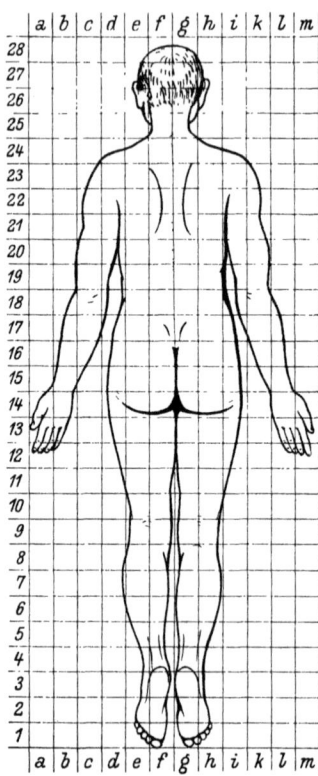

Einteilung der Körperoberfläche
zur genauen Lokalisation von Verletzungen, Narben,
Schmerzen usw.

(Jeder Seite der kleinen Vierecke entspricht bei einer Körpergröße von 154 cm : 5,5 cm, bei 168 cm Größe : 6 cm, bei 182 cm Größe : 6,5 cm.)

Anhang.

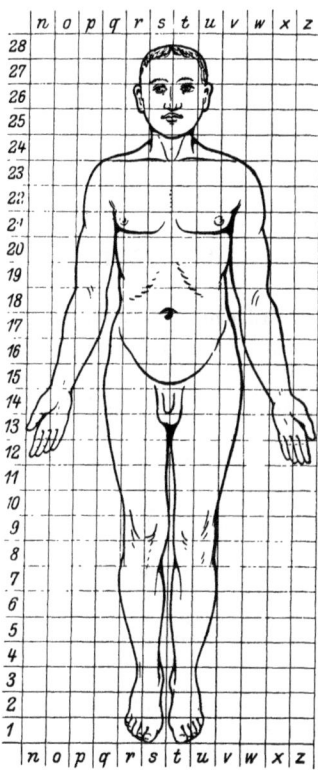

Einteilung der Körperoberfläche
zur genauen Lokalisation von Verletzungen, Narben,
Schmerzen usw.

(Jeder Seite der kleinen Vierecke entspricht bei einer Körpergröße von 154 cm : 5,5 cm, bei 168 cm Größe : 6 cm, bei 182 cm Größe : 6,5 cm.)

Literatur.

Allgemeine Lehrbücher.

Becker, Lehrbuch der ärztlichen Sachverständigen-Tätigkeit. 5. Aufl. Berlin 1907.
Bum, Vorlesungen über ärztliche Unfallheilkunde.
Dittrich, Handbuch der ärztlichen Sachverständigen-Tätigkeit. Wien.
Engel, H., Die Beurteilung von Unfallfolgen nach der R. V. O. Berlin-Wien 1913.
Fürst, M. und F. Windscheid, Der Arzt als Begutachter auf dem Gebiete der Unfall- und Invalidenversicherung. Jena 1905.
Golebiewski, Atlas und Grundriß der Unfallheilkunde. München.
Gumprecht und Pfarrin, Lehrbuch der Arbeiter-Versicherungs-Medizin. Leipzig 1913.
Kaufmann, Handbuch der Unfall-Medizin. Stuttgart 1907.
Markus, Ratgeber zur Technik der Begutachtung Unfallverletzter. 1911.
Silberstein, A., Lehrbuch der Unfall-Heilkunde. Berlin 1911.
Sudek, Paul, Der Arzt als Begutachter auf dem Gebiete der Unfall- und Invalidenversicherung. Jena 1906.
Thiem, C., Handbuch der Unfallerkrankungen. Stuttgart 1910.
Waibel, Leitfaden für Unfallgutachten. Wiesbaden 1902.

Chirurgische Krankheiten.

Bruns, Garré und Küttner, Handbuch der praktischen Chirurgie. Stuttgart 1913.
Claus, Gewöhnung an Unfallfolgen als Besserung.

Elsner, J., Über Begutachtung von Tumorbildungen als Unfallfolge. Jena 1911.
Fick, Handbuch der Anatomie und Mechanik der Gelenke. 1911.
Grashey, Altas typischer Röntgenbilder vom normalen Menschen. München.
— Atlas chirurgisch-pathologischer Röntgenbilder. München.
Hoffmann, Unfall und Krebskrankheit.
Liniger, Begutachtung der Finger-, Arm- und Beinverletzungen.
Löwenstein, Prolaps und Unfall. Monatsschr. f. Unfallkrankh. 1912. 9 und 10. Bd. I.
Petersen und Gocht, Amputationen und Exartikulationen. Künstliche Glieder. Deutsche Chirurgie 29.
Preiser, Statische Gelenkerkrankungen. 1911.
Stern, Über traumatische Entstehung innerer Krankheiten.
Silberstein, Lehrbuch der Unfallheilkunde. Berlin 1911.
Trömner und Preiser, Frühfrakturen des Fußes als Initialsymptome. Mitteil. a. d. Grenzgeb. der Med. u. Chir. 1908.
Waibel, Die Verletzungen und traumatischen Erkrankungen der Sehnen und ihre Begutachtung in Unfallsachen. Münch. med. Wochenschr. 1913, S. 467.

Innere Krankheiten.

Aschoff, Die Wurmfortsatzentzündung. Jena 1908.
Bloch, Arteriosklerose und Unfall. Ärztl. Sachverständigen-Zeitung. 1911.
Borchardt, Über Herzwunden usw. Sammlung klinischer Vorträge. 1906.
Bürger, Wanderniere und Trauma. Ärztliche Sachverständigen-Zeitung 1908.
Dreyer, Syphilis und Trauma. Monatsschr. f. Unfallheilk. 1899.
Dyrenfurth, Zum Kapitel des traumatischen Morbus Basedowi. Deutsche med. Wochenschr. Nr. 47. 1912.
Fürbringer, Über einige richtunggebende Punkte für die Beurteilung des Zusammenhangs von Lungenkrankheiten und Trauma. Amtliche Nachrichten des Reichs-Versicherungsamtes. 1908.
Hoffmann, A., Herz und Gefäßkrankheiten nach Unfall. Med. Zeitschr. 1912.
Israel, Chirurgische Klinik der Nierenkrankheiten. Berlin 1901.

Kaltenschuel, Leukämie und Pseudoleukämie nach Trauma.
  Inaug.-Diss. Jena 1911.
Köhler, Unfallbegutachtung des chronischen Emphysems.
  Ärztl. Sachverständigen-Zeitung 1906.
Körte, Subkutane Verletzungen des Bauches. Handb.
  d. Chir. Bd. 3.
Külbs, Lunge und Trauma. Arch. f. exper. Path. u. Pharm.
  Bd. 62, 1909.
Lennhoff, Über die Beziehungen zwischen Unfall und Diabetes. Ärztl. Sachverständigen-Zeitung 1900. Nr. 20.
Löwenstein, Über Erkrankungen der Leber und der Milz
  infolge von Unterleibskontusionen. Breslau. Inaug.-Diss. Würzburg 1897.
Nonne und Holzmann, Über Arteriosklerose und Unfall.
  Sonderabdruck aus der Ärztlichen Sachverständigen-Zeitung. 1910. Nr. 15.
Placzek, Aorteninsuffizienz und psych. Trauma. Med. Klin.
  1911.
Revenstorf, Über traumatische Aortenwandrupturen mit
  besonderer Berücksichtigung des Mechanismus ihrer
  Entstehung. Mitteil. a. d. Grenzgeb. d. Med. u. Chir.
  1905. Bd. 14.
Rumpf, Begutachtung und Behandlung traumatischer Herzund Gefäßkrankheiten. Bonn.
Tanastjerna, Über die subkutanen Rupturen des Magenund Darmkanales nach Bauchkontusionen. Helsingfors
  1905.
Thiem, Über traumatische Entstehung innerer Krankheiten.
  Klinische Studien mit Berücksichtigung der Unfall-Begutachtung von Dr. Richard Stern.
Wilms, Der Ileus. Deutsche Chirurgie. Stuttgart 1906.

Augenkrankheiten.

Anleitung zur Berechnung der Erwerbsfähigkeit bei Sehstörungen. Wiesbaden.
Heßberg, L. und R., Zur Entstehung des sog. Nystagmus
  der Bergleute. Zeitschr. f. Versicherungs-Medizin.
  1911.
Maschke, Die Augenärztliche Unfallpraxis. Ein Hilfsbuch
  für die Feststellung der Unfall-Erkrankungen des Auges
  und der Unfall-Renten. Wiesbaden.
Zur Nedden, Anleitung zur Begutachtung von Unfällen
  des Auges. Wiesbaden 1911.
Pronn, Die Verletzungen des Auges. Ein Handbuch für
  den Praktiker. Wiesbaden 1899.

Wagenmann, Die Verletzungen des Auges mit Berücksichtigung der Unfallversicherung. Graefe-Saemisch Handb. d. ges. Augenheilk. II. Aufl. 1 und 2. 1910 bis 1913.
Waibel, Leitfaden für Unfallgutachten. Ein Hilfsbuch zur Untersuchung und Begutachtung Unfallverletzter und traumatisch Erkrankter. Wiesbaden 1912.

Ohrenkrankheiten.

Alt, Die Begutachtung der Unfallerkrankungen des Gehörorganes bei den Arbeiter-Unfallversicherungsanstalten. Monatsschr. f. Ohrenheilk. 1910.
Bárány, Klinik des Bogengangapparates. Verhandl. d. Gesellsch. deutsch. Naturf. u. Ärzte. 1913. Teil I.
— Untersuchungen über das Verhalten des Vestibularapparates bei Kopftraumen und ihre praktische Bedeutung. Verhandl. d. deutsch. otol. Gesellsch. 1907.
Beyer, Prognose und Therapie bei den Unfallneurosen der Telephonistinnen. Med. Klinik. 1911. Nr. 51.
Frey, Die Begutachtung der Unfallverletzungen des Gehörorganes bei Versicherten der Privatversicherungsgesellschaften. Monatsschr. f. Ohrenheilk. 1910.
Hammerschlag, Einige Details aus der Unfallbegutachtung der Eisenbahnangestellten. Monatsschr. f. Ohrenheilk. 1910.
Hirsch, Zur Unfallbegutachtung Schädelverletzter. Münch. med. Wochenschr. 1912.
Mauthner, Die traumatische Erkrankung des inneren Ohres. Arch. f. Ohrenheilk. 1912.
Passow, Die Verletzungen des Gehörorganes. Wiesbaden 1905.
Rhese, Die traumatische Vestibularisläsion (Sammelreferat). Intern. Zentralbl. f. Ohrenheilk. 1914.
— Über die traumatische Läsion der Vestibularbahn, insbesondere über den Sitz der Läsion. Zeitschr. f. Ohrenheilk. 1914.
— Die Verwertung otologischer Untersuchungsmethoden bei der Begutachtung Kopfverletzter. Med. Klinik. 1911.
Rosenfeld, M., Der vestibuläre Nystagmus und seine Bedeutung für die neurologische und psychologische Diagnostik. Berlin 1911.
Ruthin, Die Begutachtung dauernder Folgen der Verletzungen des inneren Ohres. Monatsschr. f. Ohrenheilk. 1910.

Ruthin, Über frische traumatische Läsionen des Labyrinthes. Monatsschr. f. Ohrenheilk. 1912.
Voß, Operatives Vorgehen bei Schädelbasisfrakturen bei Mitbeteiligung von Ohr und Nase. Passow und Schäfer. Beiträge. 3, S. 385. 1910.

Folgezustände der Hirnerschütterung.

Bergmann, F. v., Die Lehre von den Kopfverletzungen. Stuttgart 1880.
Berliner, K., Akute Psychosen nach Gehirnerschütterung. Sommers Klinik für psychische und nervöse Krankheiten. 1908.
Friedmann, Über eine besonders schwere Form von Folgezustand nach Gehirnerschütterung. Arch. f. Psychiatrie. 1891.
Hirsch, C., Über Folgezustände nach Schädeltraumen und die Rentenfestsetzung. Ärztl. Sachverständigen-Zeitschr. 1912—19.
— Zur Unfallbegutachtung Schädelverletzter. Münch. med. Wochenschr. Nr. 23. 1912.
Jacob, Commotio cerebri und Kommotionsneurose. Münch. med. Wochenschr. 1912.
Kocher, Hirnerschütterung, Hirndruck und chirurgische Eingriffe bei Hirnkrankheiten. Nothnagels Spez. Path. u. Therap. Wien 1901.
Schlager, Die infolge von Gehirnerschütterungen sich entwickelnden Geistesstörungen. Zeitschr. d. Ärzte zu Wien. 1857.
Trendelenburg, Über Hirnerschütterung. Deutsche med. Wochenschr. 1910.
Warnek, K., Zur Lehre von den nach Schädelbrüchen entstandenen Neurosen. Kiel 1911.
Windscheid, Über Hirnerschütterung. Deutsche med. Wochenschr. 1910.

Hirnkrankheiten.

Eichelberg, Organische Geistes- und Nervenkrankheiten nach Unfall. Münch. med. Wochenschr. Nr. 40. 1912.
Haberer, von, Traumatische Ventrikelzyste, Deckung des eröffneten Ventrikels durch Faszie. Arch. f. klin. Chir. XCIX. 1912.
Henschen, Diagnostik und Operation der traumatischen Subduralblutung. Arch. f. klin. Chir. XCIX. 1912.
Kasemeyer, Über traumatische Pachymeningitis unter dem Bilde der posttraumatischen Neurose und über

deren unfallgerichtl. Bedeutung. Friedreichs Blätter
f. gerichtl. Medizin. 293. 1911.
Köppen, Über Erkrankung des Gehirns nach Trauma.
Arch. f. Psychiatrie. 1900.
Kutner, Unfall und Schlaganfall. Zeitschr. f. Versicherungs-
Medizin. 1911.
Laache, Dr. S., Die Vertigo, ihre Pathologie und Therapie
nach drei, im Herbstsemester 1911 geh. Vorlesungen.
Beihefte z. med. Klinik. Heft 4, 1912.
Quensel, Paralysis agitans nach Trauma. Med. Klinik.
Nr. 18. 1912.
Serger, Zur Frage der Verletzung der Schädelbasis und
des Gehirns. Sonderabdruck a. d. allgem. Zeitschr.
f. Psychiatrie u. psych. ger. Medizin.
Trömner, Encephalopathia traumatica. Münch. med.
Wochenschr. Nr. 18.
Winkler, C., Trauma und Tumorbildung im Zentralnerven-
system. Med. Tijdschr. von Geneesk. 1911.
Weygandt, Unfall und Kleinhirnbrückenwinkelgeschwulst.
Monatsschr. f. Psych. u. Neurol. 1912. XXXI.

Rückenmarkskrankheiten.

Erb, Zur Lehre von den Unfallerkrankungen des Rücken-
marks, anschließend an einen Fall von progressiver
spinaler Amyotrophie durch Überanstrengung. Deutsche
Zeitschr. f. Nervenheilk. XLV. Heft 1. 1912.
Laquer, Leopold und Heinrich Vogt, Beitrag zur
Klinik u. Anatomie der traumatischen Hämatomyelie.
Monatsschr. f. Psychiatr. und Neurologie. Sonder-
abdruck aus Bd. XXIX. 1911.
Mohr, Poliomyelitis anterior acuta nach Unfall. Monatsschr.
f. Unfallheilkunde. Nr. 12. 1912.
Oppenheim, H., Ärztl. Gutachten betreffend die Erkältungs-
ätiologie der multiplen Sklerose. Med. Klinik 1911.
Pickenbach, Periphere Traumen und multiple Sklerose.
Med. Klinik. 1911.
Speck, W., Amyotrophische Lateralsklerose nach Trauma.
Monatsschr. f. Unfallk. 9. und 10.
Singer, Die Bewertung von Reflexanomalien besonders
bei gutachtlichen Äußerungen. Deutsche med. Wochen-
schr. Nr. 44. 1912.
Singer, K., Tabes und Trauma. Med. Klinik.
Trömner, Tabes nach Trauma. Berl. klin. Wochenschr.
1899. Nr. 7.

Psycho-Neurosen.

Becker, H., Die Stellung der Unfallneurose in klinischer, sowie in sozialpolitischer Hinsicht. Moderne Medizin. 1910. Heft 9.

Becker, W., Über traumatische Neurosen. Zeitschr. f. Versich. med. 1912.

Beyer, Prognose und Therapie bei den Unfallneurosen der Telephonistinnen. 1912.

Bloch, E., Traumatische Neurosen ohne Rentenanspruch. Ärztl. Sachverständigen-Zeitung. Nr. 24. 1912.

Borchardt, Hartes traumatisches Ödem des Handrückens. Monatsschr. f. Unfallheilk. 1903. Nr. 2.

Brasset, H., Spätlähmung des Ulnaris und Unfall. Monatsschr. f. Unfallheilk. 1911.

Bruns, Raynaudsche Krankheit durch Trauma. Münch. med. Wochenschr. 1912. Nr. 9.

Bibergeil, E., Traumatische Neurose und Sudecksche tropho-neurot. Knochenatrophie. Med. Klinik. 1911.

Charkot, Neue Vorlesungen über die Krankheiten des Nervensystems von Freund. 1886.

Cramer, A., Die Begutachtung der nervösen Unfallkrankheiten, sowie nervösen Beamten. Deutsche med. Wochenschr. 1912.

Dreyer, Traumatische Neurasthenie und Gicht. Monatsschr. f. Unfallheilk. Nr. 3. 1912.

Erben, S., Vorschläge zur Beurteilung und Behandlung der Unfallneurosen. Wiener med. Wochenschr. 1911.

Flatau, G., Über Kopfschmerz bei Unfallverletzungen. Ärztl. Sachverständigen-Zeitung. Nr. 5. 1912.

Frank, P., Epilepsie und Unfall. Med. Klinik. Nr. 8. 1912.

Heynold, Klinische Beiträge zur Frage nach dem Zusammenhang von traumatischer Neurose mit degenerativer Disposition. Ärztl. Sachverständigen-Zeitung. Nr. 6. 1912.

Jolly, Ph., Epilepsie nach Unfall durch elektrischen Starkstrom. Münch. med. Wochenschr. 1912.

Krause, K., Über Neurosen nach Blitzschlag. Monatsschr. f. Psych. u. Neurologie. 1911.

Morselli, E., Le Neurosi traumatiche. Rivista sperimentale di freniatria. 1911.

Placzek, Rentenkampf und Unfallneurose. Med. Klinik. 1911.

Riebel, Nervöse Nachkrankheiten des Mühlheimer Eisenbahnunglücks. Inaug.-Diss. 1912. Berlin.

Rigler, Otto, Die Bekämpfung der traumatischen Neurose auf dem Boden der R.-V.-O. Zeitschr. f. Versicherungs-Medizin. Nr. 6. 1909.

Stursberg, Über die Häufigkeit der Unfallneurose. Neurolog. Zentralbl. 1911.

Schultze, E., Über Unfallneurosen und Mitwirkung des Arztes bei ihrer Bekämpfung. Deutsche med. Wochenschr. Nr. 47. 1912.

Schultze, Fr. und Hugo Stursberg, Bonn, Neurosen nach Unfällen. Wiesbaden 1912. J. F. Bergmann,

— Erfahrungen über Neurose nach Unfällen. Wiesbaden 1912.

Veraguth, Zum Problem der traumatischen Neurosen. Vierteljahrsschr. f. ger. Med. 1912. LXIV.

Weiner, S., Beitrag zur Kenntnis und Kasuistik der Neurosen nach elektrischen Unfällen. München 1911.

Zingerle, H., Bemerkungen über Unfallneurosen. Monatsschr. f. Unfallheilk. u. Inval.-Wesen. 1911.

Psychosen.

Berliner, K. (Gießen), Zur Begutachtung paranoischer Geistesstörungen nach Unfällen. Klinik für psych. u. nervöse Krankh. 1910.

Frank, P., Leichte Unfälle und Paralyse. Med. Klinik. 1911.

Guder, Die Geistesstörungen nach Kopfverletzungen. Jena 1886.

Jentsch, Die psychogene Rückerinnerung als Ursache wiederholter traumatischer Depressionszustände. Ärztl. Sachverständigen-Zeitung. 1912.

König, Zur Kasuistik der nach Blitzschlag auftretenden psychischen Störungen. Berl. klin. Wochenschr. 1911.

Kraepelin, Lehrbuch der Psychiatrie. 1909.

Krafft - Ebing, Lehrbuch der Psychiatrie. 1890.

— Über die durch Gehirnerschütterung und Kopfverletzung hervorgerufenen psychischen Krankheiten. Erlangen 1868.

Kurthen, J. Th., Über atypische Unfallpsychosen und ihre unfallrechtliche Bedeutung. Bonn 1911.

Leppmann, Die traumatischen Psychosen und Neurosen mit besonderer Berücksichtigung der Unfallgesetzgebung. Zeitschr. f. ärztl. Fortbildung. 1911—1912.

Maier, Unfallgutachten über Fälle von Dementia praecox. (Schizophrenien.) Schweizer Korrespondenzbl. Nr. 8. 1912.

Meyer, C., Der psychische Zustand frisch Verletzter. Berl. klin. Wochenschr. 1911.
Pach, H., Begutachtung der progressiven Paralyse als Unfallfolge. Wiener klin. Wochenschr. 1911.
Placzek, Simulation von Geistesstörung und Schwerhörigkeit. Med. Klinik. 1911.
Reinhard, Tod an Delirium tremens als Unfallfolge anerkannt. Med. Klinik. 1911.
Schilling, R., Beitrag zur Lehre von den Psychosen nach Unfällen. Kiel 1911.
Sommer, Die Verwendung psycho-physischer Methoden bei der Begutachtung von Unfallkrankheiten. Zeitschr. f. Bahnärzte. Nr. 7. 1912.
Willige, Über nervöse und psychische Störungen nach Blitzschlag. Arch. f. Psychiatrie. 1911.
Wohlwill, F. (Hamburg), Posttraumatische Psychosen. Monatsschr. f. Unfallheilk. 3. 1913.

Verschiedenes.

Feilchenfeld, L., Die Feststellung der Unfalltatsache aus den Ergebnissen der Obduktion. Berl. klin. Wochenschr. 1911.
Grunewald, J., Über Berufswechsel Unfallverletzter und Anpassungsschulen. Monatsschr. f. Unfallheilk. 1911.
Heyermann, L. und Ph. Kooperberg, Betriebsunfälle und Berufskrankheiten. Rapport auf dem zweiten internationalen Kongreß für Berufskrankheiten in Brüssel. September 1910.
Kämpf, F., Über den Nachweis der Gewöhnung bei Begutachtung Unfallverletzter. Monatsschr. f. Unfallheilk. 5, 1913.
Martin, Gewerbe und Berufskrankheiten oder Unfall.
Placzek, Gutachtliche Seltsamkeiten. Leipzig 1911. J. A. Barth.
Quincke, H., Der Einfluß der sozialen Gesetze auf den Charakter. Schlesische Zeitung. Breslau 1905.
Thiem, Gewöhnung an Unfallfolgen.
Windscheid, Rente wegen Simulation abgelehnt. Zeitschr. f. Versicherungs-Medizin. 1911.
Zweig, Die traumatischen und chemischen Schädigungen des Nervensystems. Sammelreferat. Berl. klin. Wochenschr. Nr. 35. 1912.
A. Boettiger, Aus dem Gebiete der Elektrodiagnostik. Zeitschr. f. Nervenheilk. Bd. 43. 393.

W. Cimbal, Die objektiven Befunde und die Einschätzung der Erwerbsbeschränkung bei Unfallnervenkranken. — Dazu Diskussion der Herren: Nonne, Engelmann, Weitz, Thost, Rittershaus, Boettiger, Saenger, Trömner, Kalmus, Helmcke, Hegener. Deutsche med. Wochenschr. Bd. I und II. 1912. S. 1261, 1357, 1573.

Buchholz, Zur Beurteilung der Psychosen nach Unfall. Monatsschr. f. Psych. und Neurol. 1910.

A. Jakob, Experimentelle Untersuchungen über die traumat. Schädigungen des Zentralnervensystems mit besonderer Berücksichtigung der Commotio cerebri und der Kommotionsneurosen. Nissl-Alzheimer, Histol. und histopath. Arbeiten über die Großhirnrinde. Bd. V. 1912.

W. Weygand, Über Begutachtung im Falle von Trauma und Paralyse. Jahrbücher f. d. Hamburger Staatskrankenanstalten. Bd. XIII. 1908.

Obergutachten, ärztliche, aus der Unfallversicherungspraxis. Leipzig 1906. Verlag der Unfallversicherungspraxis.

Pelnàr, Das Zittern. Berlin 1913. J. Springer.

Zusammenstellung der Entschädigungssätze, welche das R.V.A. bei dauernden Unfallschäden gewährt hat. Groß-Lichterfelde 1912.

Sachregister.

Abfindung der Rente 10.
Aderhaut 106.
Adhäsionen, intraperitoneale 41.
Akkommodation, Funktionsprüfungen 96.
Anämie, perniziöse 84.
Anatomie, pathologische, der posttraumatischen Schädigungen des Zentralnervensystems 169—171.
Änderung der Rente 10.
Aneurysma, traumatische Entstehung des 66.
Ansprüche, Anmeldung durch die Betriebsunternehmer 9.
Appendizitis 77.
Arzt, Pflichten des, zur Erstattung von Gutachten 1.
— behandelnder ist vor Ablehnung von Ansprüchen zu hören 1.
— selbstgewählter, muß gehört werden 1.
Arbeitsmarkt, Unterscheidung der Arbeiterkategorien 2.
Arbeiter, ungelernte 2.
— intellektuelle 2.
Arbeitsvermögen 143.
Arthritische Prozesse, Schultergelenk 45.
Arterien, Krankheiten der 65.
— Verletzungen der 65.
Arteriosklerose 66.
Arthritis urica 84.
Auge, allgemeines über Unfallverletzungen 99.
— Unfallerkrankungen 88.
Augenerkrankungen, objektive Untersuchung der 89.
Augenhintergrund, Untersuchung 93.
Augeninnendruck, Prüfung des 93.
Auge, (Rentenentwurf nach Maschke) 173.
Augenmuskeln 109.
Auge, funktionelle Störungen des 109.
Augen, Geschwülste der 110.

Barannysche Zeige-Reaktion 130.
Bauchverletzungen (Rententabelle) 177.
Becken, traumatische Schädigungen des 37.
Berlinsche Trübung 106.
Betriebe, versicherungspflichtige 4.
Berufsgenossenschaften als Versicherungsträger 6.
Berufung gegen Entscheidung d. V.A. 11.
Binokularer Sehakt, Funktionsprüfungen 99.
Blase, traumatische Schädigungen der 38.
Blutdruck und Pulsstörungen 148.
Blutungen in d. Glaskörper 105.
Boettigersche Gelenkneurose 160.
Brüche des Radius 47.
— der Ulna 47.
Brustwand 33.
Brustbein 34.

Caissonkrankheit 158.
Chirurgische Unfallkrankheiten 13.
— Untersuchungstechnik 14.
Cholelithiasis 80.

Sachregister. 211

Choreoiditis 103.
Coxa vara 52.
Complexneurosen 165.

Dauerrente 10.
Darm, Krankheiten des 76.
— Ruptur des 76.
— Ulcus duodeni 76.
Diabetes incipidus 84.
— mellitus 84.
Distorsionen, Schultergelenk 44.
— des Hüftgelenkes 51.
— des Kniegelenkes 53.
Drehversuch 130.

Einsenkung der Iris 102.
Einspruch gegen Entscheidung der Berufsgen. 11.
Ellenbogengelenk, Verletzungen am 46.
— Untersuchung bei E.-Verletzungen 47.
Empfindungsvermögen 145.
Emphysem der Lungen durch Brustkontusionen 73.
Enophthalmus 108.
Entschädigungsverfahren, Einleitung und Gang des 9.
Entzündung der Lungen 70.
Erkrankungen des Blutes 84.
Ermüdbarkeit, krankhafte 141.
Erschöpfungsgefühle 141.
Exophthalmus 108.
Extrauteringravidität u. Trauma 40.

Fall, Reaktionen 130.
Fersenbeinbrüche 56.
Finger, Verletzungen der 49.
Fistelbildungen 41.
Fußgelenk, Distorsionen 56.
— Erkrankungen 56.
Fuß, Frakturen der kleinen Wurzelknochen 57.
— Luxationen 57.
— traumatischer Plattfuß 58.
— traumatischer Klumpfuß 58.
Fußgelenk, Untersuchung des, bei Verletzungen 57.

Gangrän der Lungen durch Brustkontusion 73.
Gallenwege, Krankheiten u. Verletzungen 79.
Galvanische Reizung des Gehörnerven 130.

Gebärmutter, traumatischeSchädigungen 40.
Gegenstand der Versicherung 8.
Gemeinden als Versicherungsträger 6.
Gehirn und Gehirnhäute, Verletzungen und Erkrankungen 150.
Gehirnabszeß und Hirnzysten 154.
Gehirnerschütterung 150.
Gehirnteile, Zerstörungen abgegrenzter 152.
Geisteskrankheiten 166—169.
Gelenkentzündungen 31.
Gelenkneurosen, hysterische 160.
Gelenkrheumatismus 88.
Gelenktrophoneurose, traumatische 160.
Geschlechtsorgane, männliche (Rententabelle) 176.
— weibliche (Rententabelle) 177.
Geschwülste der Augen 110.
— traumatische 22.
Gesicht, äußere Entstellung (Rententabellen) 174.
Gesichtsfeld, Funktionsprüfungen 98.
Gewöhnung, Tabellen über den Einfluß der, an einzelne Unfallfolgen 151—209.
Glaskörper 105.
Glaucoma secundarium 101.
Gleichgewicht und Körperhaltung 147.
Gliedmaßen, obere (Rententabelle) 177.
— untere (Rententabelle) 178.
Gudden-Wanners Symptom 142.

Handarbeiter 2.
Handgelenk, Erkrankungen und Verletzungen des 48.
— Untersuchung bei Verletzung des 48.
Hand, Verletzungen der 49.
Haut, traumatische Veränderungen 23.
Heilmittel, chirurg., Gewährung von Heilm. 18.
Hemmungsgefühle 141.
Hernien 42.
Herz, akute Überanstrengung 63.
Herzbeutel 60.
Herzmuskelerkrankung 62.
Herz, Klappenfehler 63.
— nervöse Erkrankungen 65.
Heterotomie-Katarakt 104.

14*

Hirnzysten u. Gehirnabszeß 154.
Hirnhautentzündungen 153.
— akute, eitrige 153.
Hirnquetschung 152.
Hörstörungen (Rententabellen) 174.
— Beurteilung der Erwerbsfähigkeit 136.
Hornhaut 100.
Hornhautverletzungen, perforierende 101.
Hüftgelenk, entzündliche Prozesse des 51.
— Luxationen des 51.
— Kontusionen und Distorsionen des 51.
— Schleimbeutelaffektionen des 51.
— Untersuchung auf Verletzungen des 52.
Hyphäma 103.
Hypophyse 86.
Hypopyon-Keratitis 101.

Jahresarbeitsverdienst 12.

Intellektuelle Arbeiter 2.
Iridozyklitis 103.
Iridodialyse 102.
Iris, Entzündungssymptome 103.

Kalorische Reizung des Gehörnerven 129.
Keratitis 100.
Klappenfehler des Herzens 63.
Kniegelenk, Distorsionen 53.
Kniegelenkbrüche 54.
Kniegelenkergüsse 53.
Kniegelenknarben 53.
Kniegelenk, tabische Arthropathien 54.
Kniescheibe, Brüche der 54.
— Untersuchung ihrer Verletzungen 54.
Knochenbrüche 27.
Konjunktiva 108.
Kopfverletzungen (Rententabellen) 172.
Kreislauforgane 60.

Labyrinthläsion 132.
Laparotomienarben 41.
Lateralsklerose, amyotrophische 157.
Lederhaut 102.
Leber, subkutane Verletzungen der, und Krankheiten 79.
Leukämie 85.

Lider 108.
Linse 104.
— Lageveränderungen der 105.
Linsenlosigkeit 111.
Linsentrübung nach Katarakt 104.
Lungenentzündung 70.
Lungengefäße, embolische 73.
Lungentuberkulose 69.

Magengeschwür, traumatische Entstehung 75.
Magenverletzungen 74, 75.
Mannkopffs Symptom 142.
Menièrescher Symptomenkomplex 140.
Milz, Krankheiten und Verletzungen 81.
Multiple Sklerose 158.
Muskeln, Lähmung einzelner (Rententabellen) 176.
Muskelatrophie, progressive 157.
Muskeln, Überreizungszeichen der 145.
Muskelverletzungen 25.

Nebenhöhlen, Verletzungen der 108.
Nebennieren 85.
Nephritis 83.
Nephrolithiasis 83.
Nerven, Lähmung einzelner (Rententabellen) 176.
Nervosität, endogene 164.
Nervenkrankheiten, objektive Befunde 141.
Netzhaut 106.
Neuralgien 161.
Neurasthenie 164.
Neuritis, einfache entzündliche 159.
Neurosen, objektive Symptome 179.
Nieren, Krankheiten und Verletzungen 82.
Nierentuberkulose 83.

Oberarmbrüche 45.
Oberarmweichteilverletzungen 45.
Oberschenkel, Verletzungen und Brüche 52.
— Osteomyelitis 53.
Oberversicherungsamt (O.V.A.), Zusammensetzung und Ausschüsse 7.
Oktavusläsionen 132.
Ophthalmie, sympathische 103.
Orbita 107.

Sachregister.

Organe, operative Entfernung 41.
Ortspolizeibehörde, Untersuchung des Tatbestandes durch die 6, 9.

Pankreas, Krankheiten und Verletzungen 81.
Panophthalmie 105.
Parrots Zeichen 142.
Penis 39.
Periphere Nerven, Verletzungen und Erkrankungen nach Unfällen 159.
Peritoneum 76, 77.
Personen, versicherungspflichtige 5.
Phthisis bulbi 101.
Pleura 72.
Polyomyelitis anterior 157.
Prolaps des Glaskörpers 106.
Prostata 39.
Pseudospastische Parese mit Tremor 158.
Psychogene Neurosen 156.
Psychoneurosen, allgemeines 162.
— (Rententabellen) 179.
Psychische Störungen, Nachweis der 149.
Puls- und Blutdruckstörungen 148.
Pulsbeschleunigung 149.
Pulsverlangsamung 149.
Pupillenstarre 102.

Reflexe 146.
Reichsversicherungsamt 7.
Reichsversicherungsordnung 4.
Rekurs gegen Entscheidung des O.V.A. 11.
Rente, vorläufige Dauerrente, Änderung, Abfindung 10.
— Abfindungsskala vom 21. Dez. 1912 10.
Rentenberechnung 12.
Rententabellen 172—180.
Rippen 34.
Rückenmark 155.
Rückenmarksentzündung 157.
Rückenmarkskrankheiten 175.
Rückenmarksblutungen 156.
Rückenmarksdarre 157.
Rückenmarkserschütterung 155.
Rückenmarkshäute 156.
Rückenmarksverletzungen, allgemeines 155.
Rumpf und Wirbelsäule (Rententabellen) 174.
Ruptur des Darmes 76.

Sachverständigenvernehmung, des behandelnden Arztes als sachverständiger Zeuge 9—10.
— durch das Versicherungsamt 9.
Schädelverletzungen 141.
Scharlach 88.
Scheinbewegungen 131.
Schenkelhals, Brüche des 52.
Schilddrüse 85.
Schlaflosigkeit 141.
Schlafstörungen 148.
Schleimbeutel, Affektionen des Hüftgelenks 51.
— 26.
Schlotterknie 54.
Schlüsselbein 43.
Schmerzen, nervöse 138.
Schulterblatt 44.
Schultergelenk, arthritische Prozesse 45.
— Kontusionen, Distorsionen, Luxationen 44.
— Untersuchung der Schultergelenkverletzungen 45.
Schwindel 140.
Schwindelerscheinungen 132.
Sehschärfe, Funktionsprüfungen 93.
— Herabsetzung der, Einschätzung 112.
Sehstörungen (Rententabellen) 172.
Sehtafeln, Funktionsprüfungen 94, 95.
Sensibilitätswage 146.
Skrotum 39.
Siderosis bulbi 104, 105.
Speiseröhre, Verletzungen und Krankheiten 73.
Spinalparalyse, spastische 157.
Sprungbein, isolierte Frakturen 56.
Sklerose, multiple 158.
Skotom, zentrales 106.
Sekretion, innere 85.
Stoffwechselkrankheiten 84.
Sudecksche Trophoneurose 159.
Syphilis 87.
— als Betriebsunfall 25.
Syringomyelie 158.
Systemerkrankungen d. Rückenmarks 156.

Tabes dorsalis 157.
Tabische Arthropathien 54.
Trophoneurose der Extremität, traumatische, periphere, arthritische 159.
Tuberkulose 87.
— der Lungen 69.
— traumatische 21.

214   Sachregister.

Überanstrengung, akute des Herzens 63.
Ulcus duodeni 76.
— serpens 101.
Unfall, Definition des Begriffs 8.
Ungelernte Arbeiter 2.
Ulna, Brüche der 47.
Unterschenkel 55.
— typischer Knöchelbruch 55.
— Weichteilverletzungen 55.
Untersuchungstechnik, chirurgische 14—16.

Varikocelen 39.
Verkalkung der Hirnarterien 145.
Versicherungsamt (V.A.), Zusammensetzung und Ausschüsse 6.
Versicherungsträger 6.
— Gemeinden als 6.

Verstimmungen 141.
Vestibularläsion, Begleitsymptome, allgemeine 135.
— Symptome bei völiger Zerstörung 131.
Vorläufige Rente 10.

Wiederaufnahme des Verfahrens 11.
Wirbelsäule und Rumpf (Rententabellen) 174.
Wundinfektion 19.

Zähne (Rententabellen) 174.
Zehenverletzungen 58.
Zeigeversuch, Abweichungen 135.
Zentralarterie, Embolie der 107.
Zittern 144.

Verlag von Julius Springer in Berlin.

Taschenbuch zur Untersuchung nervöser und psychischer Krankheiten.

Eine Anleitung für Mediziner und Juristen, insbesondere für beamtete Ärzte.

Von

Dr. W. Cimbal,
Nervenarzt und Oberarzt der städtischen Heil- und Pflegeanstalten zu Altona, staatsärztlich approbiert.

Zweite, vermehrte Auflage.

Mit 17 Textabbildungen. 1913.
In Leinwand gebunden Preis M. 4.40.

Im Juli 1914 ist erschienen:

Unfall und innere Medizin.

Von

Professor Dr. med. **Rahel Hirsch.**

Mit einem Vorwort von

Geh. Med.-Rat Professor Dr. F. Kraus.

1914. Preis M. 2.80; in Leinwand gebunden M. 3.40.

Zu beziehen durch jede Buchhandlung.

Verlag von Julius Springer in Berlin.

Schriften aus dem Gesamtgebiet der Gewerbehygiene, herausgegeben vom Institut für Gewerbehygiene in Frankfurt a. M., Neue Folge.
Bisher erschienen:

Heft 1: **Ärztliche Merkblätter über berufliche Vergiftungen.** Aufgestellt und veröffentlicht von der Konferenz der Fabrikärzte der deutschen chemischen Großindustrie. Mit 6 Textfiguren und 2 farbigen Tafeln. 1913. Preis M. 1.80.

Heft 2: **Die Bedeutung der Chromate für die Gesundheit der Arbeiter.** Kritische und experimentelle Untersuchungen. Von Professor Dr. K. B. Lehmann, Direktor des Hygienischen Instituts der Universität Würzburg. Mit 11 Textfiguren. 1914. Preis M. 4.—.

Heft 3: **Die Arbeiterkost,** nach Untersuchungen über die Ernährung Basler Arbeiter bei freigewählter Kost. Von Dr. Alfred Gigon, Privatdozent für innere Medizin an der Universität Basel. Preis M. 1.80.

Weitere Hefte in Vorbereitung!

Die forensische Blutuntersuchung. Ein Leitfaden für Studierende, beamtete und sachverständige Ärzte und Kriminalisten. Von Dr. Otto Leers, Assistent der Königl. Unterrichtsanstalt für Staatsarzneikunde in Berlin. Mit 30 Textfiguren und 3 Tafeln. 1910. Preis M. 6.—; in Leinwand gebunden M. 6.80.

Gerichtsärztliche Untersuchungen. Ein Leitfaden für Mediziner und Juristen. Von Dr. Otto Leers, Assistent der Königl. Unterrichtsanstalt für Staatsarzneikunde an der Universität Berlin. 1913.
Preis M. 4.—; in Leinwand gebunden M. 4.60.

Sammlung ärztlicher Obergutachten. (Aus den „Amtlichen Nachrichten des Reichs-Versicherungsamts".) 1897—1902. (I. Band.) Preis M. 4.—.
1903—1908. (II. Band.) Preis M. 5.—.

Zu beziehen durch jede Buchhandlung.

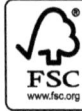

MIX
Papier aus verantwortungsvollen Quellen
Paper from responsible sources
FSC® C105338

If you have any concerns about our products,
you can contact us on
ProductSafety@springernature.com

In case Publisher is established outside the EU,
the EU authorized representative is:
**Springer Nature Customer Service Center GmbH
Europaplatz 3, 69115 Heidelberg, Germany**

Printed by Libri Plureos GmbH
in Hamburg, Germany